现代麻醉与并发症处置

主编 王倩 陈林 刘彦辉 赵华宇 凤旭东 尚迎春

XIANDAI MAZUI
YU BINGFAZHENG CHUZHI

黑龙江科学技术出版社

图书在版编目（CIP）数据

现代麻醉与并发症处置 / 王倩等主编. —— 哈尔滨：
黑龙江科学技术出版社, 2018.2
ISBN 978-7-5388-9726-5

Ⅰ.①现… Ⅱ.①王… Ⅲ.①麻醉学②麻醉—并发症
—处理 Ⅳ.①R614

中国版本图书馆CIP数据核字(2018)第114626号

现代麻醉与并发症处置
XIANDAI MAZUI YU BINGFAZHENG CHUZHI

主　　编　王　倩　陈　林　刘彦辉　赵华宇　凤旭东　尚迎春
副 主 编　周利军　陈靖宜
责任编辑　李欣育
装帧设计　雅卓图书
出　　版　黑龙江科学技术出版社
　　　　　地址：哈尔滨市南岗区公安街70-2号　邮编：150001
　　　　　电话：（0451）53642106 传真：（0451）53642143
　　　　　网址：www.lkcbs.cn www.lkpub.cn
发　　行　全国新华书店
印　　刷　济南大地图文快印有限公司
开　　本　880 mm×1 230 mm　1/16
印　　张　8
字　　数　257 千字
版　　次　2018年2月第1版
印　　次　2018年2月第1次印刷
书　　号　ISBN 978-7-5388-9726-5
定　　价　88.00元

前　言

　　近年来，随着临床医学的飞速发展，现代医疗条件和技术水平的不断提高，国内外临床麻醉学也快速地发展日渐成熟，研究范围也日益拓宽且更加系统规范。编者根据自身多年丰富的临床经验，并结合近年来中外临床麻醉专业领域内的最新进展，吐故纳新，倾力合著本书。

　　本书主要介绍了现代麻醉学范畴、术前准备与麻醉选择、常用麻醉技术及麻醉并发症防治等麻醉知识。全文条理清晰，图文并茂，以理论和实践相结合的原则，突出各种麻醉技术的实施。本书覆盖麻醉学的多个领域，相互联系而不重复，各自独立而无遗漏，全面深入、讲究实用，适合各级医院麻醉科医师及相关科室医务人员参考阅读。

　　在编写过程中，我们参阅了大量相关教材、书籍及文献，反复进行论证，力求做到有理有据、准确使用，与临床紧密结合。尽管我们已尽心竭力，但唯恐百密一疏，愿广大读者能加以指正，不胜期盼之至。

编　者

2018 年 2 月

目 录

第一章

现代麻醉范畴

第一节　临床麻醉概述

一、麻醉科工作的特殊性

麻醉科是一个跨学科的科室，它要求麻醉医生知识面广，理论与实践并重。麻醉科医生经常要和临床各科打交道，例如外科、内科（含诊断科）、妇产科、五官科、小儿科等，所以一个合格的麻醉医生应该对生理学、药理学、病理学、生物学甚至免疫学等方面有一定的认识和理论基础；对于各专科，包括头颈（含颅脑）、胸科（含心脏体外循环）、腹部（含肝肾移植）、骨科、妇产科以及五官科等许多疾病和手术特点及其对麻醉的要求要详细了解，对于手术危险性评估、麻醉适应证的选择，麻醉方法以及各种监测手段的掌握和手术中出现各种险情时的应对能力等有较高的要求。

外科患者往往并存许多疾病，特别是内科疾病，例如在呼吸系统并存阻塞性或限制性疾病；在心血管系统并存动脉硬化性疾病（高血压、冠心病和心律失常等）；在内分泌系统疾病并存糖尿病、甲状腺病等；此外还可并发肝肾疾病、免疫系统疾病（如类风湿、红斑狼疮等）、神经系统疾病等，所以要求麻醉医生对于其他许多临床疾病的病因、病理、发生机制、临床症状与诊断等也必须有一定的认识，只有这样才能应对在手术中由于各种疾病引起的相应的险情。

随着麻醉学科的进步，要求麻醉医生除了熟练掌握麻醉技能之外，还应该学会掌握各种诊断技术，包括具备 X 线、CT 和磁共振的诊断分析能力、心电图分析以及心脏除颤技术的掌握、血气分析以及其他监测指标的分析能力（例如 SpO_2，$ETCO_2$，血流动力学监测，肌肉松弛监测，麻醉深度监测，二氧化碳曲线图及其临床应用等）。

总之，必须全面充分认识麻醉科这个跨学科的特殊性以及它在临床学科中的重要地位，麻醉医生不仅要做好围手术期的医疗任务，还应该走出手术室，建立与自己密切相关的"工作领域"，把麻醉科真正建成名副其实的一级临床科室。

二、麻醉前病情估计与准备

所有麻醉药和麻醉方法都可影响患者生理状态的稳定性；手术创伤和失血可使患者生理功能处于应激状态；外科疾病与并存的内科疾病又有各自不同的病理生理改变，这些因素都将造成机体生理潜能承受巨大负担。为减轻这种负担和提高手术麻醉的安全性，在手术麻醉前对全身情况和重要器官生理功能做出充分估计，并尽可能加以维护和纠正，这是外科手术治疗学中的一个重要环节，也是麻醉医师临床业务工作的主要方面。

全面的麻醉前估计和准备工作应包括以下几个方面：①全面了解患者的全身健康状况和特殊病情。②明确全身状况和器官功能存在哪些不足，麻醉前需要哪些积极准备。③明确器官疾病和特殊病情的危险所在，术中可能发生哪些并发症，需采取哪些防治措施。④估计和评定患者接受麻醉和手术的耐受力。⑤选定麻醉药、麻醉方法和麻醉前用药，拟定具体麻醉实施方案。

三、麻醉前用药

麻醉前用药（也称术前用药）是手术麻醉前的常规措施，主要目的是：①解除焦虑，充分镇静和产生遗忘。②稳定血流动力学；减少麻醉药需求量。③降低误吸胃内容物的危险程度。④提高痛阈，加强镇痛；抑制呼吸道腺体分泌。⑤防止术后恶心、呕吐。针对上述用药目的，临床上常选用五类麻醉前用药：神经安定类药；α_2肾上腺素能激动药；抗组胺药和抗酸药；麻醉性镇痛药；抗胆碱药。

四、吸入全身麻醉

吸入全身麻醉是将麻醉气体或麻醉蒸汽吸入肺内，经肺泡进入血液循环，到达中枢神经系统而产生的全身麻醉。

吸入麻醉药在体内代谢、分解少，大部分以原型从肺排出体外，因此吸入麻醉容易控制，比较安全、有效，是现代麻醉中常用的一种方法。

五、静脉全身麻醉

将全麻药注入静脉，经血液循环作用于中枢神经系统而产生全身麻醉的方法称为静脉全身麻醉。静脉全身麻醉具有对呼吸道无刺激性、诱导迅速、苏醒较快、患者舒适、不燃烧、不爆炸和操作比较简单等优点。但静脉麻醉药多数镇痛不强，肌松差，注入后无法人工排除，一旦过量，只能依靠机体缓慢排泄，为其缺点。因此，使用前应详细了解药理性能，尤其是药代动力学改变，严格掌握用药指征和剂量，以避免发生意外。

六、气管、支气管内插管术

气管、支气管内插管术是临床麻醉中不可缺少的一项重要组成部分，是麻醉医师必须掌握的最基本操作技能，不仅广泛应用于麻醉实施，而且在危重患者呼吸循环的抢救复苏及治疗中也发挥重要作用。

七、局部麻醉

局部麻醉是指患者神志清醒，身体某一部位的感觉神经传导功能暂时被阻断，运动神经保持完好或同时又程度不同的被阻滞状态。这种阻滞应完全可逆，不产生组织损害。

常用的局部麻醉有表面麻醉、局部浸润麻醉、区域阻滞、神经传导阻滞四类。后者又可分为神经干阻滞、硬膜外阻滞及蛛网膜下隙神经阻滞。静脉局部麻醉是局部麻醉另一种阻滞形式。

八、神经及神经丛阻滞

神经阻滞也称传导阻滞或传导麻醉，是将局麻药注射至神经干旁，暂时阻滞神经的传导功能，达到手术无痛的方法。由于神经是混合性的，不但感觉神经纤维被阻滞，运动神经纤维和交感、副交感神经纤维也同时不同程度的被阻滞。若阻滞成功，麻醉效果优于局部浸润麻醉。

九、椎管内麻醉

椎管内麻醉含蛛网膜下隙阻滞和硬膜外阻滞两种方法，后者还包括骶管阻滞。局麻药注入蛛网膜下隙主要作用于脊神经根所引起的阻滞称为蛛网膜下隙阻滞，统称为蛛网膜下隙神经阻滞；局麻药在硬膜外间隙作用于脊神经，是感觉和交感神经完全被阻滞，运动神经部分地丧失功能，这种麻醉方法称为硬膜外阻滞。

十、针刺麻醉的方法

针刺麻醉针麻创用以来，种类较多，按针刺部位分，有体针、耳针、头针、面针、鼻针、唇针、手针、足针及神经干针等法；按刺激条件分，有手法运针、脉冲电针、激光照射穴位、水针和按压穴位等法。临床上以体针或耳针脉冲电刺激针麻的应用最为普遍。

（王　倩）

第二节　重症监测治疗

ICU 是在麻醉后恢复室（post anesthesia recovery room，PARR）的基础上发展起来的，真正具有现代规范的 ICU 建立于 1958 年美国 Baltimore City Hospital，属麻醉科管辖。ICU 在英国改名为 ITU （intensive therapy unit）。中文的意思是将患者集中加强监测治疗的单位。因此，国内有些单位称之为"加强医疗病房"，中华医学会麻醉学会则建议称为"重症监测治疗病房"。ICU 的特点有以下几方面：①是医院中对危重患者集中管理的场所。②具有一支对危重病症进行紧急抢救与诊治的医师、护士队伍。③配备有先进的监测技术，能进行连续、定量的监测，可为临床诊治提供及时、准确的依据。④具有先进的治疗技术，对重要脏器功能衰竭可进行有效、持久的治疗。ICU 的宗旨是对危重患者提供高水准的医疗护理服务，最大限度地抢救患者。其主要任务是对危重患者进行抢救和实施监测治疗。通过精心地观察护理，对患者内环境及各重要脏器功能的全面监测和及时有效的治疗，从而减少并发症的发生率，降低病死率和提高抢救成功率和治愈率。ICU 的建立促进了危重病医学的崛起。

一、体制

综合来讲，ICU 的建制大致可分为专科 ICU，综合 ICU 和部分综合 ICU 三种形式。

（一）专科 ICU

专科 ICU 是各专科将本专业范围内的危重患者进行集中管理的加强监测治疗病房。例如，心血管内科的 CCU （cardiac care unit）、呼吸内科的 RCU （respiratory care unit）、儿科的 NCU （neonatal care unit）、心胸外科的 TCU （thoracic care unit） 等，此外烧伤科、神经科、脏器移植等都可设立自己的 ICU。不同专科的 ICU 有各自的收治范围和治疗特点，留住的时间等方面也不尽相同。专科 ICU 由专科负责管理，通常指派一名高年资的专科医师固定或定时轮转全面负责。专科 ICU 的特点与优势是对患者的原发病、专科处理、病情演变等从理论到实践均有较高的水平或造诣，实际上是专科处理在高水平上的延续。但其不足之处是对专科以外的诊治经验与能力相对不足，因而遇有紧急、危重情况，常需约请其他专科医师协同处理，如气管切开、气管插管、呼吸器治疗、血液透析等。麻醉科是最常被约请协助处理的科室之一。此外，建设 ICU 需要投入大量的财力、物力。因此，即使在经济相当发达国家的医院中，至今仍是根据各医院的优势即重点专科建立相应的专科 ICU。

（二）综合 ICU

综合 ICU 是在专科 ICU 的基础上逐渐发展起来的跨科室的全院性综合监护病房（general ICU 或 multidisciplinary ICU），以处理多学科危重病症为工作内容。综合 ICU 归属医院直接领导而成为医院中一个独立科室；也可由医院中的某一科室管辖，如麻醉科、内科或外科。综合 ICU 应由有专职医师管理，即从事于危重病医学的专科医师。这样的专职医师需要接受专门的培训和学习，取得资格才能胜任。在 GICU，专职医师全面负责 ICU 的日常工作，包括患者的转入转出，全面监测，治疗方案的制订和监督协助执行。以及与各专科医师的联络和协调等。原专科的床位医师每天应定期查房，负责专科处理。

综合 ICU 的特点与优势是克服了专科分割的缺陷，体现了医学的整体观念，也符合危重病发展的"共同通路"特点，其结果必然是有利于提高抢救成功率与医疗质量。但是，综合 ICU，要求一个 ICU 专职医师，对医学领域中如此众多的专科患者的专科特点均能有较深入、全面的了解，这是相当困难的，因而在综合 ICU 中，ICU 专职医师与专科医师的结合是十分重要。

（三）部分综合 ICU

鉴于上述两种形式的优、缺点，部分综合 ICU 的建立有利于扬长避短，部分综合 ICU 系指由多个邻近专科联合建立 ICU，较典型的例子是外科 ICU 或麻醉科 ICU（或麻醉后 ICU，PAICU）。两者主要收治外科各专科的术后危重患者，这些患者除了专科特点，有其外科手术后的共性。因此，综合性 ICU 的成立不应排斥专科 ICU 的建立，特别是术后综合 ICU 的建立具有重要价值，也是现代麻醉学的重要组成部分，本章将以此为重点进行介绍。

二、建设

（一）病房与床位要求

PAICU 的位置应与麻醉科、手术室相靠近，专科 ICU 则设置在专科病区内，在有条件的医院内所有的 ICU 应在同一个区域里，共同组成医院的危重病区域。ICU 病床设置一般按医院总床位数的 1% ~ 2%。每张危重病床应有 15 ~ 18m² 的面积；除此以外，还要有相同面积的支持区域，作为实验室、办公室、中心监测站、值班室、导管室、家属接待室、设备室、被服净物和污物处理室等。病房应是开放式，一般一大间放置 6 ~ 8 张床位，每张床位之间可安置可移动隔档，另设一定数量的单人间，病房内设有护士站，稍高出地面，可看到所有病床，中心护士站应设有通讯联络设备和控制室内温度、光线和通气以及管理控制药物柜的操纵装置。每个床位至少要有 8 ~ 10 个 10 ~ 13A 的电源插座，分布于床位的两边。电源最好来自不同的线路，在一旦发生故障时更换插座仍可使用。所有电源应与自动转换装置连接，电源中断时可自动启用备用系统。每个床位至少要两个氧气头，两个吸引器头，还要有压缩空气、笑气与氧的等量混合气体。

（二）仪器配备

ICU 需购置许多贵重仪器，选择仪器应根据 ICU 的任务，财力及工作人员的情况而定，一般仪器设备包括以下三方面：监测和专项治疗仪器设备、诊断仪器设备、护理设备。

（三）建立科学管理

ICU 的医护人员除执行卫生部颁发的有关医院各级人员职责，为了保证工作有秩序地进行，还需要建立和健全自身的各项制度，包括：早会制度、交接班制度、患者出入室制度、抢救工作制度、保护性医疗制度、死亡讨论制度、医疗差错事故报告制度、会诊制度、护理查房制度、药品管理制度、医嘱查对制度、用药查对制度、输血查对制度、仪器保管使用制度、消毒隔离制度、病区清洁卫生制度、财物管理制度、学习进修制度以及家属探视制度。同时还需要建立健全各种常规，包括体外循环术后监护常规、休克监护常规、呼吸器支持呼吸监护常规、气管造口护理常规、各种导管引流管护理常规和基础护理常规等。

三、人员配备

ICU 中专职医师的人数视病房的规模和工作量需求而定。不同形式的 ICU 应有所区别，医师与床位的比例一般为 0.5 ~ 1.0。ICU 设主任一名（专科 ICU 可由专科主任兼任），主治医师、住院医师按床位数决定。如隶属于麻醉科等一级科室（如内科、外科、急诊科等）管理，则低年资主治医师和住院医师可轮转，高年资主治医师应相对固定，ICU 主任可由一级科室的副主任兼任。ICU 的护士是固定的。不论何种 ICU，均应设专职护士长 1 ~ 2 名，护士人数根据对护理量的计算而确定，一般与床位的比例为 3.0：1.0。护理量根据患者轻重程度一般分为以下四类：

第 I 类：病危，此类患者至少有一个脏器发生功能衰竭随时有生命危险，每日护理量在 24h 甚至更多，即患者床边不能离开人。第 II 类：病重，主要是术后高危、病情较重，有脏器功能不全或随时有可能发展成为衰竭的患者，每日护理工作量在 8 ~ 16h，即每 24h 至少有 1 ~ 2 个护士在床边监护。第 III 类：一般，每日护理量在 4 ~ 8h。第 IV 类：自理，每日护理量在 4h 以下。在以上各类患者中 ICU 只收治第 I、II 类患者，根据各医院 ICU 收治患者的特点计算所需护士人数，计算方法是：以每个患者每周所需护理工作时间，病房每周所需总护理小时数，除以一个护士每周可能提供的工作时间数按 40h 计算，得出所需护士人数。这样的计算结果，加上周末、节假日等，一般 ICU 的床位与护士之比如前所述为 1 : 3。

除医师、护士外，ICU 还需要多种专门人才，如呼吸治疗师、管理仪器设备的医学工程师、放射科诊断医师和技术员、营养治疗师、院内感染管理人员、药剂师、实验室技术员、计算机工作人员、护理员、清洁工等。

四、收治对象

ICU 的收治对象来自各临床科室的危重患者如呼吸、循环等重要脏器和代谢有严重功能不全或可能发生急性功能衰竭随时可能有生命危险的患者。在 ICU 收治患者的选择上要明确以下两点：①患者是否有危重病存在或有潜在的危重病或严重的生理扰乱。②患者的危重程度和严重生理紊乱经积极处理后是否有获得成功的可能。

五、日常工作内容

（一）监测

监测包括呼吸、心血管、氧传递、水电解质和酸碱平衡，血液学和凝血机制、代谢、肝肾功能、胃肠道、神经系统和免疫与感染等。对不同病种的监测应有不同的侧重。

（二）治疗

ICU 治疗的重点是脏器功能支持和原发病控制，有以下几个特点：

1. 加强与集中　加强指对患者的监测、治疗等各方面都要强而有力。集中就是集中采用各种可能得到的最先进医疗监测和治疗手段，各专科的诊疗技术和现代医学最新医疗思想和医学工程最新成果。危重患者的病情有自然恶化的趋势，也有好转的可能，只有经过早期强而有力的治疗，才可能阻断恶化的趋势而争取好的可能。

2. 共同特点　病程的危重期，不论原发病来自哪里，患者都可能表现出许多共同特点，称为各种疾病危重期发展的共同道路。这时的患者不但表现各单个脏器的功能障碍，而且还突出地表现为脏器功能间的相互不平衡，表现为互相联系、互相影响和互为因果。因此对多脏器功能的全面支持成为临床上突出的工作内容。这种支持涉及到各专科的医疗技术的运用，但不是它们的简单相加，而是要特别注意各脏器功能支持的平衡协调，阻断恶性循环，使患者转危为安，应当指出的是所有的治疗措施都可能会影响机体的平衡，越是强有力的治疗措施对平衡的影响也越大。患者的病情如仍集中在某一个脏器，则在支持这个脏器的基础上兼及其他脏器功能，就抓住了恢复平衡的大方向。如果患者的主要问题已突破了某一脏器的范围，而以多脏器功能损害为临床突出表现时，脏器支持的均衡性就成为十分突出的问题。

3. 整体观念　近代医学的进步使分科越来越细，有利于专科治疗成功率的提高，也带来了完整整体被分割的弊端。ICU 的患者其疾病涉及多个脏器，问题就复杂起来，对各个脏器的治疗原则可能是相互矛盾的。这就要求我们的治疗从整体的观念出发，注意各项脏器支持的相互协调。

4. 确定治疗的先后缓急　根据病情轻重缓急，拟订治疗方案，明确哪些病情需要紧急处理，哪些需要稍次之，在病情的发展中，当一个主要的紧急的问题获得缓解或解决，另一个问题可能会上升为主要矛盾，因此对病情做出动态估计并识别特定病变的病理生理影响在治疗中十分重要，也需有相当的经验和较高的临床判断力。

5. 区分和监测原发性治疗和继发性治疗　原发性治疗指针对原发疾病的处理措施，继发性治疗则对受继发影响的其他生命器官和系统，旨在对这些器官功能进行保护。两者在治疗上是既有紧密联系而又有区别的。

6. 区分支持治疗和替代治疗　支持治疗是针对重要器官系统发生严重功能不全，但尚属可逆性病变，旨在努力恢复重要器官系统自身功能的支持措施。若病变不可逆，重要器官系统功能达到不可恢复的程度，需用替代治疗。两种治疗在一定条件下可以互相转化。

六、与一般治疗病室的关系

（1）危重患者转到 ICU 后，ICU 医师应和原病房医师保持联系，使患者不但得到 ICU 的严密监测和积极治疗，同时也得到原病房医师的治疗意见。

（2）有关治疗的重要医嘱及患者转回原病房的决定，应在每日晨间查房或在急诊时与原病房医师共同商定。

（3）原病房医师每日应定期查房，并提出处理意见，非查房期间，原病房医师需更改医嘱时，应征求值班医师的意见，商讨决定。

（4）除执行会诊商定的医嘱外，ICU 值班医师在病情变化时有权做紧急处理。

（王 倩）

第三节 疼痛治疗

人体疾病的麻醉治疗最显著的例子是疼痛治疗，我国从 20 世纪 80 年代初开始有组织地开展了疼痛治疗工作，并逐渐形成规模，大部分三级甲等医院（和部分二级甲等医院）已经有了疼痛治疗门诊，少数医院还设有疼痛治疗病房，许多其他科室无法治疗的顽固性疼痛，经过麻醉治疗得以治愈的病例并不鲜见。规模比较大的一些医科大学附属医院（或专科医院或颇具规模的二级甲等综合医院）还设有麻醉 ICU 和麻醉科门诊，一个有组织的麻醉治疗队伍正在逐渐形成。

麻醉治疗的内容除了疼痛治疗之外，众所周知的重症监测治疗、心肺脑复苏等都属于麻醉治疗的范畴；但是正如我国著名麻醉学专家曾因明教授在《我国麻醉学科的忧虑与对策》一文中所说：作为二级学科的麻醉学没有与自己内涵相应的工作领域，根深蒂固的"辅助"科室，"麻醉师"的称呼也屡屡见于报端。这种现象恐怕目前"在职"的一代人难于改变；记得我见过一位学者撰文，题目是"麻醉学是一门被误解了的学科"。多少年来麻醉工作固守"手术室"这个范围狭小的空间，早晨 8 点"进去"，下午 4 点"出来"，这恐怕不是少数麻醉医生的经历，一天下来已经筋疲力尽，哪有时间和患者"面对面"，即便有术前访视和术后随访，也是"来也匆匆，去也匆匆"一瞬即逝，不会给患者留下多深的印象；再说患者进手术室，也是"昏昏沉沉"而来，"迷迷糊糊"而去，哪儿知道手术的成功，围手术期生命的安全保证还有麻醉医生的一份"奉献"，更不知道麻醉科有什么"麻醉治疗"的任务，在这种状态下的麻醉学怎么会不被人误解呢？

事实上麻醉治疗在其他科室不能治疗的疾病（或综合征）中的应用，例如，癫痫发作、顽固性呃逆、破伤风抽搐（急性肌肉强烈收缩）、人工冬眠治疗、甲状腺功能亢进危象的抢救、妊娠子痫的治疗、ARDS 的治疗、带状疱疹的治疗、高位硬膜外神经阻滞治疗心绞痛、下肢神经阻滞治疗血栓闭塞性脉管炎（Thromboangitis obliterans，Buerger 病）、麻醉与药物依赖性患者的戒断治疗、肺动脉高压的一氧化氮（NO）治疗、抗休克、SARS 患者的呼吸治疗、SARS 和癌痛心理治疗等事例，充分肯定了麻醉治疗的作用。麻醉医生可以从事的麻醉治疗工作很多，问题是麻醉科必须要有自己的"工作领域"，掌握自己"命运"的主动权。

癌痛治疗是涉及多个学科和领域的问题，麻醉科如果有自己的疼痛治疗病房，这种麻醉治疗不难实现；针对癌痛首先应该有行之有效的治疗规划：对每个患者肿瘤病变的状况、疼痛的原因、疼痛的程度、疼痛的性质、疼痛治疗反应、患者的身体情况等综合因素进行分析和评价，制订适合每个患者的治疗方案。确定治疗方案后，对疼痛治疗效果进行反复再评价以后得到适合患者用药的药物种类和药物剂量；其次才是解决癌痛治疗的问题，药物治疗应严格规范地按照 WHO 推荐的癌症疼痛患者三阶梯止痛方案，可以使 90% 的癌症疼痛患者的疼痛得到缓解，使患者提高生活质量。用于癌症疼痛治疗的药物可分为非甾体抗炎药、阿片类止痛药、辅助用药等。实际上这些药物都是麻醉的常用药，因此，在癌症疼痛治疗中，麻醉治疗占重要的地位。全体麻醉医生应该共同为麻醉学科的全面发展而努力奋斗。

（王 倩）

第四节　麻醉治疗效应的机制

一、静脉复合麻醉治疗效应的机制

对采取静脉滴注麻醉药物致意识、疼痛消失，称静脉麻醉。对其用于或选择性治疗病症时显示出的效应，称为治疗效应。对在机体内产生的药物动力作用，称为作用机制。本节主要叙述如下四种效应机制。

（一）东莨菪碱静脉复合麻醉

1. 治疗效应　东莨菪碱与安定或与哌替啶或氯胺酮配伍，静脉滴注于病态窦房结综合征的患者后5~10min时，心电图显示心率增快，心功能改善，治愈率43.33%；静脉滴注于房室传导阻滞患者后5~15min时，心电图示房室传导阻滞消失，呈窦性心律，冠心病Ⅲ度房室传导阻滞治愈率25.0%，Ⅱ度房室传导阻滞治愈率可达80.0%；药物性房室阻滞治愈率高；静脉滴注吸毒患者后药物瘾综合征消失；静脉滴注休克患者或肺水肿患者后10~30min后呼吸改善，肺部罗音消失，缺氧症消失，对心源性肺水肿亦有效；静脉滴注癫痫患者，癫痫发作可逐渐减轻、消失、治愈。

2. 作用机制　东莨菪碱抑制大脑皮质，镇静，与安定或哌替啶或氯胺酮配伍应用，可使意识、疼痛消失，形成全身麻醉。用于治疗方面，笔者实验研究，东莨菪碱可直接兴奋窦房结，调整信息，强化传导系统，扩张冠状动脉，改善微循环，加快血流，心肌能量代谢改善，增加微动脉自律运动的振幅与频率，可形成东莨菪碱控制的心室率，使缺血、缺氧并处于抑制濒死状态的组织得以营养与新生。众所周知，吸毒者连续用药数天就可成瘾，并产生停药后的轻度或部分戒断症状。连续用药数月，则会产生明显耐受性，并会出现停药后的极其严重的戒断综合征。戒断症状和体征主要表现为自主神经系统（交感和副交感神经）机能亢进以及一系列神经内分泌系统的改变。对上述戒断症状若用传统的阿片类代替药物进行递减治疗，则戒断症状不能根本解除，而且会对新的阿片类替代药物产生新的依赖。而东莨菪碱与安定配伍可消除药物瘾综合征，根据莨菪类药既能与乙酰胆碱竞争毒蕈碱（M）受体，又能在大剂量时阻断α肾上腺素受体的特点，应用东莨菪碱复合麻醉成毒瘾治疗，拮抗吸毒患者的各式各样的戒断综合征。其机制：吸毒者可在麻醉状态下度过痛苦的毒瘾发作周期，并能拮抗各式各样的戒断症状，通过数次麻醉后，患者的戒断症状逐步缓解并逐渐消失。临床上用东莨菪碱进行戒毒治疗并与美沙酮递减法和可乐定戒毒疗法做随机对照，发现在控制戒断症状方面，在疗程的前半时间东莨菪碱的效果优于美沙酮组，从而证实了用东莨菪碱进行戒毒治疗的可靠性。在脱瘾治疗结束后对东莨菪碱组进行尿吗啡检测，于10d后尿吗啡转阴率达98.6%，而可乐定组吗啡转阴率仅58%，明显低于东莨菪碱组，表明东莨菪碱能快速促进机体内毒品的排泄。

由于东莨菪碱脱瘾治疗时患者始终处于无阿片毒品状态，且能快速促使毒品的排泄，这极有利于患者快速转入用钠络酮进行预防复吸的康复治疗。实验室研究发现东莨菪碱能呈剂量依赖方式抑制吗啡依赖钠络酮激发的戒断症状。能抑制吗啡依赖猴的停药后戒断症状和钠络酮激发后严重戒断症状。对吗啡镇痛产生耐受的大鼠经东莨菪碱治疗后可恢复对吗啡镇痛的敏感性。用东莨菪碱与吗啡同时处理，可减轻吗啡镇痛耐受的发生。也发现了应用东莨菪碱时吗啡依赖大鼠血清游离吗啡和结合吗啡浓度升高，从而增加和增快了吗啡的排泄。更为明显的是应用吗啡依赖猴自动给药装置，在用东莨菪碱急性处理后可减弱成瘾猴的吗啡静脉自身给药行为，慢性处理后则降低猴的踏板反应率和总强化次数。

临床应用与基础实验研究均证实了东莨菪碱具有控制戒断症状可靠、迅速、自身非成瘾性、能促进体内毒品排泄、可快速转入复吸预防等优点。

对东莨菪碱戒毒的神经生物学机制实验研究发现：①东莨菪碱治疗后能增加吗啡依赖鼠下丘脑β-内啡肽含量，并增加垂体中β-内啡肽和催产素含量。②东莨菪碱治疗后吗啡依赖大鼠下丘脑-垂体-性腺轴和肾上腺轴的主要激素血浆促卵泡刺激素、催乳素、促肾上腺皮质激素和皮质醇激素恢复正常。③东莨菪碱可抑制脊髓伤害性刺激传入的神经递质P物质的释放。④东莨菪碱对脊髓5-羟色胺以及代谢物5-羟吲哚乙酸有调节作用。⑤东莨菪碱可影响中脑导水管周围灰质区血管紧张素Ⅱ含量。

实验研究可说明东莨菪碱对上述神经递质、神经肽、激素的调控是其减轻吗啡依赖和耐受的药理学基础。

近些年来对东莨菪碱做了较多的实验研究，多数认为东莨菪碱可直接兴奋中枢，调节微血管径，解除血管痉挛，使降低阻力的血管保持一定张力，减轻血管内皮细胞损伤，减少血液渗出，改善血液流态，降低全血比黏度，使聚集或附壁的血细胞解聚，增加灌流量，解除气管、支气管痉挛，还可促进抗体产生，增加血中补体含量及诱生干扰素，促进淋巴细胞转化，提高 E 玫瑰花结形成的百分率，调节自主神经的效应。临床证明，某些传染病应用东莨菪碱后可使降低的补体和总补体逐渐恢复，并能增强细胞免疫功能和增强吞噬细胞的吞噬功能，有清除内毒素和各种休克因子功能，同时既能降低乙酰胆碱的积蓄，又能解除免疫复合物引起各种致敏因素，从而有利于休克的逆转和防止并发症的发生。改善肺微循环灌流，拮抗乙酰胆碱所致气道阻力，改善肺泡通气，有利于纠正通气和血流的比率及直接阻断 M - 受体，间接阻断 α - 受体，从而有利于达到自主神经的双向调节作用。因正常和病态机体对莨菪类药所引起的效应不同，故正常可使咳痰抑制，体温升高，耐受量小，而病态则相反，肺水肿消失，痰易咳出，高温下降，耐受量可高几十至几百倍。用于脑缺血性癫痫患者，可改善脑组织循环，增加供氧，消除代谢产物。赵占民研究认为癫痫病可能与脑微循环障碍有关，故采用颈总动脉注药治疗后，其病情逐渐好转，智力恢复，治愈。

（二）利多卡因静脉复合麻醉

1. 治疗效应　利多卡因或与哌替啶或与氯胺酮加入 10% 葡萄糖，静脉滴注于预激综合征、预激综合征并心房颤动、室上性心动过速、室性早搏患者10min 后心电图示病征消失，呈窦性心律，治愈。滴注于耳鸣、突发性耳聋、眩晕的患者后，其病症消失，治愈。对小脑萎缩手术的患者可提高其疗效。对颅内压性咳嗽症亦有好的治疗效应。利多卡因注入或喷入除绿脓杆菌以外的细菌感染的病灶内具有抑菌效应。

2. 作用机制　利多卡因静脉滴注可产生全身麻醉作用。对用于治疗病症方面，在其静脉滴注后可直接抑制旁道传导，延长旁道有效不应期，终止折反运动；阻滞内耳交感神经，缓解耳蜗毛细血管痉挛，改善微循环，调节代谢供氧。王延涛研究，静脉滴注可稳定细胞膜，使颅内压下降，同时减少脑的氧需，降低脑代谢和提高心血管稳定性。有对 2% 利多卡因放入细菌培养基上的实验证明，可以抑制除绿脓杆菌以外的多数细菌的生长。

（三）氯胺酮静脉复合麻醉

1. 治疗效应　氯胺酮或与安定配伍，静脉滴注可消除药物瘾综合征、精神分裂症、难治性皮肤瘙痒症、癔症性失语、解除气管痉挛、消除顽固性呃逆。

2. 作用机制　氯胺酮为一种新的非巴比妥类药。静脉注射后首先阻断大脑联络径路和丘脑向新皮层的投射，意识尚还部分存在时，痛觉即完全消失。因此可用于癔症性失语，适时进行人工暗示发音说话治疗。还可随血药浓度升高而抑制整个中枢神经系统，作用快速，而且短暂，能选择性抑制大脑及丘脑，镇静、安定。氯胺酮与安定适量应用东莨菪碱具有麻醉效应及阿片受体激动效应可完全替代阿片类药，消除药物瘾综合征、精神分裂症。氯胺酮可使视丘皮质感觉区对皮肤感受器和传入神经的神经兴奋点不能接受或不能传导这一神经冲动，使皮肤瘙痒消失。氯胺酮可直接或通过释放儿茶酚胺、松弛平滑肌及加深麻醉解除支气管痉挛、顽固性呃逆。

（四）硫喷妥钠静脉麻醉

1. 治疗效应　2.5% 硫喷妥钠 4～6ml（小儿 15～20mg/kg）静脉注射后 30～35s（小儿肌内注射 3～5min）即进入麻醉。使持续性癫痫、惊厥消失。

2. 作用机制　硫喷妥钠为一超短时作用的巴比妥类药物。有抑制大脑皮质兴奋而降低脑压作用，在脑复苏时虽有争论但在有指征情况下，可用于脑复苏。此外，还可对抗或治疗局麻药中毒。

二、吸入麻醉治疗效应的机制

安氟醚（enflurane）、氧化亚氮（nitrous oxide）等属吸入性全麻药。吸入后作用于中枢神经系统，使机体功能受到广泛的抑制，引起意识感觉和反射消失及骨骼肌松弛，一般适用于大型手术。将其用于治疗病症时，称为吸入麻醉治疗方法，近些年来在用于治疗病症方面有新发展。本节对其治疗效应与其作用机制概括于下，但要注意操作技巧，以取良效，严防不良反应。

（一）安氟醚

安氟醚为无色液体，有果香，不燃不爆，性稳定。比重 1.52，沸点 57℃。20℃大气饱和蒸汽浓度 23.3%（分压175）。37℃油/水分配系数98，血气分配系数1.19。

1. 治疗效应　吸入诱导快，消失快，为 5~10min。诱导的吸入浓度为 1.5%~2.5%，维持麻醉吸入浓度为 1.5%~2.0%。肺泡内最低有效浓度为 1.68%。应用于动脉导管未闭、主动脉瘤或大动脉瘤、主动脉狭窄手术在一般情况下，以大于 2.5% 浓度吸入加深麻醉，血管扩张、血压下降至 10.7/6.67kPa（80/50mmHg）、控制低血压短时间后，逐渐减小吸入浓度，血压缓慢回升。对术中出现的血压升高或高血压危象亦有效。

2. 作用机制　安氟醚以一定的浓度吸入后产生抑制心肌及血管运动中枢作用，并阻滞神经节，心率血压遂下降。并可以一定浓度控制血压，用以减少出血与降低动脉的张力，便于大血管手术及微细手术的操作。注意对冠心病患者慎用。

（二）氧化亚氮

本品是气体麻醉剂，其特点为理化性质稳定，对呼吸道无明显刺激性。

1. 治疗效应　吸入诱导快，消失快，吸入 80% 浓度始有麻醉作用。对分娩痛、吸宫终止妊娠术疼痛以 30%~50% 浓度经面罩深呼吸数次后疼痛消失，停吸后即刻苏醒。

2. 作用机制　30%~50% 氧化亚氮吸入后迅速作用于痛觉中枢，30~45s 后，疼痛消失、意识消失，且对血压无影响。在体内消失快，故停吸后苏醒快。

（三）其他吸入性治疗

一氧化氮是气体，性质不稳定，半衰期仅有 3~4s，易被氧和超氧阴离子迅速灭活，亦可被血红蛋白和肌红蛋白迅速灭活，在酸性条件下较稳定。近些年来有临床工作者将其用于吸入治疗肺动脉高压。

1. 治疗效应　吸入诱导快，消失亦快。肺动脉高压患者吸入 20 000~40 000mg/m³ 的一氧化氮后肺动脉压下降而停吸 5s 肺动脉压回升至正常，可重复吸入。但对正常人，不引起肺动脉压的改变。Rich 观察研究的结果证明了这一效应。肺动脉压下降可改善心功能及氧合。

2. 作用机制　一氧化氮生物半衰期仅数秒钟，且与血红蛋白亲和力极强，扩张肺血管强，且对体循环无影响。吸收入血的一氧化氮在到达体循环前就已失去活性，仅有极微量的血红蛋白可吸入一氧化氮作用于肺动脉发挥扩张作用，因此，仅能作用于肺血管，致肺动脉压下降。Girard 研究，吸入 40 000mg/m³ 的一氧化氮可使肺动脉压从 5.47kPa 降到 4.93kPa，肺血管阻力从 42.2kPa 降至 33.1kPa。而平均动脉压和全身血管阻力无改变。亦有研究发现中度肺动脉高压患者吸入一氧化氮气体 20ppm，肺动脉压力从 4.0kPa 降至 3.6kPa，肺血管阻力从 26.6kPa 降至 20.5kPa。而肺动脉压正常者，肺动脉压力和肺血管阻力却无明显改变。Kinsella 对持续性肺动脉高压的新生儿，吸入 10 000~20 000mg/m³ 的一氧化氮，氧分压从 5.5kPa 上升到 13.3kPa，而全身血压无变化，吸入 20 000mg/m³ 4h，氧合进行性改善。

三、神经阻滞治疗效应的机制

神经阻滞是手术中常用麻醉方法之一，用于治疗病症时，称其为神经阻滞治疗方法。由于其治疗效果确切可靠，在国内外已较广泛的用于临床治疗，尤其近些年在我国发展较快，应用已较普遍，故本节对其治疗效应与作用机制概述如下。

（一）硬膜外阻滞及外周神经阻滞

1. 治疗效应　将局麻药或与 B 族维生素药物或与激素类药物（也有人与中药制剂）混合行硬膜外腔或头、面、颈、肩、上肢、腹腔、下肢及压痛点神经阻滞，对其部位之病症可有好的治疗效应，仅给予一次或两三次即可治愈，或经数次或需 2~3 个疗程后其病症消失、治愈或好转。但对中枢性疼痛或癌痛的治疗，仅可缓解症状，不能获得持续性止痛，需长期连续性治疗。即使应用无水乙醇，止痛亦只能维持 4~12 个月，最长达 5 年，平均 2 年。待神经再生后复发，尤其末梢神经复发的更快些。刘凤岐等人最近应用硬膜外阻滞治疗冠心病心绞痛、冠心病心力衰竭、急性心肌梗死后心绞痛及预防泵衰竭、心律失常、心性猝死的研究发现有好的效应。局麻药的选择性效应：临床应用神经阻滞治疗中，可根据神经解剖特点，即神经的粗细度选用药物剂量。

2. 作用机制　调整神经传导系统，稳定细胞膜，修整组织，阻滞恶性循环，净化传导，恢复生理功能；调整血液循环，改善供氧状态，消除酸性代谢产物致病因子，消除水肿、炎症，解除神经压迫；液压冲击松解粘连，修复组织，改善内环境；营养神经，提高抗病能力。

（1）局麻药与神经组织有较强的亲和力，一旦与神经组织接触，被吸收后，立即阻滞或减弱其传导功能。它首先抑制触觉、压觉和痛觉，在浓度增加时，可进一步阻滞运动神经的功能。神经组织被阻滞的程度取决于局麻药效及神经类别，如运动神经直径粗大，需较高浓度用药，感觉神经次之，交感神经最纤细。局麻药具有稳定生物细胞膜的作用、净化生理功能。当局麻药达到一定水平后，必将影响脑细胞功能，多数局麻药对中枢神经具有镇静、镇痛作用，表现为思睡及痛阈提高。

（2）局麻药阻滞交感神经，解除血管痉挛，改善微循环，消除致病因子，消除水肿、炎症，解除神经压迫。局麻药与激素类药应用可加强改善微循环，消除致病因子、水肿、炎症，消除粘连，松解神经压迫。

（3）硬膜外腔或周围神经阻滞时，在一般情况下所用局麻药液的容积以及注射的压力均超过神经阻滞部位容积，可形成液压冲击扩张应力，分离粘连的组织，修复组织，消除对神经的影响。如对腰椎间盘突出症，采用硬膜外阻滞，经过局麻药与激素类药混合液之液压冲击扩张，可镇痛、解痉以及激素药的消炎、消肿、松解、髓核还纳、恢复组织功能。

（4）局麻药与 B 族维生素药合用，可直接营养神经，改善生理功能，提高抗病能力。其机制多是根据临床治疗效应设想，尚需进一步实验研究证实。

（5）局麻药与亚甲蓝合用，亚甲蓝与神经组织有较强的亲和力，可加强止痛作用。其色素受氢后可使无髓鞘神经纤维着色，从而阻止感觉神经的传导。参与糖代谢效应，促进丙酮酸的继续氧化，改变神经末梢膜内外的酸碱平衡和膜电位，使神经冲动受阻。影响细胞内脂质的代谢，使神经受阻滞。作用于神经末梢，损害末梢神经髓质。近有刘义明等人的实验研究，证实亚甲蓝对局部肌肉组织损害较轻，对神经与脊髓组织的损害严重，且不引起永久性损害，提示以低浓度为宜。

（二）星状神经节阻滞

1. 治疗效应　将局麻药或与复方丹参注射液，或与当归液，或与 B 族维生素类药物混合行星状神经节阻滞。可对脑出血性疼痛、带状疱疹、反射性交感神经萎缩症、幻觉症、灼热神经痛、偏头痛、肌紧张性头痛、丛集性头痛、颞动脉炎、虹膜炎、视神经炎、角膜疱疹、拔牙后疼痛、口腔炎、舌痛、舌炎、牙龈炎、颈椎病、关节炎、腰痛、膝关节痛、冻伤、肢端红痛症等有好的治疗效果，疼痛消失。经一次或数次治疗后治愈，有的减轻，症状好转，或配合一般常规治疗，提高疗效。

对多发性硬化症、甲状腺功能亢进、甲状腺功能低下、原发性高血压症、低血压症、厌食症、过食症、失眠症、发作性多睡症、全身多汗症、无汗症、微热或低体温、慢性疲劳综合征、皮肤瘙痒、全身性白癣、脂溢性皮炎、脱发症、脑梗死、脑血栓、脑血管痉挛、末梢性面瘫、咀嚼肌综合征、下颌关节病、青光眼、眼睛疲劳症、视网膜血管阻塞症、视网膜色素变性症、类囊胞黄斑水肿、过敏性结膜炎、过敏性鼻炎、慢性鼻窦炎、急性鼻窦炎、突发性耳聋、分泌性中耳炎、美尼尔综合征、良性阵发性眩晕、鼻阻塞、扁桃腺炎、耳鸣、咽喉感觉异常、口腔炎、口腔黏膜干燥症、嗅觉障碍、雷诺症、急性动脉闭塞症、颈肩臂综合征、胸腔出口综合征、肩周炎、术后上肢水肿、网球肘、腱鞘炎、手掌多汗症、冻伤、腱鞘囊肿、腋臭症、心肌梗死、心绞痛、窦性心动过速、神经性循环无力症、慢性支气管炎、肺栓塞、肺水肿、过度通气综合征、支气管哮喘、呃逆、过敏性肠综合征、溃疡性大肠炎、胃炎、胃溃疡、便秘、腹泻、腹部胀满症、更年期障碍、子宫切除术后自主神经功能紊乱、女性不妊症、月经异常、月经困难症、神经性尿频、尿失禁、夜尿症、肾盂肾炎、前列腺炎、糖尿病、男性不育症、肢端发绀症、足癣，均有好的治疗效果，有经一次或反复数次治疗后治愈，恢复正常，且不向反方向发展。有的症状明显减轻、好转，或配合一般常用方法可提高效果。

2. 作用机制　调节自主神经系统效应，改善微循环，调整内分泌系统，提高免疫功能。调整机体内稳态功能，提高生理机制。

近来研究，星状神经节阻滞，不仅对其支配的头、面、颈、肩、上肢、气管、心、肺、上胸部的组织器官部疾病起到治疗作用，而且对全身的自主神经系统、免疫系统、内分泌系统同样发挥作用。

1）改善由多种应激性刺激通过大脑后刺激了下丘脑的自主神经，尤其刺激了交感神经中枢，引起全身的交感神经过度紧张，致末梢血管收缩引起循环障碍，而发生疾病。尤其对下丘脑的互相联系的神经系统、机体内稳态、内分泌系统、免疫系统功能遭受损害的病症有调节效应。

2）调节机体内稳态功能，若杉文吉研究发现：对原发性高血压和原发性低血压、微热和低体温、多汗症和无汗症、慢性便秘和慢性腹泻、体重增加和体重减少、甲状腺功能亢进和甲状腺功能低下症、肢端红痛症和肢端发绀症、过眠症和失眠症、过食和厌食症之两种相反的病情部可纠正至标准值，且不向相反的方向发展。

3）对内分泌系统治疗发挥作用快，且效果好。

4）免疫系统：1994 年存田恭男对 PHN 患者行 30 次以上星状神经节阻滞，结果：星状神经节阻滞前后自身对照发现 T 细胞比率及 NK 细胞活性皆出现有意义的升高。NK 细胞是 CD_3 抗原阴性，CD_{16} 及 CD_{56} 抗原阳性的大型颗粒淋巴细胞，其功能是通过细胞障碍活性监测肿瘤、防御病毒、产生 Cytokin 等。其激活因素有 IL-2、IL-12，阻滞前用药，肾上腺素，多巴酚丁胺等。肾上腺素及多巴酚丁胺是通过淋巴细胞 β-受体，仅 NK 活性增加。由于这些推断经反复星状神经节阻滞后对淋巴 β-受体起作用。增加丘脑下部血液，NK 活性增加。由精神免疫学来看应激可使 NK 活性减低，星状神经节阻滞可缓解应激反应，致 NK 活性增大，因此不会发生感冒。

（1）感冒：破坏丘脑下部后，细胞性及体液性免疫抑制，即或未达到破坏程度，应激等引起的此处微循环损害也使免疫功能减弱即产生免疫功能异常。在这些异常中有某些感染机体不能生成所需要数量的抗体或产生需要以上的过多抗体，都会导致过敏性疼痛及自身免疫性疾病。因此预防产生这些免疫功能异常或发生免疫功能异常后使其功能恢复正常甚为重要。星状神经节阻滞就能起到这些作用。

（2）慢性顽固性哮喘：是Ⅳ型变态反应及慢性剥脱性嗜酸细胞性支气管炎，在气管分布的迷走神经传入末端通过轴索反射由感觉神经末梢分泌出神经肽，而使哮喘增剧，这说明交感神经与哮喘因素有关。松木富吉对离不开皮质激素的支气管哮喘患者 3 例，SGD 后皮质激素减量，以至于不用也可控制哮喘，另外 3 例，使哮喘自觉症状改善，发作次数减少。

（3）脱发症：脱发症包括圆形脱发症（斑秃）及全头部脱发，病因不明确，但与头皮血液循环障碍、T 淋巴细胞功能异常、自身免疫学说、末梢神经及丘脑下部功能异常有关。日本滋贺医大星状神经节阻滞治疗 5 例，治愈 2 例，好转 2 例，无效 1 例。

综上所述，麻醉治疗的效应与机制的研究，近几年来进展较快，这对发展提高麻醉治疗水平是很重要的。但有些效应机制尤其对局麻药与激素类药物与中药制剂配伍应用尚需进一步研究。

（王　倩）

第五节　麻醉门诊及其他任务

一、麻醉科门诊

麻醉科门诊的主要工作范围：

1. 麻醉前检查与准备　为缩短住院周期，保证麻醉前充分准备，凡拟接受择期手术的患者，在入院前应由麻醉医师在门诊按麻醉要求进行必要的检查与准备，然后将检查结果、准备情况、病情估计及麻醉处理意见等填表送到麻醉科病房。这样一来，患者入院后即可安排手术，缩短住院日期，可避免因麻醉前检查不全面而延期手术，麻醉前准备比较充裕，而且在患者入院前麻醉医师已能充分了解到病情及麻醉处理的难度，便于恰当的安排麻醉工作。

2. 出院患者的麻醉后随访　尤其是并发症的诊断与治疗由麻醉医师亲自诊治是十分必要的，因为某些并发症（如腰麻后头痛）由神经内科或其他科室诊治而疗效不够理想，而在麻醉医师不在场的情况下，把大量责任归咎于麻醉医师，也是对医疗及患者不负责任的表现。

3. 接受麻醉前会诊或咨询　如遇特殊病例，手术科室应提前请求会诊，负责麻醉医师应全面了解患者的疾病诊断，拟行手术步骤及要求，患者的全身状况，包括体检和实验室检查结果及主要治疗过程，麻醉史，药物过敏史，以及其他特殊情况等，从而估价患者对手术和麻醉的耐受力；讨论并选定麻醉方法，制定麻醉方案；讨论麻醉中可能发生的问题及相应的处理措施，如发现术前准备不足，应向手术医师建议需补充的术前准备和商讨最佳手术时机。麻醉科也应提前讨论并做必要的术前准备。

4. 麻醉治疗　凡利用麻醉学的理论与技术（包括氧疗及各种慢性肺部疾患患者的辅助呼吸治疗）进行的各种治疗可称麻醉治疗，麻醉治疗是麻醉科门诊的重要内容。

二、麻醉恢复室

麻醉恢复室是手术结束后继续观测病情，预防麻醉后近期并发症，保障患者安全，提高医疗质量的重要场所。此外，可缩短患者在手术室停留时间，提高手术台利用率。床位数与手术台比例为（1：2）~（1.0：1.5）。麻醉恢复室是临床麻醉工作的一部分，在麻醉医师主持指导下由麻醉护士进行管理。

（1）凡麻醉结束后尚未清醒（含嗜睡），或虽已基本清醒但肌张力恢复不满意的患者均应进入麻醉恢复室。

（2）麻醉恢复室收治的患者应与ICU收治的患者各有侧重并互相衔接。

（3）麻醉恢复室应配备专业护士，协助麻醉医师负责病情监测与诊治，护士与床位的比例为（1：3）~（1：2），麻醉医师与床位的比例为（1：4）~（1：3）。

（4）待患者清醒、生命及（或）重要器官功能稳定即可由麻醉恢复室送回病房，但麻醉后访视仍应有原麻醉者负责。

（5）凡遇到患者苏醒意外延长，或呼吸循环等功能不稳定者应及时送入ICU，以免延误病情。

三、麻醉学研究室或实验室

麻醉科实验室一般可附属在麻醉科内。为了科研工作的需要可成立研究室，成立研究室时必须具备以下条件：①要有学术水平较高、治学严谨，具有副教授以上职称的学科或学术带头人。②形成相对稳定的研究方向并有相应的研究课题或经费。③配备有开展研究所必需的专职实验室人员编制及仪器设备。④初步形成一支结构合理的人才梯队。

（陈　林）

第二章

术前准备与麻醉选择

第一节　麻醉前的一般准备

麻醉前准备是根据患者的病情和手术的部位及方式有目的进行的各方面准备工作，总的目的在于提高患者的麻醉耐受力、安全性和舒适性，保证手术顺利进行，减少术后并发症，使术后恢复更迅速。对 ASA Ⅰ 级患者，做好常规准备即可；对 ASA Ⅱ 级患者，应维护全身情况及重要生命器官的功能，在最大程度上增强患者对麻醉的耐受力；对于 Ⅲ、Ⅳ、Ⅴ 级患者，除需做好一般性准备外，还必须根据个体情况做好特殊准备。

一、精神状态准备

多数患者在手术前存在种种不同程度的思想顾虑，或恐惧、或紧张、或焦虑等心理波动。但过度的精神紧张、情绪激动或彻夜失眠，会导致中枢神经系统活动过度，扰乱机体内部平衡，可能造成某些并发疾病恶化。如高血压患者可因血压剧烈升高诱发心脑血管意外，严重影响患者对麻醉和手术的耐受力。为此，术前必须设法解除患者的思想顾虑和焦虑情绪，从关怀、安慰、解释和鼓励着手，酌情恰当阐明手术目的、麻醉方式、手术体位，以及麻醉或手术中可能出现的不适等情况，用亲切的语言、良好的沟通技巧向患者做具体介绍，针对患者存在的顾虑和疑问进行交谈和说明，以减少其恐惧、解除焦虑，取得患者信任，争取充分合作。对过度紧张而不能自控的患者，术前数日起即可开始服用适量神经安定类药，晚间给安眠药，手术日晨麻醉前再给适量镇静催眠药。

二、营养状况改善

营养不良导致机体蛋白质和某些维生素缺乏，可明显降低麻醉和手术耐受力。蛋白质不足常伴有低血容量或贫血，对失血和休克的耐受能力降低。低蛋白血症常伴发组织水肿，降低组织抗感染能力，影响创口愈合。维生素缺乏可致营养代谢异常，术中容易出现循环功能或凝血功能异常，术后抗感染能力低下，易出现肺部感染并发症。对营养不良患者，手术前如果有较充裕的时间且能口服者，应尽可能经口补充营养；如果时间不充裕，或患者不能或不愿经口饮食，应采用肠外营养，贫血患者可适当输血，低蛋白、维生素缺乏者除输血外，可给予血浆、氨基酸、白蛋白、维生素等制剂进行纠正，使营养状况得以改善，增加机体抵抗力和对手术的耐受力，减少术后感染及其他并发症，促进伤口愈合，早日康复。

三、术后适应性训练

有关术后饮食、体位、大小便、切口疼痛或其他不适，以及可能需要较长时间输液、吸氧、胃肠减压、胸腔引流、导尿及各种引流等情况，术前可酌情将其临床意义向患者讲明，让患者有充分的思想准备，以取得配合。如果术前患者心理准备不充分、术后躯体不适、对预后缺乏信心，容易产生焦虑，加重术后疼痛等不适。可在完善的术后镇痛前提下，从稳定情绪入手，提供有针对性的、有效的心理疏导。多数患者不习惯在床上大小便，术前需进行锻炼。术后深呼吸、咳嗽、咳痰的重要性必须向患者讲解清楚，使患者从主观上认识这一问题的重要性，克服恐惧心理，积极配合治疗，并训练正确执行的方法。疼痛是导致患者术后不敢用力咳嗽的一个主要原因，因此镇痛治疗十分重要。

四、胃肠道准备

择期手术中，除浅表小手术采用局部浸润麻醉者外，其他不论采用何种麻醉方式，均需常规排空胃，目的在于防止术中或术后反流、呕吐，避免误吸、肺部感染或窒息等意外。胃排空时间正常人为4～6小时。情绪激动、恐惧、焦虑或疼痛不适等可致胃排空显著减慢。有关禁饮、禁食的重要意义必须向患者本人或患儿家属交代清楚，以取得合作。糖尿病患者在禁食期间须注意有无低血糖发生，如出现心慌、出汗、全身无力等症状时，要及时补充葡萄糖和定时监测血糖。

五、膀胱的准备

患者送入手术室前应嘱其排空膀胱，以防止术中尿床和术后尿潴留；对盆腔或疝手术，排空膀胱有利于手术野显露和预防膀胱损伤。危重患者或复杂大手术，均需于麻醉诱导后留置导尿管，以利观察尿量。

六、口腔卫生准备

生理条件下，口腔内寄存着10余种细菌，麻醉气管内插管时，上呼吸道的细菌容易被带入下呼吸道，在术后抵抗力低下的情况下，可能引起肺部感染并发症。为此，患者住院后即应嘱患者早晚刷牙、饭后漱口；对患有松动龋齿或牙周炎症者，需经口腔科诊治。进手术室前应将活动义齿摘下，以防麻醉时脱落，甚或误吸入气管或嵌顿于食管。

七、输液输血准备

对中等以上手术，术前应向患者及家属说明输血的目的及可能发生的输血不良反应、自体输血和异体输血的优缺点、可能经血液传播的疾病、征得患者及家属的同意并签订输血同意书。对于不能行自体输血者，检查患者的血型，做好交叉配血试验，并为手术准备好足够的红细胞和其他血制品。凡有水、电解质或酸碱失衡者，术前均应常规输液，尽可能做补充和纠正，避免或减少术中心血管并发症的发生。

八、治疗药物的检查

病情复杂的患者，术前常已接受一系列药物治疗，麻醉前除要求全面检查药物治疗的效果外，还应重点考虑某些药物与麻醉药物之间可能存在的相互作用，有些容易导致麻醉中的不良反应。为此，对某些药物要确定是否继续使用、调整剂量再用或停止使用。例如洋地黄、胰岛素、糖皮质激素和抗癫痫药，一般都需要继续使用至术前，但应核对剂量重新调整。对一个月以前曾较长时间应用糖皮质激素而术前已经停服者，手术中亦有可能发生急性肾上腺皮质功能不全危象，因此术前必须恢复使用外源性糖皮质激素，直至术后数天。正在施行抗凝治疗的患者，手术前应停止使用，并需设法拮抗其残余抗凝作用，以免术中出现难以控制的出血。患者长期服用某些中枢神经抑制药，如巴比妥类、阿片类、单胺氧化酶抑制药、三环类抗抑郁药等，均可影响对麻醉药的耐受性，或于麻醉中易诱发呼吸和循环严重并发症，故均应于术前停止使用。因β受体阻滞剂可减少围手术期心脏并发症，长期应用者，应持续用至手术当日。神经安定类药（如吩噻嗪类药——氯丙嗪）、某些抗高血压药（如萝芙木类药——利血平）等，可能导致麻醉中出现低血压，甚至心肌收缩无力，故术前均应考虑是继续使用、调整剂量使用或暂停使用。如因急诊手术不能按要求停用某些治疗药物，则施行麻醉以及术中相关处理时要非常谨慎。

九、手术前晚复查

手术前晚应对全部准备工作进行复查。如临时发现患者感冒、发热、妇女月经来潮等情况时，除非急症，手术应推迟进行。手术前晚睡前宜酌情给患者服用镇静催眠药，以保证其有充足的睡眠。

（陈　林）

第二节　麻醉诱导前即刻期的准备

麻醉诱导前即刻期一般是指诱导前 $10\sim15min$ 这段时间，是麻醉全过程中极重要的环节。于此期间要做好全面的准备工作，包括复习麻醉方案、手术方案及麻醉器械等的准备情况，应完成的项目见表 2 -1，对急症或门诊手术患者尤其重要。

表 2-1　麻醉前即刻期应考虑的项目

患者方面	健康情况，精神状态，特殊病情，患者主诉及要求
麻醉方面	麻醉实施方案，静脉输液途径，中心静脉压监测途径等
麻醉器械	氧源，N_2O 源，麻醉机，监护仪，气管内插管用具，一般器械用具
药品	麻醉药品，辅助药品，肌松药，急救药品
手术方面	手术方案，手术部位与切口，手术需时，手术对麻醉的特殊要求，手术体位，预防手术体位损伤的措施，术后止痛要求等
术中处理	预计可能的意外并发症，应急措施与处理方案，手术安危估计

一、患者方面

麻醉诱导前即刻期对患者应考虑两方面的中心问题：①此刻患者还存在哪些特殊问题。②还需要做好哪些安全措施。

（一）常规工作

麻醉医师于诱导前接触患者时，首先需问候致意，表现关心体贴，听取主诉和具体要求，使患者感到安全、有依靠，对麻醉和手术充满信心。诱导前患者的焦虑程度各异，对接受手术的心情也不同，应进行有针对性的处理。对紧张不能自控的患者，可经静脉补注少量镇静药。对患者的义齿、助听器、人造眼球、隐形眼镜片、首饰、手表、戒指等均应摘下保管，并记录在麻醉记录单上。明确有无义齿或松动牙，做好记录。复习最近一次病程记录（或麻醉科门诊记录），包括：①体温、脉率。②术前用药的种类、剂量、用药时间及效果。③最后一次进食、进饮的时间、饮食内容和数量。④已静脉输入的液体种类、数量。⑤最近一次实验室检查结果。⑥麻醉及特殊物品、药品使用协议书的签署意见。⑦患者提出的专门要求的具体项目（如拒用库存血、要求术后刀口不痛等）。⑧如为门诊手术，落实手术后离院的计划。

（二）保证术中静脉输注通畅

需注意：①备妥口径合适的静脉穿刺针，或深静脉穿刺针。②按手术部位选定穿刺径路，如腹腔、盆腔手术应取上肢径路输注。③估计手术出血量，决定是否同时开放上肢及下肢静脉，或选定中心静脉置管并测定中心静脉压或行桡动脉穿刺测定动脉压或心功能。

二、器械方面

麻醉诱导前应对已备妥的器械、用具和药品等，再做一次全面检查与核对，重点项目包括如下。

（一）氧源与 N_2O 源

检查氧、N_2O 筒与麻醉机氧、N_2O 进气口的连接是否正确无误。检查气源压力是否达到使用要求：

（1）如为中心供氧，氧压表必须始终恒定在 $3.5kg/cm^2$；开启氧源阀后，氧浓度分析仪应显示 100%。符合上述标准，方可采用。如果压力不足，或压力不稳定，或气流不畅者，不宜贸然使用，应改用压缩氧筒源。

（2）压缩氧筒满筒时压力应为 150kg/cm^2（$\leq$2 200psi$\leq$15Mpa），在标准大气压和室温情况下其容量约为 625L。

（3）如为中心供 N_2O，气压表必须始终恒定在 52kg/cm^2，不足此值时，表示供气即将中断，不能再用，应换用压缩 N_2O 筒源。

（4）压缩 N_2O 筒满筒时压力应为 52kg/cm^2（$\leq$745psi$\leq$5.2Mpa），含 N_2O 量约为 215L，在使用中其筒压应保持不变；如果开始下降，表示筒内 N_2O 实际含量已接近耗竭，当压力降到 25kg/cm^2，提示筒内 N_2O 气量已只剩 100L，若继续以 3L/min 输出，仅能供气 30min，因此必须更换新筒。

（5）空气源，空气源是调节氧浓度的必需气体，压力表必须始终恒定在 3.5kg/cm^2。

（二）流量表及流量控制钮

流量表及其控制钮是麻醉机的关键部件之一，必须严格检查后再使用：①开启控制钮后，浮子的升降应灵活、恒定，表示流量表及控制钮的工作基本正常。②控制钮为易损部件，若出现浮子升降过度灵敏，且呈飘忽不能恒定状态，提示流量表的输出口已磨损，或针栓阀损坏，出现输出口关闭不全现象，则应更换后再使用。

（三）快速充气阀

压力为 45～55psi 的纯氧从高压系统直接进入共同气体出口，其氧流量可高达 40～60L/min。在堵住呼吸螺纹管的三叉接口的状态下，按动快速充气阀，如果贮气囊能迅速膨胀，表明快速充气能输出高流量氧，其功能良好，否则应更换。

（四）麻醉机的密闭程度与漏气

1. 压缩气筒与流量表之间的漏气检验　先关闭流量控制钮，再开启氧气筒阀，随即关闭，观察气筒压力表指针，如果指针保持原位不动，表示无漏气；如果指针几分钟内即降到零位，提示气筒与流量表之间存在明显的漏气，应检修好后再用。同法检验 N_2O 筒与 N_2O 流量表之间的漏气情况。

2. 麻醉机本身的漏气检验　接上述（三）步后，再启流量表使浮子上升，待贮气囊胀大后，在挤压气囊时保持不瘪，同时流量表浮子呈轻度压低，提示机器本身无漏气；如挤压时贮气囊随即被压瘪，同时流量表浮子位保持无变化，说明机器本身存在明显的漏气，需检修好后再用。检验麻醉机漏气的另一种方法是：先关闭逸气活瓣，并堵住呼吸管三叉接口，按快速充气阀直至气道压力表值升到 30～40cmH$_2$O（2.94～3.92kPa）后停止充气，观察压力表指针，如保持原位不动，提示机器无漏气；反之，如果指针逐渐下移，提示机器有漏气，此时再快启流量控制钮使指针保持在上述压力值不变，这时的流量表所示的氧流量读数，即为机器每分钟的漏气量数。

（五）吸气与呼气导向活瓣

接上述（三）步，间断轻压贮气囊，同时观察两个活瓣的活动，正常时应呈一闭一启相反的动作。

（六）氧浓度分析仪

在麻醉机不通入氧的情况下，分析仪应显示 21%（大气氧浓度）；通入氧后应示 30%～100%（纯氧浓度）。如果不符合上述数值，提示探头失效或干电池耗竭，需更换。

（七）呼吸器的检查与参数预置

开启电源，预置潮气量在 8～10ml/kg、呼吸频率 10～14 次/min、吸呼比 1.0∶1.5，然后开启氧源，观察折叠囊的运行情况，同时选定报警限值，证实运行无误后方可使用。

需要注意的是，上述检查步骤通常用于既往较旧型号麻醉机的一般经验性检测。随着医学科技的迅猛发展，现代麻醉工作站已取代了传统意义上的功能简单的麻醉机。现代麻醉工作站的使用前检测方法请遵循不同型号和品牌的生产厂家推荐的开机检查程序、各医疗机构自身制定的操作流程和规范进行。

（八）麻醉机、呼吸器及监测仪的电源

检查线路、电压及接地装置。

（九）CO_2 吸收装置

观察碱石灰的颜色，了解其消耗程度，一般在碱石灰 3/4 变色时即作更换，以免造成 CO_2 蓄积。

（十）其他器械用具

其他器械用具包括喉镜、气管导管、吸引装置、湿化装置、通气道、困难气道设备、神经刺激器、快速输液装置、血液加温装置等的检查。

（十一）监测仪

各种监测仪应在平时做好全面检查和校验，于麻醉诱导前即刻期再快速检查一次，确定其功能完好无损后再使用。

三、手术方面

麻醉医师与手术医师之间要始终保持配合默契、意见统一，除共同对患者进行核对并签字外，要做到患者安全、麻醉满意和工作高效率。在麻醉诱导前即刻期，必须重点明确手术部位、切口、体位；手术者对麻醉的临时特殊要求、对术中意外并发症的处理意见、以及对术后镇痛的要求等。特别在手术体位的问题上，要与术者取得一致的意见。为手术操作需要，要求将患者安置在各种手术体位，见表 2-2。在麻醉状态下改变患者的体位，因重力的作用可导致呼吸和循环等生理功能的相应改变，同时对脏器血流产生不同的影响；又因改变体位促使身体的负重点和支点发生变化，软组织承受压力和拉力的部位和强度亦随之而改变，由此可能导致神经、血管、韧带和肌肉等软组织损伤。对于正常人，这些变化的程度均轻微，通过机体自身调节，一般均能自动纠正或适应；但在麻醉状态下，患者全部或部分知觉丧失，肌肉松弛无力，保护性反射作用大部消失或减弱，患者基本上已失去自我调节能力。因此，改变体位所产生的各种生理功能变化可转为突出，若不加以注意和及时调整，最终可导致缺氧、CO_2 蓄积、低血压、心动过速以及神经损伤或麻痹等并发症，轻者增加患者痛苦，延迟康复；重者可致呼吸循环衰竭，或残废，甚至死亡。因此，手术体位是麻醉患者的重要问题，麻醉医师对其潜在的危害性要有充分认识，具备鉴别能力，做到正确安置手术体位，防止发生各种并发症或后遗症。对手术拟采用的特殊体位，麻醉医师应尽力配合，但要求以不引起呼吸、循环等功能的过分干扰，神经、血管、关节、眼球等过分牵拉和压迫为前提。

表 2-2　手术常用体位及其名称

仰卧位	水平位；截石位；过屈截石位；胆囊垫升起位；头低斜坡位
头低屈膝位（屈氏体位）	头高斜坡位；甲状腺手术位
俯卧位	水平位；屈髋位；骨盆垫高位
侧卧位	右侧卧位；左侧卧位；右肾垫高位；左肾垫高位
坐直位	

（陈　林）

第三节　特殊病情的准备

麻醉处理的一个重要危险情况是，手术患者同时并发重要器官系统疾病。统计资料指出，手术并发症的发生率和病死率与患者术前并发心血管、呼吸、血液和内分泌系统等疾病有密切关系。本节扼要讨论并存器官系统疾病的手术患者，于术前应做好的麻醉前准备工作，有关细节详见专章。

一、心血管系统疾病

当患者并发心脏病而确定施行手术时，应特别注意下列问题。

（1）长期应用利尿药和低盐饮食患者，有可能并发低血容量、低血钾、低血钠及酸碱失衡，术中容易发生心律失常和休克。低血钾时，洋地黄和非去极化肌松药等的药效将增强。因此，术前均应做血电解质检查，保持血清钾水平在 3.5～5.5mmol/L；如病情允许，术前一般宜停用利尿药48h；对能保持平卧而无症状者，可输液补钠、钾，但需严密观察并严格控制输液速度，谨防发作呼吸困难、端坐呼吸、肺啰音或静脉压升高等危象。噻嗪类利尿药长期服用可致糖耐量降低，血糖升高，长期服用该类药物的患者需要注意血糖情况。

（2）心脏病患者如伴有失血或严重贫血，携氧能力降低，可影响心肌供氧，术前应少量多次输血。为避免增加心脏负担，注意控制输血量和速度。

（3）对正在进行的药物治疗，需进行复查。对有心力衰竭史、心脏扩大者术前可考虑使用少量强心苷，如口服地高辛0.25mg，每日1～2次，药物可服用至手术前日。二尖瓣狭窄的患者需要控制心率，术前建议继续使用洋地黄。冠状动脉供血不足的患者建议围手术期积极使用β受体阻滞剂控制心率，降低围手术期心脏风险。

（4）对并存严重冠心病、主动脉瓣狭窄或高度房室传导阻滞而必须施行紧急手术者，需考虑酌情采取以下措施：①建立有创动脉压监测。②放置 Swan-Ganz 导管。③定时查动脉血气分析。④放置临时或永久性心脏起搏器。⑤准备好必要的血管活性药物。⑥准备电击除颤器。⑦重视麻醉选择与麻醉管理，选择镇痛和镇静充分的麻醉方式。

二、呼吸系统疾病

手术患者并发呼吸系统疾病者较多，尤其在老年患者中多见。麻醉前必须做好以下准备，包括：①戒烟至少8周，以改善呼吸道纤毛功能，减少气道分泌物及刺激性；但术前哪怕戒烟1d对患者也是有益的，因而术前应鼓励患者积极戒烟而不必过多拘泥于术前戒烟的时间长短。②避免继续吸入刺激性气体。③彻底控制急慢性肺感染，术前3～5d酌情使用有效的抗生素，并做体位引流，控制痰量至最少程度。④练习深呼吸和咳嗽，做胸部理疗以改善肺通气功能，增加肺容量。⑤对阻塞性呼吸功能障碍或听诊有支气管痉挛性哮鸣音者，需雾化吸入β₂-肾上腺素受体激动药和抗胆碱药等支气管扩张药治疗，可利用FEV_1试验衡量用药效果，并持续用至手术室。⑥痰液黏稠者，应用雾化吸入或口服氯化铵或碘化钾以稀释痰液。⑦经常发作哮喘者，可应用肾上腺皮质激素，以减少气道炎症和反应性，减轻支气管黏膜水肿。以吸入方式最佳，可减少全身不良反应，如倍氯米松每6h喷2次。静脉可用甲泼尼龙；根据临床反应确定剂量及给药次数。⑧对肺心病失代偿性右心力衰竭者，需用洋地黄、利尿药、吸氧和降低肺血管阻力药（如肼苯哒嗪、前列腺素）进行治疗。一般来讲，伴肺功能减退的呼吸系统疾病，除非存在肺外因素，通常经过上述综合治疗，肺功能都能得到明显改善，这样，在麻醉期只要切实做好呼吸管理，其肺氧合和通气功能仍均能保持良好。这类患者的安危关键在手术后近期，仍然较易发生肺功能减退而出现缺氧、CO_2蓄积和肺不张、肺炎等严重并发症。因此，必须重点加强手术后近期的监测和处理。

三、神经肌肉系统疾病

神经肌肉系统疾病多数涉及生命重要部位的功能状态，因此，必须针对原发疾病、病情和变化程度，做好麻醉前准备工作。

（一）重症肌无力患者的麻醉前准备

（1）重症肌无力是一种自身免疫性疾病，由节后乙酰胆碱受体丧失引起，表现为肌无力和容易疲劳，休息后可好转，可涉及全身所有的肌肉。麻醉前应对患者保护呼吸道通畅的能力、咽喉肌和呼吸肌麻痹的程度进行测试，如施行导呕反射（gag reflex）观察其吐出的能力及咳嗽力量。眼轮匝肌的单神经肌电图具有100%的敏感性，被认为是金标准。用力肺活量（FVC）是评价该类患者呼吸功能最可靠的标准，因此多数患者需进行肺功能测验，以指导术后是否需要采用呼吸支持治疗。

（2）抗胆碱酯酶药作用于神经肌肉接头，产生抑制胆碱酯酶代谢的作用。多数用吡啶斯的明治疗，精确记录其基础药量甚为重要。对明显肌无力者，治疗药量应达最大程度。一般平均剂量为60mg口服，每 4~6h 一次；如果仍不能控制，常加用糖皮质激素治疗。但约有 8% 的患者当开始激素治疗之初，重症肌无力可短暂加重。也可使用硫唑嘌呤、环孢素、甲氨蝶呤和环磷酰胺治疗。

（3）免疫治疗适用于重度重症肌无力患者，或对激素治疗反应不佳的患者。在全量激素或吡啶斯的明治疗持续数周至几个月，而病情仍难以控制的患者，可采用血浆置换（plasmapheresis）和免疫球蛋白治疗。在严重病例或肺活量小于 2L 的患者使用血浆置换，病情可得到迅速改善，但仅能暂时性改善症状，可用于少数患者减少手术应激的术前准备。有报告发现，对重度重症肌无力患者，在胸腺切除术前 2~13d 内施行 1~4 次血浆置换治疗，术后机械通气、拔管时间及 ICU 留住天数均可缩短。

（4）重症肌无力的常见并发病有甲状腺病、类风湿性关节炎、系统性红斑狼疮和恶性贫血，应予仔细检查治疗。

（5）预测术后是否需要机械通气治疗的因素：病期超过 6 年；并发慢性呼吸系病史；吡啶斯的明剂量每天超过 750mg；肺活量小于 2.9L。

（6）麻醉性镇痛药和神经安定类药可影响呼吸和神经肌肉接头功能，术前应免用。除青霉素和头孢菌素外，大多数抗生素都可加重肌无力。抗胆碱酯酶药术前是否继续使用存在争议，但总的来说，如果患者有药物依赖，术前应继续使用，同时继续使用免疫抑制剂。应用糖皮质激素者，围手术期应继续激素治疗。

（7）对眼肌已受累的患者，宜采用清醒插管，或快速诱导加环状软骨压迫插管。大多数患者可仅在加深麻醉而不用肌松药的情况下完成气管插管。在抗胆碱酯酶药治疗期间应用琥珀酰胆碱，容易诱发双向阻滞，延长作用时间，故禁止并用。患者对非去极化肌松药可能特别敏感。有些药物（如镁、局部麻醉药、抗心律失常药）和特殊因素（如低温、呼吸性酸中毒）可加重非去极化肌松药的作用，故应避用。如果术中确实需要进一步肌松效应，可在肌松监测的指导下应用特小剂量的非去极化肌松药。对非去极化肌松药拮抗药新斯的明，应采取滴注方式逐步用药，每隔 5min 注射 0.5~1.0mg，以避免抗胆碱酯酶药逾量而诱发胆碱能危象、加重肌无力。

（8）术后如果患者不能恢复口服吡啶斯的明，可改用静脉注射口服剂量的 1/30 用药。为鉴别胆碱中毒性肌无力加重，可施行腾喜龙（tensilon）试验。腾喜龙属短效、速效抗胆碱酯酶药，用药后一般可使肌无力症状迅速改善；如果存在抗胆碱酯酶药过量，其拟胆碱作用同样会加重肌无力。目前，由于神经科医师已不再使用特大剂量吡啶斯的明治疗，麻醉医师也已限制拟胆碱类药的使用，因此，胆碱能危象已很少见。腾喜龙试验只有在应用大剂量新斯的明时需用，一般已不再采用。如果患者在应用抗胆碱酯酶药治疗后，肌无力也未能有效解除时，则应施行血浆置换治疗，其方案各异，一般在最初 2~3d 期间可每日置换 1 次，以后根据病情调整应用间隔天数。

（二）帕金森病患者的麻醉前准备

（1）帕金森病是由基底节线状通路的多巴胺耗损引起，临床三联征表现为震颤、肌肉强直、运动迟缓。因体位反射和自主反射破坏，容易出现心律失常、体位性低血压、体温调节失控和麻醉期间血流动力学不稳定。病程发展至最后，有痴呆、精神错乱和精神病的趋势。咽喉肌功能障碍可增加误吸的机会。因饮食和吞咽困难可明显影响血容量和营养状态。因呼吸肌僵直、行动迟缓和脊柱后突变形，可出现限制性肺功能改变，术前需做肺功能检查、胸片、血气分析，并指导患者锻炼呼吸功能。抗帕金森病最常用甲基多巴肼 - 左旋多巴（carbidopa - levodopa），但可能引起心肌敏感，容易诱发心律失常、低血压或高血压。

（2）抗帕金森病药需一直用至手术前，左旋多巴半衰期短（大约 3h），因此治疗必须延续至手术前并在术后立即恢复。对咽喉肌麻痹者，宜采用快速诱导结合环状软骨压迫施行气管内插管。选用轻至中度抑制心脏的药物，以提高机体肾上腺素能反应和防止低血压。琥珀酰胆碱有诱发高血钾的可能。患者对非去极化肌松药的反应一般仍属正常。术中应避用抗多巴胺类药如灭吐灵（胃复安）、丁酰苯类（如氟哌利多）和酚噻嗪类，它们可抑制多巴胺的释放或与多巴胺竞争受体。全身麻醉可造成显著的术后恶心和呕吐，选用部位麻醉可避免术后呼吸抑制、严重的术后疼痛和恶心呕吐，但安置体位可能发生困难，且患者的不自主运动造成麻醉医师和手术医师的操作难度增加。术中使用苯海拉明和小剂量的丙泊酚可减少上述问题。术毕应等待患者清醒、确证咽喉肌反射完全恢复、肺功能已恢复到术前水平后方可拔管。手术期停用甲基多巴肼，左旋多巴可能引起症状显著加剧，因此术后应尽快恢复使用，以防止发生不可逆的肌僵硬和行动迟缓。如果患者不能口服或鼻饲用药，可静脉或肌内注射抗胆碱能药物如安坦（trihexyphenidyl）、苯甲托品（benztropine）或苯海拉明（diphenhydramine）。术后处理要围绕肺功能锻炼和栓塞的防治，鼓励患者早期理疗和离床活动。术后易出现震颤增加、谵妄、意识模糊，可能与原先存在的脑功能障碍，或静脉应用抗胆碱能药以及手术期停用治疗药有关。氯氮平不会恶化帕金森病的运动障碍，术后可用于终止左旋多巴引起的幻觉。另外，帕金森病患者体温调节、血糖代谢可能存在异常，术后需注意体温及血糖的监测。

（三）卒中患者的麻醉前准备

1. 围手术期卒中的发生率取决于手术类型　统计指出，在普外科手术的卒中发生率平均为 0.2%，周围血管手术为 1.5%，心脏或颈动脉手术为 4%。无脑血管疾病史的患者，在成人普外科手术后的卒中发生率可减少一半以上。其他预测有卒中危险的因素包括周围血管病、高血压、心房纤颤和 70 岁以上老年患者等。

2. 手术前预防与准备措施包括　如下所述：

（1）术前应对冠心病、心房纤颤和高血压进行积极治疗，达到最满意状态。对新近出现的心房纤颤，应使其逆转为正常窦性节律；对慢性心房纤颤应尽可能控制心室率不超过 80bpm。对无症状的心房纤颤，可用阿司匹林或双香豆素预防性治疗，但手术前应考虑酌情停药。

（2）对已有卒中史或短暂脑缺血发作（TIA）的患者，应施行脑 CT、颈动脉超声多普勒，必要时血管造影等检查以追究其原因，排除颅内出血或硬膜下血肿。对颈动脉造影证实狭窄超过 70% 者，可酌情考虑施行预防性的颈动脉内膜（CEA）剥脱术治疗。对存在非心源性栓塞可能的患者，或颈动脉狭窄不明显者，应选用阿司匹林预防性抗凝治疗。对不能接受阿司匹林治疗，或已用阿司匹林而仍出现卒中先兆征象的患者，可用血小板抑制药氯吡格雷（波立维）等治疗。

（3）应用阿司匹林和血小板药者，可因出血时间延长而出现手术野广泛渗血，故术前需按相关指南要求酌情考虑停药，但有人建议 CEA 前可不停用阿司匹林，且于术后立即恢复使用，这样对防止术后心肌梗死具有特别重要的价值。

（4）对已有冠状动脉病、瓣膜病或心律失常史者，需做心脏超声检查及 24h 动态心电图监测。对心房纤颤或左房已证实存在凝血块者，随时有血块脱落造成脑栓塞（后脑动脉区）的危险，术中可施行经食管超声心动图监测。对已证实存在心腔凝血块者，需使用华法林治疗至少 3 个月，再复查超声心动图。

3. 麻醉前应考虑的预防措施　如下所述：

（1）控制血压与维持满意氧输送是主要的预防措施。术后卒中多数与围手术期低血压无关，即使颈动脉阻塞患者也如此。但在主动脉手术中的低血压则常是卒中的诱因，在松开主动脉阻断钳之际的短暂低血压，常为卒中发生率显著增高的基础。

（2）对颈动脉明显阻塞的患者，应维持相对较高的颅内灌注压以策安全，即使在施行控制性低血压时也宜将平均动脉压（MAP）维持在至少 50mmHg（6.65kPa）以上。经颅超声图观察到，MAP 保持 60mmHg（7.98kPa）以上时，不论存在单侧颈动脉狭窄与否，通过脑自动调节功能，脑血流速度仍能保持适宜，一旦 MAP 降至 35mmHg（4.65kPa），则需应用血管收缩药提升 MAP，则脑灌注压仍能保持适宜。

（3）卒中后需推迟手术时间，惯例是急性卒中后手术应推迟 1~3 个月，以等待梗塞周边缺血区已消失的自动调节功能有所恢复。在脑自动调节功能缺损期间，脑灌注需直接依靠体动脉血压，如果出现轻微的低血压，即有导致周边缺血区转变为不可逆性损伤的高度危险性。

（4）在卒中恢复期内应避用琥珀酰胆碱，以防引起高血钾反应。有人报道卒中 6 个月以后应用琥珀酰胆碱，不致再引起高钾血症。

（四）多发性硬化症患者的麻醉前准备

（1）多发性硬化症为脑白质退变性疾病，以脱髓鞘、轴索损伤和髓鞘再生继发的神经胶质增生为特征。临床表现多样，常见感觉、运动、自主神经、视觉和综合传导径路等损害。因颈髓或延脑呼吸中枢脱髓鞘，可出现呼吸功能损害，应测定肺功能和血气分析，以了解呼吸储备功能。因咽喉肌功能障碍，有胃内容物误吸的高危性。截瘫或四肢瘫痪可出现自主神经系统反射过度的倾向；表现综合性征象。

（2）用于治疗肌痉挛的药物可影响麻醉实施：普鲁本辛（propantheline）、氯苯氨丁酸（baclofen）和丹曲林（dantrolene）可增强非去极化肌松药的神经肌肉接头阻滞效应。地西泮可增强麻醉药的镇静作用。在1年内曾有激素治疗史者，为控制手术应激而恢复使用激素时，可能导致病情恶化。

（3）麻醉方案的考虑：目前尚无全身麻醉后多发性硬化症复发率增加的报道，也缺乏区域麻醉与多发性硬化症相互作用方面的研究。有人报道脊髓麻醉和硬膜外麻醉可加剧多发性硬化症的病情，但在病情不适宜全身麻醉时仍可采用。因可能存在胃排空延迟，全身麻醉时宜选用快速诱导结合环状软骨压迫行气管内插管。存在自主神经系统功能不全时，应强调无创性持续监测。多发性硬化症患者应用琥珀酰胆碱可诱发显著的钾释放。应用非去极化肌松药时，有可能出现作用增强和时间延长，应严密监测神经肌肉接头功能。体温升高可加重多发性硬化症的肌无力症状，因此有人建议对一般性非心脏手术，宜主动采取降低体温的措施。此外，麻醉和手术应激可使病情加重，术后需比较手术前后的神经系统检查结果，保持体温正常、完善镇痛、减轻应激，采取合理的措施预防感染。

（五）肌营养不良的麻醉前准备

（1）肌营养不良时，咽肌和会厌肌麻痹，消化系统、呼吸系统和心血管系统可明显受累。胃排空延迟、吞咽困难、口咽分泌物存留均可使患者在围手术期处于误吸窒息的危险。会厌肌无力可使患者的呼气受限。呼吸肌功能紊乱表现为呼吸快速、潮气量减小、反常呼吸伴辅助呼吸肌活动增强，其呼吸功能可能尚正常，但通气储备显著削弱，对高碳酸血症和低氧血症的反应明显受抑制。

（2）在肌营养不良、全身及四肢肌萎缩时，心肌功能常严重受累（心肌收缩力减低、乳头肌退化引起的二尖瓣反流），心脏传导异常。术前检查应包括心电图及各种心肌收缩力测定（如超声心动图、多维血管造影等）。

（3）麻醉方案的考虑：麻醉药可进一步减弱呼吸肌张力，抑制对 CO_2 蓄积的通气反应，必须常规辅助或控制呼吸支持。麻醉药抑制心肌及血流动力学，应持续监测心电图和血压，对术前心储备明显受累者，宜施行有创性血流动力学监测。婴幼儿患者可能有肌张力低下、吞咽困难、延髓性麻痹、巨舌、脊柱后侧凸和漏斗胸伴发限制性肺病与呼吸窘迫，造成插管困难，同时存在对非去极化肌松药敏感。术后当患者清醒、呼吸功能恢复到基础水平（负压峰值至少 $-20\sim30cmH_2O$（$1.96\sim2.94kPa$）；潮气量至少 $8ml/kg$）、血气分析正常后拔除气管导管。

（六）吉兰－巴雷综合征的麻醉前准备

（1）吉兰－巴雷综合征（又称格林－巴利综合征，Guillain－Barre syndrome）的原因不明，70%的患者在发病前8周内有前驱感染史。临床主要表现为双侧对称性的上行性肌无力，病理证实有周围神经脱髓鞘。半数患者出现脑神经受累，可影响呼吸肌和眼球活动；可出现感觉缺失和自主神经系统功能障碍，表现为血流动力学不稳定。神经传导研究证实，患者早期出现传导速度减慢，后期出现去神经作用加强。本病与多发性神经炎有相似处。

（2）麻醉方案的考虑：患者由于肌无力，需呼吸支持，这与肌萎缩者相似。琥珀酰胆碱可引起慢性去神经肌肉大量释放钾离子致严重的高钾血症。由于心血管功能不稳定，易出现心率和血压波动，需持续心电图及直接动脉压监测。由于自主神经功能不全，心率与血压已不足以反映血容量情况，需监测中心静脉压或肺动脉置管测压，以明确血容量状况。术中电解质的变化可能导致病情加重，应力争予以避免。

（七）假性脑瘤的麻醉前准备

（1）假性脑瘤是一种非颅内占位性病变引起的颅内高压综合征，也称良性颅内高压症，原因多数不明，包括原发性脑静脉引流异常、脑脊液分泌/吸收异常，或内分泌、代谢或免疫性疾病。女性发生率高于男性 4~8 倍，常伴有头痛、视盘水肿、视力障碍和脑神经（常为第 6 脑神经）功能紊乱。腰穿脑脊液压可升高超过 200mmH$_2$O（19.6kPa）。腰穿脑脊液引流可减轻头痛症状，但必须先用脑 CT 或 MRI 检查排除颅内占位病变。一般不存在脑积水，脑室显示正常或缩小。

（2）病情稳定数月或 1 年后可以麻醉和手术，术前需复查视力和脑神经功能，对估计术后功能不全具有指导意义。在脑 CT 排除脑疝综合征后，可谨慎采用脊髓麻醉或硬膜外麻醉。正在应用激素治疗者，围手术期需继续应用。

（3）局部麻醉常用于脑脊液引流治疗，脊髓麻醉对多数患者尚属适宜，但在注入局部麻醉药之前应先做脑脊液引流。因硬膜外腔注入局部麻醉药液可能促使颅内压增高，故硬膜外麻醉非良好选择。全身麻醉时应选用降低和防止颅压增高的药物和方法。对肌松药、镇静催眠药尚无特殊敏感的现象。由于假性脑瘤患者多数体型肥胖，故应针对肥胖人特点实施麻醉，掌握紧急处理和拔管原则。

（八）先兆子痫/子痫的麻醉前准备

（1）典型的先兆子痫表现为高血压、周围水肿、蛋白尿，一般发生于妊娠 20 周后与分娩后 48h 内。患者常主诉头痛、胃肠道不适、畏光和视力模糊，严重时出现神志状态改变、恶心、呕吐。对具有典型征象的子痫患者应做进一步神经系统检查。对先兆子痫/子痫患者出现昏迷，应做头颅 CT 检查，以排除需要手术处理的病变，如颅内血肿、后颅窝水肿致导水管阻塞性脑积水；同时应采取降低颅内压增高的措施。但对非典型的子痫患者并无 CT 检查的需要。

（2）先兆子痫患者常于胎儿娩出后发生子痫抽搐，而很少于妊娠 20 周以前或娩出 48h 后发生。治疗目标为稳定病情和顺利分娩。抽搐发作前常有某些预兆征象，包括头痛持续而加剧、视力模糊、畏光、频繁呕吐、深腱反射亢进伴抽搐。治疗子痫抽搐，首先要保持通气和氧合良好，防止呕吐物误吸，预防抽搐期外伤。可用硫酸镁控制抽搐：首剂单次静脉注射 4~6g，继以静脉滴注 1~2g/h；如果抽搐仍不能控制，可再在 5min 内经静脉推注 2~4g。

对硫酸镁治疗抽搐目前仍存在争议，有人发现硫酸镁不是抗抽搐药，用于子痫主要基于其有效而不良反应较小的传统经验。但临床研究发现有些抽搐患者的血浆镁浓度仍属正常。另外硫酸镁可导致肌无力、肌松药作用增加、加重部位麻醉引起的低血压以及抑制心肺功能等，因此需要密切监测深部腱反射和血浆药物浓度。其他抗抽搐药有：静脉注射氯羟安定 1~2mg，或地西泮 5~10mg，或咪达唑仑 2~5mg。待抽搐停止后，继以静脉滴注苯妥因钠 10mg/kg（25mg/min），静脉注射期间应监测心电图和血压。如果不能经静脉用药，肌内注射咪达唑仑 10mg 也可制止抽搐。同时应用抗高血压药物控制血压。少尿可给予液体冲击处理，如果无反应可在中心静脉压监测下指导液体治疗。当抽搐被终止、氧合功能正常、呼吸和血压维持稳定后，再进一步做控制血压和胎儿娩出处理。产后肺水肿较为常见，治疗措施包括：支持治疗、利尿及必要的血管扩张剂和机械通气。先兆子痫产妇需要放置肺动脉导管的指征为：对治疗无反应的严重高血压、肺水肿；对液体治疗无反应的少尿以及产妇并发严重心脏疾病。

（九）神经安定药恶性综合征的麻醉前准备

1）神经安定药恶性综合征（neuroleptic malignant syndrome，NMS）是一种药物特异质反应，高热（98% 的病例出现）、铅管样强直（97%）和精神状态改变（97%）是其经典的三联征，也是诊断该病的主要标准。其他表现包括：心动过速、高血压或低血压、呼吸急促和大汗。可能出现锥体外系症状，包括运动障碍、角弓反张、眼动危象和构音困难。主要有两大类：

（1）中枢多巴胺能阻断药：如氯丙嗪、氟哌利多、胃复安（metoclopramine）、甲哌氯丙嗪（prochlorperazine），精神病科常用的神经安定类药如丁酰苯类（butyrophenone）、吩噻嗪类（phenothiazine）和硫蒽类（thioxanthines）等。

（2）多巴胺能激动药：主要用于治疗帕金森病，如果突然停药可诱发 NMS。多巴胺是体温调节中枢与纹状体运动通路（striatal motor pathway）之间的神经递质。突然停药可干扰多巴胺能神经活性，导致体温调节失控和帕金森病病情加重。由于肌肉活动增加致产热增加，在体温调节失灵的情况下患者可出现高热。因此，在帕金森病的病程中，如果出现高热，同时伴有自主神经系统功能不稳定、神志改变和血肌酐升高，同时也无明显感染源时，应怀疑药物引起的 NMS。

2）应用神经安定类药治疗的患者中，NMS 的发生率为（1 : 100）~（1 : 1 000）；死亡率于 1984 年报道为 10%，1989 年报道如果同时并存肌红蛋白血症和肾衰竭，则死亡率更高。即便应用多巴胺激动药如溴麦角环肽（bromocriptine）、金刚烷胺（amantadine）和丹曲林（dantrolene）治疗，并不能降低死亡率。

3）发热和活动障碍也发生于脑炎、脑膜炎、原发性或药物继发性帕金森病，需作鉴别诊断。后者同时伴有感染、中暑、恶性高热、酒精或苯二氮䓬类药戒断等病因，且可出现致命性的紧张型神志障碍、活动障碍和持续高热，往往无法控制。

4）对活动性 NMS 患者，不考虑行择期手术，因脱水、高热、自主神经功能障碍和肾衰竭均显著增加围手术期并发症的发生率。一旦发生 NMS，首先采用支持治疗，同时停用神经安定药，保证供氧充分和良好通气，必要时使用去极化或非去极化肌松药。为控制高热，可用冰毯、酒精擦身及退烧药。低血压时可输液和使用正性变力药物治疗；对严重高血压患者可用血管扩张药或 β - 受体阻滞药治疗。丹曲林（dantrolene）可降低肌僵硬和改善高热，但并不能降低死亡率。使用多巴胺激动药（如上述）能缩短病期。如果存在肌红蛋白血症，需大量输液以防肾衰竭。NMS 时可安全使用会诱发恶性高热的药物，如琥珀酰胆碱、非去极化肌松药和挥发性麻醉药。避免使用可引起高热的抗胆碱药物。琥珀酰胆碱有可能引起高钾血症。有效地治疗药物包括溴隐亭（多巴胺激动剂）、丹曲林、苯二氮䓬类药物和有助于改善强直患者通气的肌肉松弛药。

（十）癫痫（抽搐）患者的麻醉前准备

1）对正在接受抗癫痫药治疗的抽搐患者，应明确其抽搐的类型、发作的频率、治疗药物的血药浓度。如果抽搐已被很好控制，即可手术，围手术期不必更改抗抽搐药使用方案。如果抽搐频率增加或常出现全身强直痉挛性抽搐，应查明抽搐加剧的潜在原因。常见的原因有药物不匹配、镇静催眠药或酒精的中断、外伤、肿瘤、药物使用（如安非他命、可卡因）、高钙或低钙、低氧和患其他疾病，需做电解质、肌酐、血浆蛋白、血细胞计数及分类、尿液分析及相应检查和处理，同时测定抗抽搐药血药浓度，如果低于治疗水平，应适当追加药量，手术应推迟直至抽搐被有效控制。但患者在术中仍可能发生抽搐，仅是被全身麻醉神经肌肉接头作用及肌松药的作用所掩盖而已，故仍不能忽视有关抽搐的治疗。许多抗癫痫药物如卡马西平、苯妥英钠、苯巴比妥，均会诱导细胞色素 P450 的活性，影响其他药物的肝脏代谢。而新型的抗癫痫药物如加巴喷丁和托吡酯等产生的药物相互作用要小得多，建议选择使用。术后频繁抽搐的不良后果是手术伤口裂开、呼吸道梗阻、呼吸循环功能衰竭，因此应积极处理术后的惊厥抽搐等症状。

2）围手术期常用的抗抽搐药物：一般经口服用药都能维持有效的血药浓度，术前禁食（NPO）与术后 NPO 期间，可鼻饲用药，也可改用苯妥英钠或苯巴比妥静脉用药。术前如果口服用药吸收不佳，可在术前数周换用静脉用药以达到血药稳态，术前一般无需追加静脉负荷剂量。丙戊酸（valproic acid）经直肠灌注用于小儿，吸收良好，但用药前需清洁灌肠以保证有效吸收。抗抽搐药的半衰期一般都较长，如果术前将最后一次口服剂量加倍，血药有效浓度可维持手术当天一整天，因此可省略 1~2 次用药。

3）麻醉方案的考虑：局部麻醉药达中毒剂量可诱发抽搐，但抽搐患者施行常规硬膜外麻醉或臂丛阻滞麻醉仍属安全。采用脊髓麻醉较好，因局部麻醉药用量可很小。常用的静脉或吸入全身麻醉药有增高或抑制抽搐活性的作用，取决于剂量大小和当时的患者情况。氯胺酮（特别与茶碱并用）容易诱发癫痫患者的抽搐发作。恩氟烷在较高浓度（> 2.5%）用药及过度通气［Pa（CO₂）< 25mmHg（3.325kPa）］的情况下，脑电图可出现癫痫样棘波放电，因此，应维持较低浓度用药和保持 Pa（CO₂）在正常水平。氟烷可影响肝脏线粒体酶活性，在体内代谢较多，肝脏毒性的发生率较高。异氟烷具有强

力抗抽搐作用。镇静药的不良反应可影响肝脏代谢和蛋白结合。丙泊酚并发短效阿片类药行静脉麻醉的可控性较好，具有止吐、抗惊厥作用，并且对皮质脑电图无干扰。右美托咪定有良好的镇静作用，可以安全用于该类患者。长时间应用苯妥英钠和氨甲酰氮䓬（又称卡马西平或酰胺咪嗪）治疗可引起对非去极化肌松药的耐药性。麻醉中需监测脑电生理，必要时请神经专科医师协助。脑电生理的监测方法主要有：

1）脑电图 16 电极通道记录原始脑电压，分析脑电波（赫兹）的频率和幅度，可推测脑活动与代谢状况，见表 2-3。例如抽搐激活期或应用小剂量巴比妥和氯胺酮时，脑电波频率增加；麻醉性镇痛药和深度吸入麻醉时，脑电波频率减慢、幅度增加；缺氧、缺血、大剂量巴比妥时，脑电波频率减慢、幅度降低；脑死亡、深度低温、深度低灌注、巴比妥性昏迷和异氟烷 2MAC 水平麻醉时，脑电波呈等电位线。近年来已采用先进的压缩频谱显示仪（compressed spectral array，CSA），将复杂的原始脑电图信息，通过计算机处理，转换为振幅与频率，使复杂的原始脑电图转变为简单而可理解的图谱资料和波幅、频率曲线面积（正常值占总面积的 85%~99%，平均 97%）。但 CSA 监测有时可能不能发现大脑半球的局部缺血。

表 2-3 脑电图的波型、特点与解释

节律	频率（Hz）	意识状况
Delta	0~4	昏迷，低氧/缺血，深麻醉
Theta	4~8	入睡，外科麻醉期
Alpha	8~13	松弛，闭眼，浅麻醉
Beta	13~30	清醒，警觉，小剂量巴比妥镇静

2）诱发电位（evoked potential，EP）可测定中枢神经系统对周围神经刺激所引发的电位变化。根据不同的刺激模式，可将 EP 分为：①躯体感觉诱发电位（SSEPs），刺激手或腿的周围神经，记录头皮、脊柱、棘间韧带或硬膜外腔产生的神经冲动电位；②脑干听觉诱发电位（BAEPs），用测听棒刺激第 8 脑神经，记录后颅窝脑干部位产生的电位。③视觉诱发电位（VEPs），用闪光刺激，记录前颅窝的诱发电位。通过分析 EP 的变化，可了解某特定感觉通路与皮质代表区的功能状态，由此诊断中枢神经系统疾病、监测术中的脑和神经功能。影响 SSEPs 最轻的麻醉方法是芬太尼伴小于 60% N_2O 或小于 1%异氟烷吸入，对周围性 SSEPs（即颈 SSEPs）或短潜伏期的 BAEPs 的影响很小。为获得一份可以说明问题的诱发电位记录，需要尽量排除一些影响因素，其中维持稳定的麻醉深度水平是正确记录诱发电位的最重要因素，同时要求麻醉方法与临床环境生命指标如体温、酸碱状态、血细胞压积和血压等不能有丝毫改变，必须保持在恒定状态。

3）肌电图（EMG）和神经传导速度监测，可判断手术解剖近侧组织的运动与脑神经通路的完整性，以保证手术操作无失误。

4）下列手术中脑电生理监测具有特殊指征，麻醉前需做好一切仪器物品的准备：①颈动脉内膜剥脱术（CEA）或其他可能引起脑缺血危险的手术，可监测 16-通道 EEG、4-通道 EEG（电极置于两侧大脑半球的前和后区）及 SSEPs。②异常脑组织切除术，可直接在手术显露的脑皮质上测定脑皮质图，适用于癫痫手术，有助于判定异常脑组织或活组织检查的最佳切除范围。大多数静脉和吸入麻醉药对 SSEPs 和 BAEPs 都产生不同程度的影响，对经颅皮质测定结果的影响比经皮质下测定结果的影响明显。巴比妥引起轻度潜伏期延长和幅度减小，但即使皮质 EEG 已处于等电位线，SSEP 仍不会消失。吸入麻醉药和 N_2O 对皮质 SSEPs 潜伏期延长和幅度减小的影响最显著。阿片类药有延长潜伏期和减小幅度的倾向，但即使应用大剂量麻醉性镇痛药麻醉时仍可测得 SSEPs。依托咪酯、氯胺酮和丙泊酚可明显增强 SSEPs。③后颅窝手术期间施行 BAEPs 及刺激面神经（第 7 脑神经）监测 EMG，可明确脑神经功能不全的压迫、牵拉或缺血等原因。④脊柱手术特别是脊柱侧弯矫形手术、神经外科脊髓手术，胸主动脉横夹手术都有施行 SSEPs 监测的指征。⑤周围神经移植或切除术采用 EMG 和神经传导速度测定，可确定已损伤的周围神经或需要施行移植的周围神经；于手术分离神经过程中可判断神经通路及其功能，避免可能发生的神经牵拉、压迫或切断等损伤，以提高安全性和有效性。⑥其他指征：利用 EEG 和 SSEPs 可监测麻醉深度；了解控制性低血压期间脑和脊髓的血流灌注适宜程度；面临脑缺血危险时可及时获得脑等电位线的信息。

（十一）阻塞性睡眠呼吸暂停低通气综合征（OSAHS）的麻醉前准备

（1）OSAHS 的高危因素包括肥胖（主要是中心型、短颈和颈围增加）、男性、绝经后女性和高血压，梗阻的最主要部位是口咽部，患者在睡眠中难以保持呼吸道通畅。患者长期夜间反复出现呼吸道不通畅，可致 $Pa(CO_2)$ 通气反射的敏感性下降。患者术后容易并发肺部并发症；围手术期应用的镇痛药和肌松药，以及悬雍垂腭咽成形术后的呼吸道水肿，都可加重肺部并发症的危险程度。

（2）值得重视的是，许多 OSAHS 患者在术前往往得不到确诊。因此，如果患者或其家属主诉存在白天嗜睡时，应引起警惕，必要时需请耳鼻喉科、呼吸科和神经科专家术前会诊，以明确睡眠呼吸暂停问题。诊断 OSAHS 的金标准是多导睡眠图。为全面评估病情，需做肺功能测定和动脉血气分析；应重视静息期 $Pa(CO_2)$ 升高患者，因为这往往意味着患者的呼吸功能失代偿，其术后肺部并发症的风险将显著增高。需仔细评估早期肺心病的可能性，其并发症发生率和死亡率将显著增高。被证实能引起咽部塌陷的常用药物有丙泊酚、硫喷妥钠、镇痛药、苯二氮䓬类、小剂量神经肌肉阻滞剂和 N_2O，选择药物时需注意。OSAHS 与困难插管相关已被证实，如果选择全身麻醉，可考虑清醒气管内插管或快诱导下气管内插管，但无论采用何种麻醉诱导方式，均需做好困难气道处理的充分准备。

（十二）周围神经损伤的麻醉前准备

（1）手术后并发周围神经损伤的总发生率约为 0.1%；在冠状动脉搭桥术患者中为 2.6%～13.0%。手术体位安置不当（特别在使用肌松药后）以及不恰当的牵引或安置肢体，是导致周围神经损伤的最主要原因。据美国 ASA 研究证实，周围神经损伤也与工作人员玩忽职守有关，约占总损伤病例的 16%，其中 28% 为尺神经损伤，20% 为臂丛神经损伤，16% 为腰骶神经损伤，其余 36% 为脊髓、坐骨神经、正中神经、桡神经、股神经和其他周围神经及脑神经损伤。男性与女性之间的发生率相等，但尺神经损伤者男性高于女性 3 倍，而腰骶神经损伤女性高于男性 2 倍。此外，美国 ASA 对 22 例周围神经损伤进行观察，只有 8 例在术后第 1d 出现症状，其余均在术后 1 个月内才出现症状，表现为感觉异常、功能障碍、肌无力、动作迟钝或该神经分布区疼痛。有些周围神经损伤容易被医师疏忽，如颈交感神经节损伤引起的霍纳综合征和单侧膈神经损伤引起的膈肌麻痹。

（2）神经损伤的发生机制为：①神经遭受外来压迫、牵拉或伸展等机械因素（神经对外力牵拉和压迫非常敏感）。②神经血流或氧供一度中断，与血管疾病、贫血或低血压等有关。③神经直接损伤，与手术操作失误、穿刺针刺伤神经有关。④某些化学性药品、高浓度局部麻醉药、抗生素、电解质溶液、杀菌药等误注入神经或蛛网膜下隙（常即时出现放射性异感）。

（3）如果患者在术前已经存在神经损伤，应根据病史及系统检查探明神经损伤的性质，例如：①感觉、运动障碍系单侧或双侧，有助于判明损伤的性质。②根据解剖学（如周围神经、神经根或脊髓损伤）确定损伤病变的部位。③根据局部麻醉药或肌松药的种类、电解质失常、并存的神经－肌肉疾病等可确定损伤的病因。④根据手术操作过失、体位安置不当、麻醉操作失误可确定损伤的外因，例如截石位可致腓总神经和坐骨神经损伤（截石位手术与神经损伤有关的三个主要危险因素是：手术时间长、身体瘦弱、近期吸烟史）；肘关节过伸可致正中神经损伤；腹股沟区手术易致股神经损伤；心胸部手术劈开胸骨者可致臂丛神经损伤；使用肩垫也可损伤臂丛神经；椎管内麻醉操作或处置可致脊髓或硬膜外腔血肿，导致截瘫等。

（4）检查周围神经损伤有时需要采用电生理测定：①肌电图（EMG）测定，有助于确定神经损伤的性质，对神经切断伤、轴突连续性完全中断具有确诊价值。肌肉在无神经支配下的 EMG 图像表现为纤颤性电压伴正性尖锐高峰波，但有时会延迟到神经切断损伤 2～3 周后才出现，因此非 100% 敏感，但对可疑的病例常规检查 EMG。首先需排除是否轴突完全中断，其次可据首次检查结果与往后的 EMG 结果进行前后比较，以确定其病理进展。②神经传导速度测定，具有投射定位的指导意义。③运动和感觉诱发电位测定，对了解损伤神经的再生与否具有指导意义。

（5）神经损伤预后的估计取决于损伤病理：如：①神经纤维部分脱髓鞘，指整个神经轴索及神经内膜鞘仍保持完整的损伤，其髓鞘的再形成并恢复功能的时间需要 6~8 周。②轴突断伤（axonotmesis），指神经轴索完全破坏，但神经外膜鞘及神经索周围鞘仍保持完整的损伤，预后取决于神经轴索在神经内膜管内再形成的速度，神经功能自动恢复可能需经数月至数年，预后尚好。临床经验指出，神经髓鞘再形成的速度约为每天 1mm；神经损伤部位在近侧者，其恢复速度比远侧损伤者缓慢。③神经断伤（neurotmesis），指神经轴突与髓鞘完全横断的损伤，神经纤维完全切断，神经内可出现结缔组织增生和瘢痕形成，致使神经纤维无法在神经管内再生，功能的恢复几无希望，可试行手术修补。因此，对神经横断者，需立即施行端端吻合手术，有可能神经再生。对神经被手术刀部分滑伤者，可酌情立即修补。对损伤界线不能明确辨别者，首先解除外来压迫等因素，修补手术应推迟 3~6 周，待测定神经功能后再决定手术与否。此外，应同时控制代谢因素障碍如糖尿病、尿毒症、嗜酒性或营养性维生素 B1 缺乏症等，对加快恢复速度有利；对疼痛性感觉障碍可用氨甲酰氮䓬或苯妥英钠治疗；对幻痛者可试行交感神经切除治疗。

四、内分泌系统疾病

并存内分泌系疾病的患者，麻醉前需做好以下准备工作。

（一）血压和循环功能

有些内分泌系统疾病可促使血压显著增高，但实际血容量却是明显减少的，例如：①嗜铬细胞瘤，由于周围血管剧烈收缩致血管内液体外渗，实际是处于低血容量状态，一旦肿瘤血运完全切断时，可立即出现顽固性低血压，因此在术前必须做专门的术前准备，包括：术前数天开始服用酚苄明（10mg/次，每日 2 次），逐渐加量，直至体位性低血压降至轻度。在使用 α 受体阻滞剂的同时适当补液。对于持续心动过速或快速型心律失常患者，可配用 β 受体阻滞药以控制高血压和心律失常。拉贝洛尔具有同时阻滞 α 受体和 β 受体的作用，效果更佳。应用适量地西泮（10~20mg 口服）以控制焦虑。如果术中发生高血压，应告知手术医师停止对肿瘤的任何操作，同时给予酚妥拉明或硝普钠控制血压。肿瘤切除后，交感神经兴奋性降低可造成严重低血压，可通过补液扩容纠正，但也常需要使用去甲肾上腺素、肾上腺素、去氧肾上腺素或多巴胺等升压药的支持。②肾上腺皮质功能不全时，由于钠、水经肾道和肠道异常丢失过多，可致血容量减少，术前必须至少两天输注生理盐水，并口服氟氢可的松（fludrocortisone）0.1~0.2mg，手术当天还需至少每 6h 肌内注射或静脉滴注可溶性磷酸氢化可的松或琥珀酸氢化可的松 50mg。③尿崩症患者，由于大量排尿，可出现显著的血液浓缩、血容量减少和电解质紊乱，应在术前每 4h 肌内注射抗利尿激素（加压素，vasopressin）10~20 单位，或静脉滴注 5% 葡萄糖溶液 1 000ml，待血浆渗透压降至正常后再施手术。

（二）通气量

进行性黏液性水肿患者，自主呼吸通气量明显减少，手术应推迟，需先用甲状腺素治疗；如果手术必须在 1 周内施行者，可口服三碘甲状腺原氨酸（triiodothyronine, T$_3$），每日 50~100μg；如果手术允许推迟到 1 个月以后进行者，可口服甲状腺素（thyroxine, T$_4$），每日 0.1~0.4mg。服药期间可能出现心绞痛或心律失常，这时剂量应减少或暂停。

（三）麻醉耐受性

未经治疗的肾上腺皮质功能不全、脑垂体功能不全或垂体促肾上腺皮质激素分泌不足的患者，机体的应激反应已消失或接近消失，对麻醉药物的任何血管扩张作用都容易发生循环虚脱，有生命危险。由于对这类意外事先难以预测，因此估计有可能发生者，术前可预防性肌内注射磷酸氢化可的松 100mg。此类患者一般伴有高钾、低钠，需严密监测电解质。未经治疗的急性肾上腺皮质功能不全患者属手术禁忌，必须积极处理。急诊手术术中可行动脉穿刺监测血压、电解质和血糖。禁忌用依托咪酯行麻醉诱导，因为即使使用单剂量诱导，也会抑制肾上腺皮质功能，增加危重患者的死亡率。慢性肾上腺皮质功能不全者无需行有创监测。

（四）渗血

库欣综合征患者的肾上腺糖皮质激素活性显著增高，围手术期常表现为难治性的高血压（可用利尿剂减少血管内容量，但须监测电解质），同时可出现手术野渗血、止血困难和失血量增多。此时只有通过谨慎结扎血管以求止血。术后应注意预防深静脉血栓形成。

（五）感染

库欣综合征患者的肾上腺糖皮质激素分泌过多，机体防御功能显著减弱，容易发生切口感染。未经治疗的糖尿病患者，切口感染风险亦增加，均需注意预防，宜选用杀菌性抗生素而非抑菌性抗生素。

（六）镇痛药耐量

库欣综合征患者常处于警醒和焦虑状态，因此需用较大剂量镇静药。未经治疗的艾迪生病患者，对镇静药特别敏感，故需慎用。甲状腺功能亢进患者因基础代谢率高，神经肌肉应激性增高，故镇静药和镇痛药均需加量。甲状腺功能低下患者，对镇静药和镇痛药特别敏感，均需减量。

五、肾脏疾病

麻醉前准备的基本原则是保护肾功能，维持正常的肾血流量和肾小球滤过率，具体应尽可能做到以下几点：①术前补足血容量，防止因血容量不足所致的低血压和肾脏缺血。②避免大剂量使用缩血管药，大多数该类药易导致肾血流量锐减，加重肾功能损害，尤其以长时间大量使用时为严重。③保持尿量充分，术前均需静脉补液，必要时可适当使用利尿剂。④纠正水、电解质和酸碱代谢失衡。⑤避免使用对肾脏有明显毒害的药物，如汞剂利尿药、磺胺药、肾毒性抗生素、止痛药（非那西丁）和降糖药（降糖灵）等，尤其是某些抗生素的肾脏毒性最强，如庆大霉素、甲氧苯青霉素、四环素、两性霉素 B 等均需禁用。某些抗生素本身并无肾脏毒性，但如果复合应用，则肾脏毒性增高，例如先锋霉素单独用并无肾脏毒性，若与庆大霉素并用则可能导致急性肾衰竭。⑥谨慎使用完全通过肾脏排泄的药物，否则药效延长，难以处理。⑦有尿路感染者，术前必须有效控制炎症。⑧慎重选择术前镇静药及术中麻醉药。

六、肝脏疾病

肝功能损害患者的麻醉前准备特别重要。肝功能损害患者经过一段时间保肝治疗，多数可获得明显改善，对手术和麻醉的耐受力也相应提高。保肝治疗包括：①高糖类、高蛋白质饮食以增加糖原储备和改善全身情况，必要时每日静脉滴注 GIK 溶液（10% 葡萄糖液 500ml 加胰岛素 10u、氯化钾 1g）。②低蛋白血症时，间断补充外源性清蛋白。③小量多次输新鲜全血，以纠正贫血和提供凝血因子。④适当补充 B 族维生素、维生素 C、维生素 K。⑤改善肺通气，若并存胸腔积液、腹腔积液或肢体水肿，应适当限制钠盐，应用利尿药和抗醛固酮药，必要时术前放出适量胸腹腔积液，引放速度必须掌握缓慢、分次、小量的原则，同时注意水和电解质平衡，并补充血容量。

七、血 液 病

（一）慢性贫血

慢性贫血的原因很多，主要为缺铁性贫血和各种先天性或后天性溶血性贫血。中度贫血者，术前经补充铁剂、叶酸和维生素 B_{12}，一般纠正尚无困难，术前只要维持足够的血容量水平，并不会增加麻醉的危险性；必要时术前给予小量多次输新鲜血，纠正可较迅速，不仅提高血红蛋白和调整血容量，还可增加红细胞携氧和释放氧所必需的 2，3－二磷酸甘油酸（2，3－DPG）。在急诊手术前通过输注红细胞悬液也较易纠正。术前应用促红细胞生成素可能提高血红蛋白和血细胞比容水平。如果术前存在携氧能力不足的缺血性症状，术前也需输血。

（二）巨幼细胞贫血

多见于恶性贫血和叶酸缺乏，手术宜推迟，待叶酸和维生素 B_{12} 得到纠正，一般需 1～2 周后方能手术。

（三）镰刀状细胞（sickle cell）贫血

镰刀状细胞贫血时易发生栓塞并发症，特别容易发生肺栓塞，尤其在面临缺氧或酸中毒时，镰刀状细胞增多，栓塞更易形成，手术和麻醉有相当危险。对这类患者术前均应输以全血，直至血红蛋白恢复正常后再手术。输全血还有相对稀释镰刀状细胞、阻止其堆集成柱而堵塞小血管的功效。羟基脲的常规应用可使红细胞镰状化降低 50%。冠状动脉系统的红细胞镰状化或炎性变可导致心肌纤维化，心肺功能进行性恶化。术中要维持足够的氧合（$FiO_2 \geqslant 0.30$），维持患者体温（加热毯、预热静脉用液体、调高手术室温度），同时要维持足够的心排血量，防止因体位或止血带导致的静脉淤积。术后吸氧 12～24h，并给予充分的镇痛。

（四）血小板减少

一般情况下，人体血液中的血小板只要保持在 30×10^9～$50 \times 10^9/L$（30 000～50 000/mm^3），即可维持正常的止血功能，但当其低于 $30 \times 10^9/L$，或伴血小板功能减退时，可出现皮肤和黏膜的出血征象，手术伤口呈广泛渗血和凝血障碍。遗传性血小板减少较罕见，需输浓缩血小板治疗。获得性血小板减少较为多见，需根据病因进行术前纠正，如红斑狼疮、特发性血小板减少性紫癜或尿毒症等引起者，可给予强的松类激素进行治疗。阿司匹林不可逆地抑制血小板聚集影响机体凝血，只有当新的正常血小板进入血液循环其功能才能恢复。口服阿司匹林后，血小板功能低下的状态可持续 7d 左右，因此术前如需停药，则至少停药 7～10d 方能纠正。每输 1u 浓缩血小板可增高循环内的血小板 4×10^9～$20 \times 10^9/L$。

（五）非血小板减少性紫癜

可表现为紫癜、血尿，偶尔因血液渗入肠壁而引起急性腹痛，常可继发肠套叠而需急诊手术。为防止手术野出血和渗血，术前可试用强的松和浓缩血小板治疗。

（六）恶性血液病

恶性血液病如白血病、淋巴瘤或骨髓瘤患者，偶尔需手术治疗，其主要危险在于术中出血和渗血不止及血栓形成。单纯就患者的凝血功能障碍或栓塞风险而言，如果疾病正处于缓解期，手术危险性不大；处于部分缓解期时，手术也相对安全。急性白血病时，如果白细胞总数增高不过多，血红蛋白尚在 100g/L，血小板接近 $100 \times 10^9/L$，无临床出血征象时，术中风险也并无显著升高。但当贫血或血小板减少较严重时，术前应输全血和浓缩血小板做准备。慢性粒细胞性白血病，如果血小板超过 $1\,000 \times 10^9/L$ 或白细胞总数超过 $100 \times 10^9/L$，术中可能遇到难以控制的出血，危险性很大。慢性淋巴细胞性白血病患者如果血小板计数正常，即使白细胞总数超过 $100 \times 10^9/L$，也非手术禁忌证。真性红细胞增多症时，术中易致出血和栓塞并发症，当血细胞比容增高达 60%，可出现凝血因子时间延长、部分凝血活酶时间显著延长和纤维蛋白原显著降低。这类患者需经过放血术、放射疗法或化学疗法，待红细胞总数恢复正常后方可手术，但并发症仍然多见。

八、特殊病情患者的麻醉前准备

（一）病态肥胖

1. 病态肥胖对器官功能的影响　正常人的标准体重（kg）可按身高（cm）－100 推算。体重超过标准体重 10%～15% 或体重指数（BMI）超过 28kg/m^2 即为肥胖；超过 15%～20% 为明显肥胖；超过 20%～30% 则为病态肥胖。亦可利用肥胖指数 ［＝身高（cm）－体重（kg）］来确定肥胖的程度：肥胖指数 $\geqslant$100，为不胖；＝90 左右，为轻度肥胖；$\leqslant$82，为病态肥胖。肥胖一般可分三类：①单纯性肥胖，因营养过度引起。②继发性肥胖，因内分泌功能失调引起，如下丘脑病变、库欣综合征等。③家族性肥胖，因遗传引起。不论病因如何，肥胖本身可引起呼吸循环等一系列病理生理改变。

（1）呼吸系统：病态肥胖可引起肺活量减少，深吸气量和呼气贮备量减少，此与胸腹部受过多的脂肪压迫、胸廓扩张受限（胸廓顺应性降低）、胸廓弹性回缩增强、膈肌抬高等因素有关，尤其在水平仰卧位时的影响最为显著，易出现通气/血流比例失调、低 PaO_2、高 Pa（CO_2）和氧饱和度下降；部分患者还可出现肺动脉高压和肺毛细血管楔压增高，甚至肺栓塞。肥胖患者上气道软组织丰富，容易阻塞气道，使困难气道的危险性显著增加。此外，在麻醉后较易并发肺部感染和肺不张。

（2）心血管系统：每增加 1kg 脂肪组织，即需要增加 0.01L/min 的心排血量才能满足充分的组织灌注，因此肥胖患者多并发高血压。据统计，肥胖患者中有 58% 并发高血压，但多数属轻度或中度高血压。肥胖人的血容量和心排血量均有所增加，增加量与肥胖程度成正比，由此可加重左室容量负荷，久之出现左室肥厚，继而发展为右室肥厚，其程度与体重增加成正比。此外，由于肺通气功能不足所致的长时间慢性缺氧，刺激骨髓造血功能，可引起继发性红细胞增多、血黏度增高，更加重心脏负荷，甚至导致心力衰竭。肥胖多伴脂质代谢紊乱，因此容易并发动脉硬化。一般认为肥胖伴高血压者，容易继发冠心病和心肌梗死，或脑动脉硬化和脑血管意外甚至猝死。

（3）其他：肥胖患者易并发糖尿病，或肝细胞脂肪浸润（脂肪肝），但多数患者肝功能仍正常。既往认为肥胖患者术前胃内容物和酸度增加，为降低围手术期发生反流误吸的风险，因此建议此类患者术前给予西咪替丁、雷尼替丁或甲氧氯普胺（术前一晚和术晨使用），但目前尚缺乏循证医学的证据。

2. 麻醉前准备　首先对肥胖的类型、病因及其程度做出评估，重点注意呼吸、循环和内分泌系统等改变。

（1）对病态患者，应检查在水平仰卧位时的呼吸功能状况，如果出现气短、呼吸费力或呼吸道不全梗阻，甚至不能平卧者，术前需做肺功能测定及动脉血气分析。选择麻醉方法应以能保证呼吸道通畅和通气量满意者为准。对气管内插管操作的难易程度术前也必须充分估计，必要时考虑采用清醒气管内插管。

（2）术前对是否并发高血压、动脉硬化和糖尿病、胸透及心电图有无异常、以及心脏代偿功能等都应做出全面估计，并给予相应的处理。对继发性肥胖患者，如为择期手术，应先施行病因治疗后再手术。对单纯性肥胖患者，术前最好采取减重治疗，包括合理的饮食限制、体育锻炼和药物等。减重可明显改善患者的心肺功能，使肺活量和通气贮备量恢复正常，慢性缺氧和 CO_2 蓄积得到纠正，血容量和血压可明显降低，对预防高血压和减轻心脏负荷可起到良好的作用。此外，减重对维持术中呼吸和循环的相对稳定、预防术后肺部并发症均非常有效。但必须指出，减肥治疗一般需经过 1 个月至数个月的过程，仅于术前数日内严格限制饮食，不仅无效，相反会因此削弱肥胖患者对麻醉和手术的耐受力。重度肥胖者行开腹手术，应在术前行动脉血气分析，了解患者术前低氧血症的情况及指导术后拔管。有研究表明，肥胖者苏芬太尼的分布容积增加且清除延迟，作用时间明显延长。

（二）慢性酒精中毒

1. 慢性酒精中毒对器官功能的影响　长期嗜酒可致慢性酒精中毒，其特征是对酒精产生耐受和生理依赖，同时脏器出现一系列病理生理改变，对麻醉和手术的耐受力显著降低，具有明显的危险性。

（1）病理生理变化：①长期嗜酒者常伴有营养障碍，可致维生素 B_1 缺乏；酒精本身及其代谢产物可直接毒害神经系统，容易出现多发性周围神经炎，表现为四肢远端感觉和运动障碍；也可累及中枢神经，发生急性出血性脑灰质炎及神经炎性精神病。周围神经系统和中枢神经系统同时受害时，称脑性脚气病综合征，表现为记忆力减退、思维涣散、不能胜任细致的复杂工作与学习，可逐渐发展累及小脑、脑干及间脑发生退行性变，甚至脑广泛坏死而死亡。②酒精容易毒害肝脏而并发脂肪肝、酒精性肝炎及肝硬化（发生率约 10%），肝脏的代谢、解毒及合成功能均受影响，临床表现为营养不良、体重减轻、厌食、黄疸、发热、胃溃疡、胃食管反流及食管静脉曲张；也可出现凝血机制障碍和清蛋白减少；可出现腹腔积液、通气功能减弱、氧饱和度降低、低 PaO_2 和轻度呼吸性碱血症。③酗酒 10 年以上者，可危及心脏，出现酒精性心肌病和心脏性脚气病，表现为气急、咳嗽、心悸、呼吸困难和传导阻滞，最后可演变为右心力衰竭，也会因突发心肌梗死而猝死，但容易被漏诊。④酒精可抑制叶酸代谢而影响红、白细胞及血小板的生成，可致贫血、抵抗力低下和凝血障碍。⑤约有20%慢性酒精中毒的患者可并发慢性阻塞性肺疾病。⑥常并发酒精性低血糖；可抑制抗利尿激素而出现尿量增多和脱水；可引起肾上腺皮质激素分泌增高而诱发胰腺炎。

（2）戒酒综合征：正常人如果大量饮酒持续2~3周，即可出现酒精依赖性，机体必须依赖酒精才能维持正常生理功能。如果突然停饮，即会出现一系列生理紊乱，此即为戒酒综合征。发病机制系因中枢神经系统失去酒精的抑制作用而产生大脑皮质和β-肾上腺素能神经过度兴奋所致。即由于交感神经兴奋，血中儿茶酚胺增高，使骨骼肌收缩速率增加，因而干扰了神经-肌肉的传导或肌梭活性，致使这些患者的震颤强度增加。其临床表现为：初6~8h期间表现为震颤〔全身性震颤是本病最明显的特征，是一种快速（6~8Hz）、轻重不一、在安静环境下减轻而在运动和情绪紧张时加重的震颤〕，伴有易激惹和胃肠道症状，特别是恶心、呕吐。多为精神因素引起，也可能因低血糖和体液失衡所致；24~36小时内出现幻觉性精神病和戒断性癫痫大发作；72h内出现震颤性谵妄，表现幻觉、抽搐、知觉迟钝、失眠、精神错乱、自主神经系统活动亢进和共济失调，严重时出现结肠坏死或硬膜下血肿等致命性并发症。恢复饮酒可很快缓解症状，再次停止饮酒后症状复发并且加重。症状持续时间差别很大，通常持续2周。病情在完全停止饮酒后24~36h达高峰。

（3）麻醉前准备：慢性酒精中毒患者易并发多种疾病。如并发急性酒精性肌病可致严重的肌肉痉挛；也可并发广泛的多发性周围神经病，引起全身感觉障碍和肌无力；并发急性胃炎时可致恶心呕吐；伴发戒酒性癫痫时可致外伤。另外，尚可并发泌尿系感染、胰腺炎、肝硬化、胃肠道出血等。对疑有慢性酒精中毒或已经明确存在酒精中毒的患者，手术宜推迟，需全面系统了解心、肺、肝、脑等各脏器的损害程度，对正在出现的戒酒综合征及其治疗效果进行了解和估计。具有中枢性肌松作用的镇静药（如利眠宁、地西泮等）是目前治疗震颤性谵妄的较佳药物，应在戒酒的最初2~4d内预防性用药，同时服用大量维生素B$_1$和补充营养，一般戒酒征象可被基本解除。苯妥英钠对戒酒性癫痫确有防治作用，如患者对苯妥英钠过敏，可改用卡马西平，但巴比妥类药物应慎用，因其可能有增加呼吸抑制的危险。在戒酒期间，各脏器功能尚未完全恢复时，任何麻醉药和麻醉方法均有一定的危险，故禁忌择期手术。偶然大量饮酒而致急性酒精中毒的患者，如需急诊手术，对各种麻醉药的耐受性并不增加，但对麻醉药的需要量减少可能较明显，故应酌情合理用药，避免逾量。

（三）昏迷

手术前的患者偶尔可并发昏迷，其诱因要尽可能加以鉴别和纠正；并仔细观察和正确评估昏迷的程度。由于这类患者的器官代谢功能已经紊乱，因此对任何麻醉药物的耐受性都降低，易出现昏迷加重。从麻醉处理角度看，较常见的昏迷有以下几类：①意识消失，但存在哈欠、吞咽或舔舌等反射动作，提示浅昏迷，脑干主要功能尚未损害。②意识消失，呼吸动作、瞳孔反应和眼球活动仍正常，也无定位性运动障碍体征者，最可能为代谢异常（如尿毒症、低血糖、肝昏迷、酒精中毒、低磷血症、黏液水肿和高渗性非酮症性昏迷等），或药物中毒（如麻醉性镇痛药、镇静药、催眠药等）所致。除非紧急手术（如内脏出血或穿孔），术前应尽可能先纠正昏迷，但对尿毒症和高渗性非酮症性昏迷的纠正不宜过快，避免因脑水肿而加重昏迷程度；瞳孔反射失常提示低氧、低体温、眼部疾病或药物中毒（如颠茄碱、苯二氮䓬类等）。③昏迷伴上肢肘部呈屈曲位肌强直者，提示双侧大脑半球功能障碍，但脑干无损害（去皮质姿势）。④昏迷伴上肢和下肢均呈伸直位肌强直者，提示双侧上位脑干结构损害，或深部大脑半球损害（双侧去大脑强直）。这类情况可见于脑外伤或心搏骤停复苏后脑缺氧性损伤后遗症，除非急症，禁忌择期手术。⑤昏迷伴腱反射亢进、趾背上翻者，提示存在中枢神经系统结构性病变，或存在尿毒症、低血糖或肝性脑病。如果昏迷伴腱反射低下、足趾跖屈，也无偏瘫征象者，提示不存在中枢神经系统结构性改变。⑥昏迷伴癫痫大发作，提示深部中线性脑干或丘脑损害，或局灶性运动中枢性改变，对其诱因应力求弄清，可因戒酒、尿毒症、妊娠毒血症、脑损伤、脑肿瘤、产伤、药物（戊四氮、印防己毒素、美解眠、士的宁等）、高血钙、低血钙、脑血管病变或脑血管意外等引起，也可能原因不明。术前均应针对诱发疾病进行积极处理，并用治疗剂量抗惊厥药，一直用至手术日晨，对癫痫本身一般无其他特殊处理。过去认为高浓度恩氟烷，特别在过度通气及低 Pa（CO_2）情况下，可诱发脑电癫痫样波和强直性肌痉挛。今知，恩氟烷对人类并不增加癫痫的发生，可以选用。

（四）妊娠

同年龄组孕妇与非孕妇，其并发外科疾病的频率相等，麻醉医师必须熟悉手术适应证及其病情特点。孕期常见的外科疾病有：①急性阑尾炎，发生率 1：2 000，所表现的征象与妊娠最初 3 个月期间的妊娠反应有相似处，容易混淆而被误诊，以致发展为阑尾穿孔和弥漫性腹膜炎，全身情况严重，麻醉危险性增加，同时流产率也增高。因此应尽早明确诊断，积极手术。②急性胆囊炎和胆石症，发生率 1：（3 500～6 000），病情往往较重，手术较复杂，手术需时较长，麻醉中的变化较多，同时可能使胎儿受损害，故应尽量避免手术，采用输液、胃肠减压、解痉、止痛和抗生素等保守治疗，一般在 2d 内症状可得到明显改善。③急性机械性肠梗阻，较为少见。曾有腹腔手术史的孕妇，若腹腔内遗留粘连，妊娠后有可能诱发机械性肠梗阻。为避免病情趋于严重，一旦诊断明确，手术不宜延迟，如果已近临产，可先行剖腹产术以获得肠梗阻手术必需的术野显露。④食管裂孔疝，发生率较高，主要症状为反流性食管炎，饱食后取直坐位或服止酸药可缓解，一般不需急诊手术治疗。⑤乳腺癌，不多见，但一旦发生，其恶性程度高，应做活检确诊，然后施行根治术，同时终止妊娠。如果在分娩后再施行乳癌根治术，则复发率更增高。⑥卵巢肿瘤，多在妊娠初 3 个月内发生，只要不并发扭转、破裂或出血，可暂不考虑手术治疗。

妊娠并发外科疾病时，是否施行手术和麻醉，必须考虑孕妇和胎儿两方面的安全性。母体的风险主要是由妊娠期的生理学变化所致，常涉及气道、心肺、神经系统和消化系统。孕妇的误吸、困难气道、低氧血症、低血压、麻醉药物的过量和栓塞等风险增加。胎儿风险包括潜在致畸性、窒息和早产。一般讲，妊娠初 3 个月期间，若存在缺氧、麻醉药或感染等因素，则易诱发胎儿先天畸形或流产，因此应尽可能避免手术，择期手术宜尽量推迟到产后 6 周施行；危重手术应推迟至孕中期（15～28 周），此时胎儿器官形成已经完成（15～56d）。如系急诊手术，尽可能选择局部麻醉或区域麻醉。高达 30% 的孕妇由于主动脉、腔静脉受压而易发生仰卧位低血压，仰卧位时需将子宫左移，麻醉时应充分供氧，避免缺氧和低血压。如必须全身麻醉，则气道检查尤为重要，妊娠会导致气道血管形成和水肿，增加困难插管的可能性。由于机械和激素水平原因导致孕妇误吸风险增加（妊娠 12～14 周后最为显著），且此时胃排空延迟、分泌增多、壁细胞活性增加使胃液 pH 值降低。肺功能残气量（FRC）和残气容积（RV）降低以及氧耗增加，导致孕妇易发生低氧血症。妊娠妇女对吸入、静脉和局部麻醉药的敏感性增加，MAC 约降低 20%～40%（可能与孕酮的镇静效应有关），局部麻醉药的需要量也减少约 30%，因此麻醉药物的剂量须作相应调整。

（五）抗凝治疗

应用肝素抗凝时，静脉注射 5 000U（相当于 50mg），可使全血凝固时间延长 2 倍，维持 3～4h 后，逐渐自动恢复正常。于此期间，如果需施行急诊手术，术前需采用鱼精蛋白终止其抗凝作用，具体方法为：①刚静脉注射肝素不久者，鱼精蛋白的剂量（mg）相当于末次肝素剂量（U）的 1/100。②静脉注射肝素已隔 30min 以上者，由于肝素的生物半衰期短于 1h，用鱼精蛋白的拮抗剂量只需上述剂量的 1/2。③注射肝素已隔 4～6h 者，一般已无需再用鱼精蛋白拮抗。④皮下注射肝素的吸收缓慢，鱼精蛋白剂量只需静脉注射肝素（mg）量的 50%～75%，但由于肝素仍在不断被吸收，故需重复注射鱼精蛋白。鱼精蛋白的静脉注射速度必须缓慢，若注速过快则可引起血小板减少；注药过量则鱼精蛋白本身可转为弱抗凝药，同时可能严重抑制循环，导致血压骤降而不易回升的后果。

应用双香豆素或其衍生物抗凝者，因凝血因子时间仅延长 25% 左右，故较肝素容易被掌握，如需终止其作用，只需在术前静脉注射维生素 K_1 5mg，即可使凝血因子时间恢复至安全水平的 40% 以上，维持 4h，但完全恢复正常水平则需 24～48h，且对今后再使用双香豆素抗凝，可产生耐药性达 1 周以上。因此，如果手术仅需数小时的暂时终止抗凝，可不必用维生素 K_1，只需静脉滴注新鲜冻血浆 250～500ml 即可。因双香豆素的作用仅是降低凝血 Ⅱ、Ⅶ、Ⅸ 和 Ⅹ 因子，而储存于血浆中的这些凝血因子仍很充足，故可达到暂时恢复凝血因子时间的目的。目前使用双香豆素类药物时一般用目标国际标准化比值（INR）进行疗效监测，接受华法林治疗，目标 INR 为 2.0～3.0 的患者，应在术前 5d 停止服药；目标 INR 为 2.5～3.5 的患者，应在手术前 6d 停止服药，手术前 1d 检查 INR，如果大于 1.5，服用 1mg 维生素 K_1。术后第一天华法林可恢复术前剂量，但须每日监测 INR。

（陈　林）

第四节　麻醉选择

麻醉的选择取决于病情特点、手术性质和要求、麻醉方法本身的优缺点、麻醉者的理论水平和技术经验，以及设备条件等几方面因素，同时还要尽可能考虑手术者对麻醉选择的意见和患者自己的意愿。各种麻醉都有各自的优缺点，但理论上的优缺点还可因具体病情的不同，以及操作熟练程度和经验的差异，而出现效果上、程度上、甚至性质上的很大差别。患者对各种麻醉方法的具体反应也可因术前准备和术中处理是否恰当而有所不同。例如硬膜外麻醉用于早期休克患者，在血容量已经补足或尚未补充的两种不同情况下，其麻醉反应则可迥然不同。因此，麻醉的具体选择必须结合病情和麻醉者的自身条件和实际经验，以及设备条件等因素进行全面分析，然后才能确定。

一、病情与麻醉选择

手术患者的病情是麻醉选择最重要的依据：①凡体格健康、重要器官无明显疾病、外科疾病对全身尚未引起明显影响者，几乎所有的麻醉方法都能适应，可选用既能符合手术要求，又能照顾患者意愿的任何麻醉方法。②凡体格基本健康，但并发程度较轻的器官疾病者，只要在术前将其全身情况和器官功能适当改善，麻醉的选择也不存在大问题。③凡并发较重全身或器官病变的手术患者，除应在麻醉前尽可能改善其全身情况外，麻醉的选择首先要强调安全，选用对全身影响最轻、麻醉者最熟悉的麻醉方法，要防止因麻醉选择不当或处理不妥所造成的病情加重，也需防止片面满足手术要求而忽视加重患者负担的倾向。④病情严重达垂危程度，但又必须施行手术治疗时，除尽可能改善全身情况外，必须强调选用对全身影响最小的麻醉方法，如局部麻醉、神经阻滞；如果选用全身麻醉，必须施行浅麻醉；如果采用硬膜外麻醉，应强调在充分补液扩容的基础上，分次小量使用局部麻醉药，切忌阻滞范围过广；为安全计，手术方式应尽可能简单，必要时可考虑分期手术，以缩短手术时间。

小儿配合能力差，在麻醉选择上有其特殊性。基础麻醉不仅解决不合作问题，还可使小儿安静地接受局部浸润、神经阻滞或椎管内麻醉；如果复合全身麻醉，可做到诱导期平稳、全身麻醉药用量显著减少。又因小儿呼吸道内径细小、分泌腺功能旺盛，为确保呼吸道通畅，对较大手术以选用气管内插管全身麻醉为妥。

对老年人的麻醉选择，主要取决于全身状况、老年生理改变程度和精神状态。全身情况良好、动作反应灵敏者，耐受各种麻醉的能力并不比青壮年者差，但麻醉用药量都应有所减少，只能用其最小有效剂量。相反，年龄虽不很高，但体力衰弱、精神萎靡不振者，麻醉的耐受力显著降低，以首选局部麻醉或神经阻滞为宜，但后者的麻醉效果往往可比青壮年者好，全身麻醉宜做最后选择。

二、手术要求与麻醉选择

麻醉的首要任务是在保证患者安全的前提下，满足镇痛、肌肉松弛和消除内脏牵拉反应等手术要求。有时手术操作还要求麻醉提供降低体温、降低血压、控制呼吸或肌肉极度松弛，或术中施行唤醒试验等特殊要求。因此，麻醉的选择存在一定的复杂性。总的来说，对手术简单或病情单纯的患者，麻醉的选择可无困难，选用单一的麻醉药物和麻醉方法，就能取得较好的麻醉效果。但对手术复杂或病情较重的患者，单一的麻醉方法往往难以满足手术的全部要求，否则将促使病情恶化。此时，有必要采用复合麻醉（也称平衡麻醉），即同时或先后利用一种以上的麻醉药和麻醉方法，取每种麻醉药（方法）的长处，相互弥补短处，每种药的用量虽小，所得的麻醉效果恰已能符合手术要求，而对病情的影响可达到最轻程度。复合麻醉在操作管理上比较复杂，要求麻醉者有较全面的理论知识和操作管理经验，否则也未必能获得预期效果，有时反而会造成不良后果。

针对手术要求，在麻醉选择时应想到以下六方面问题：

1. 根据手术部位选择麻醉 例如颅脑手术选用局部麻醉或全身麻醉；上肢手术选用臂丛神经阻滞麻醉；胸腔内手术采用气管内循环紧闭麻醉；腹部手术选用椎管内麻醉或复合肌松药的全身麻醉；下肢手术选用椎管内麻醉；心脏手术选用低温体外循环下全凭静脉麻醉。

2. 根据肌肉松弛需要程度选择麻醉 腹腔手术、长骨骨折或某些大关节矫形或脱臼复位，都需要良好的肌肉松弛，可选臂丛阻滞、腰椎麻醉或硬膜外麻醉，或全身麻醉并用肌松药。

3. 根据手术创伤或刺激性大小、出血多少选择麻醉 胸、腹腔手术，或手术区邻近神经干或大血管时，手术创伤对机体的刺激性较大，容易发生血压、脉搏或呼吸波动。此时，无论采用何种麻醉方法，均宜辅加相应部位的神经或神经丛阻滞，如肺门神经丛、腹腔神经丛、肠系膜根部阻滞或肾周围脂肪囊封闭、神经血管周围封闭等。对复杂而创伤性很大或极易出血的手术，不宜选用容易引起血压下降的麻醉（如蛛网膜下隙神经阻滞），全身麻醉常较局部麻醉为合适。

4. 根据手术时间长短选择麻醉 1h 以内的手术，可用简单的麻醉，如局部麻醉、氯胺酮静脉麻醉、局部静脉麻醉或单次蛛网膜下隙神经阻滞等。长于 1h 的手术，可选用长效局部麻醉药施行蛛网膜下隙神经阻滞、神经阻滞麻醉，或连续硬膜外麻醉或全身麻醉。对于探查性质手术，手术范围和手术时间事先很难估计者，则应做长时间麻醉的打算。

5. 根据手术体位选择麻醉 体位可影响呼吸和循环生理功能，需用适当的麻醉方法予以弥补。例如取俯卧或侧卧位时，应选用气管内紧闭麻醉、局部麻醉或硬膜外麻醉，不宜用蛛网膜下隙神经阻滞或硫喷妥钠麻醉。坐位手术时，应尽量选用局部麻醉等对循环影响小的麻醉方法。如需用全身麻醉，必须施行气管内插管，并采取相应的措施。

6. 考虑手术可能发生的意外选择麻醉 胸壁手术（如乳癌根治术）可能误伤胸膜而导致气胸，事先应做好吸氧和气管内插管的准备；食管手术有可能撕破对侧纵隔胸膜而导致双侧气胸，需有呼吸管理的准备。呼吸道部分梗阻或有外来压迫的患者，以选用清醒气管或支气管内插管为最合适。

三、麻醉药和麻醉方法选择

各种麻醉药和麻醉方法都有各自的特点、适应证和禁忌证，选用前必须结合病情或手术加以全面考虑。原则上尽量采用简单的麻醉，确有指征时才采用较为复杂的麻醉。

（一）全身麻醉

全身麻醉的首要目标是维持患者的健康和安全，提供遗忘、催眠（无意识）、无痛和最佳手术状态（如无体动现象）。麻醉医师选用自己最为熟悉的全身麻醉方法已为常理，但最近 Forrest 等总结来自多个中心单位采用全身麻醉的资料表明，选用全身麻醉方法可发生某些不良不良反应，其发生率具有统计学显著性差异。高血压在芬太尼麻醉中较为常见；室性心律失常在氟烷麻醉中较为常见；心动过速在异氟烷麻醉中较为常见。采用中至大剂量芬太尼的全身麻醉组患者，术后至少需施行 80h 的机械呼吸，而在其他麻醉患者一般只需要 7h。一般认为，术后长时间机械呼吸可能带来不良后果。

（二）局部麻醉

（1）今已确认，在某些临床情况下，局部麻醉的优点超过全身麻醉。老年患者髋关节成形术和前列腺摘除术选用椎管内神经阻滞麻醉，可降低深静脉血栓的发生率；在低位蛛网膜下隙神经阻滞下，充血性心力衰竭的程度减轻或较少发作；从 ICU 病房对危重患者施行长时间硬膜外腔镇痛的结果看，器官功能的保留可较好，并发症发生率降低，甚至死亡率也降低。但长期以来人们都认为局部麻醉的操作耗时较长，技术不够熟练者尤其如此，且可能发生严重并发症。随着经验的积累，这些不足均可得到改善。

（2）许多患者在术前主动提出要求让他"入睡"，如果麻醉医师理解为患者欲选用全身麻醉，而据此做出选用全身麻醉的决定，现在看来是不一定恰当的。很久以来人们认为局部麻醉仅适合于少数场合，而全身麻醉几乎适合于任何手术，这也是明确的。今知，在区域阻滞麻醉下加用某些催眠药（如咪达唑仑、丙泊酚和芬太尼等），同样可使患者在局部麻醉下处于睡眠状态。

（三）术后镇痛

在充分评估病情的基础上拟订麻醉处理方案时，应考虑加用术后切口镇痛措施。近年来术后镇痛的优越性越来越受到肯定和重视，不论在全身麻醉前先施行标准的区域阻滞麻醉，或将区域阻滞麻醉作为全身麻醉的一项组成部分，或在区域阻滞麻醉基础上术后继续给予局部麻醉药阻滞，使患者在术后一段时间仍处于基本无痛的状态，一般可显著增加患者术后的安全性。Tverskoy 等指出，在区域阻滞麻醉下施行疝修补术，术后继续给予局部麻醉药施行术后镇痛，其效果比术后常规肌内注射阿片类药镇痛者为好，对患者十分有益。近年来，患者自控镇痛（PCA）技术得以应用，PCA 的按压次数和药物用量可由患者自主调节。这样可以以最小的剂量达到最佳的效果，不良反应更小，避免了传统方法药物浓度波动大，不良反应大的缺点。

四、技术能力和经验与麻醉选择

麻醉医师在日常工作中，原则上应首先采用安全性最大和操作比较熟悉的麻醉方法。遇危重患者，或既往无经验的大手术，最好采用最熟悉而有把握的麻醉方法，有条件时在上级医师的指导下进行。在上述考虑的前提下，尽量采纳手术医师及患者对麻醉选择的意见。

（刘彦辉）

第五节　麻醉前用药

据调查，手术前 60% 的患者对手术存在疑虑；50% 以上对手术非常恐惧；31%～38% 担心手术有损健康或危害生命；17% 对麻醉存在恐惧；12% 顾虑术后疼痛、呕吐难以忍受。为减轻术前患者的精神负担，并完善麻醉效果，可于麻醉前在病房内预先给患者使用某些镇静镇痛类药物，这种方法称为麻醉前用药，也称术前药。历史上长期以来认为，术前药是一种有利于麻醉诱导的辅助措施。鉴于现代麻醉药的不良反应已减少，对患者的精神和生理状态有了仔细的评估和准备，要求患者主动参与麻醉药的选择等情况的改变，目前对术前药的应用概念已转向新的目标。

一、麻醉前用药的应用总则

（一）目的

（1）抑制皮质或皮质下，或大脑边缘系统，产生意识松懈、情绪稳定和遗忘效果。由此也可显著减少麻醉药用量和（或）提高机体对局麻药的耐受性。

（2）提高痛阈，阻断痛刺激向中枢传导，减弱痛反应和加强镇痛，弥补某些麻醉方法本身镇痛不全的不足。

（3）减少随意肌活动，减少氧耗量，降低基础代谢率，使麻醉药用量减少，麻醉药不良反应减少，麻醉过程平稳。

（4）减轻自主神经应激性，减弱副交感反射兴奋性，减少儿茶酚胺释放，拮抗组胺，削弱腺体分泌活动，保证呼吸道通畅、循环系统功能稳定。

（二）用药途径

（1）成人给术前药的最常用途径是肌内注射，其起效时间不一致，并有可能发生坐骨神经损伤或药物吸收不全等并发症。据调查，95% 妇女和 85% 男子的药物被注射在脂肪组织，而不是在肌肉内。成人较通用的用药途径是经口服和静脉注射用药，对肌内注射用药法今已较少采用。小儿惧怕任何针头，也是通常不愿意住院的最常见原因。当今对小儿测试体温都采用经直肠途径，经直肠应用术前药看来是合理的，但有些小儿仍会感觉出药物对直肠的刺激干扰。

（2）在小儿经鼻途径应用术前药已证实是有效的，不需要小儿合作。应用咪达唑仑类药滴鼻的起效时间比口服者快，如果在小儿口服用药失败时，经鼻滴给药是最好的用药途径。

（三）可能诱发的问题

1. 呼吸循环过度抑制 下列患者比较容易发生：①年龄过小和过大（小于1岁或超过80岁）。②神志意识水平低下。③颅内高压。④缺氧。⑤呼吸道阻塞。⑥呼吸动力减退。⑦慢性阻塞性肺疾患。⑧心脏瓣膜病。⑨心力衰竭。

2. 逾量 ①术前药静脉注射用药，有时起效较慢，如果再继以一定剂量，就有逾量危险。②口服用药一般无药物高峰期，用于短小手术的诱导，有时可出现术后苏醒时间延长，麻醉诱导后用胃管将胃内残余药液吸出，可减轻这种现象。

3. 拒绝麻醉问题 ①如果术前不给患者使用任何麻醉前用药，患者可能在手术前最后1min拒绝手术。②有时在应用某些术前药特别是氟哌利多后，也可能发生患者拒绝麻醉的情况，因氟哌利多可引起严重的烦躁不安。

（四）麻醉前用药的效果评定

理想的麻醉前用药效果是：麻醉前用药发挥最高药理效应（安静、欲睡状态）的时刻，恰好是送患者进入手术室的时间。因此，要求在患者进入手术室后，对麻醉前用药的具体效果进行常规客观评定，其标准见表2-4，以1、2、3级为理想的用药效果。

表2-4 麻醉前用药的效果评定标准

分级	进入手术室后的状态
-2	恐惧、精神紧张、哭闹
-1	不安、忧虑
0	神态如常
1	安静
2	欲睡
3	入睡，但呼之能应，刺激可醒
4	入睡，刺激不醒
5	中枢、呼吸、循环明显抑制

二、麻醉前用药的种类

（一）镇静催眠药

镇静催眠药主要有三类：

1. 乙醇或乙醛衍化物 属基础麻醉药范畴，如水合氯醛等。

2. 巴比妥类药 主要选用长效（6~9h）的鲁米那钠。睡眠剂量成人为100~200mg；小儿为2~4mg/kg，于麻醉前2h肌内注射。

3. 神经安定类药 见本节其他内容。

（二）麻醉性镇痛药

以往常用麻醉性镇痛药肌内注射作为麻醉前用药，今已少用。一般只对疼痛患者需要注射麻醉性镇痛药。疼痛患者（如烧伤、骨折、肠或肢体缺血性坏死等）由转运车移动至手术床之前，静脉注射小剂量芬太尼可迅速产生止痛效应。单纯以镇静为目的时，麻醉性镇痛药的地位今已完全被苯二氮䓬类药所替代。

1. 吗啡

（1）吗啡具有提高痛阈、强力抑制代谢和显著改变精神状态等功效。肌内注射15min后痛阈提高

50%；30min 后出现情绪稳定、焦虑心理消失、嗜睡；60min 后基础代谢率显著降低。

（2）剂量成人 0.15~0.2mg/kg，于麻醉前 1~1.5h 肌内注射。对于发育正常的小儿，一般 2~7 岁用 1~1.5mg；8~12 岁用 2~4mg 肌内注射。

（3）禁忌证：①对本药或其他阿片类药物过敏。②孕妇、哺乳期妇女、新生儿和婴儿。③原因不明的疼痛。④休克尚未控制。⑤中毒性腹泻。⑥炎性肠梗阻。⑦通气不足、呼吸抑制。⑧支气管哮喘。⑨慢性阻塞性肺疾病。⑩肺源性心脏病失代偿；颅内高压或颅脑损伤；甲状腺功能低下；肾上腺皮质功能不全；前列腺肥大、排尿困难；严重肝功能不全。

（4）下列情况宜禁用或慎用：①老年、虚弱、危重患者，6 个月以内的婴儿，极度肥胖者。②发绀、气管分泌物多、支气管哮喘、慢性肺部疾病、肺心病继发心力衰竭、并存呼吸功能不全或呼吸道不全梗阻者。③颅脑手术、颅脑外伤、颅内压增高者。④艾迪生病、重症肌无力、肌强直病、神经肌肉系统疾病、甲状腺功能低下、肾上腺皮质功能不全、糖尿病、肝肾功能不全、急性酒精中毒。⑤孕妇和临产妇、子痫。⑥服用单胺氧化酶抑制剂。⑦需保留自主呼吸的麻醉方法。⑧短时间手术。

2. 可待因

（1）镇痛、镇静和欣快作用：均较吗啡弱（镇痛作用仅为吗啡的 1/12~1/7），但镇咳作用特强，呕吐、呼吸抑制副作用也较轻，最适用于术前伴干咳或脑外伤患者作为麻醉前用药。肌内注射和皮下注射镇痛起效时间为 10~30min，作用持续时间：镇痛为 4h，镇咳为 4~6h。

（2）常用剂量：为 15~50mg 口服。8~15mg 仅有微弱镇痛作用，但镇咳作用已很明显；剂量增至 60mg 后，镇痛效果不再增强。

（3）禁忌证：①本品可通过胎盘屏障，使用后致胎儿产生药物依赖，引起新生儿的戒断症状如过度啼哭、打喷嚏、打呵欠、腹泻、呕吐等，故妊娠期间禁用。分娩期应用本品可引起新生儿呼吸抑制。②对本品过敏者禁用。③痰多黏稠者禁用，以防因抑制咳嗽反射，使大量痰液阻塞呼吸道，继发感染而加重病情。④本品可自乳汁排出，哺乳期妇女应慎用。⑤12 岁以下儿童不宜使用。⑥老年患者慎用。

3. 哌替啶

（1）镇痛强度仅为吗啡的 1/10，持续时间也较短。

（2）与吗啡的不同点有：①产生镇痛后出现醐睡。②缩瞳作用不明显。③恶心、呕吐、呼吸抑制、镇咳、欣快等副作用均比吗啡轻。④有类似阿托品样作用，使呼吸道腺体分泌减少，支气管平滑肌松弛。⑤引起血管扩张、血压轻度下降。⑥有抗组胺作用，可解除支气管痉挛。目前已基本替代吗啡作为麻醉前用药。

（3）副作用：①其代谢产物去甲哌替啶有致惊厥作用，当用药逾量或用于老人，偶尔可出现兴奋、燥动、惊厥、定向力丧失、幻觉、心动过速和呼吸抑制。②与单胺氧化酶抑制剂并用，可能诱发昏迷、惊厥、高血压、高热等副作用，偶尔出现低血压和呼吸抑制，甚至引起死亡。

（4）肌内注射：剂量 1~2mg/kg 麻醉前 30~60min 注射，15min 起效，60min 作用达高峰，持续 1.5~2.0h 逐渐减退，再 2~4h 后作用消失。静脉注射剂量 0.5~1.0mg/kg，麻醉前 10~15min 注射，5min 起效，20min 作用达高峰，持续 1.0~1.5h 后逐渐减退，再 1~2h 作用消失。

4. 芬太尼

（1）芬太尼主要作用于丘脑下部干扰其对痛刺激的传导，从而产生强力镇痛功效，比吗啡强 80~100 倍，较哌替啶强 350~500 倍，且起效迅速。

（2）对大脑皮质抑制较轻，用一般剂量产生镇痛的同时，意识仍正常，此与吗啡和哌替啶不同。但剂量达 0.4mg 时也引起意识丧失，但为时短暂，约 20min。

（3）对呼吸中枢抑制显著，其程度与剂量有密切关系。静脉注射 0.05~0.08mg 无呼吸抑制；0.1~0.2mg 可引起 30min 的呼吸抑制，表现为频率减慢，潮气量增大，分钟通气量仍能维持。肌内注射时较少抑制呼吸。

（4）可能出现呼吸遗忘现象，表现为患者清醒但无自主呼吸，嘱患者呼吸时可出现自主呼吸，但过后仍处于呼吸停止状态。

（5）静脉注射过速时可出现胸腹壁肌肉紧张、僵硬，严重时影响通气量。

（6）循环影响轻微，血压稳定；兴奋迷走中枢可出现心率减慢、呕吐或出汗征象，用阿托品可防治。

（7）禁忌证与吗啡相同。

（8）最适用于伴剧痛的门诊或急症患者。也可与氟哌利多组成氟芬合剂用作住院手术患者的麻醉前用药。成人肌内注射 0.1~0.2mg，7~8min 起效，维持 1~1.5h；静脉注射 0.05~0.1mg，1min 起效，3~5min 达高峰，维持 30~45min。

（三）神经安定类镇痛药

1. 氯丙嗪　为强安定类药，主要抑制脑干网状结构系统，产生强力的镇静、催眠作用；与全身麻醉药、催眠药及镇痛药协同增强，并延长药效；对体温、肌肉、交感神经、副交感神经、α-肾上腺素能受体、血管运动中枢及利尿等都有多方面作用。适用于低温麻醉和小儿麻醉前用药。禁用于老年、虚弱、动脉硬化、肝功能严重减退、中枢神经系统明显抑制、尿毒症及重症心血管疾病患者；急性失血、脱水致低血容量患者也禁用。成人肌内注射剂量为 25~50mg，麻醉前 1h 作肌肉深部注射，15~30min起效，维持 4~6h，严禁皮下注射。静脉注射剂量为 6.25~12.5mg，麻醉前 15~20min 经稀释后缓慢注射，5~10min 起效。禁忌静脉快速注射，否则易并发血压骤降，可用去甲肾上腺素或甲氧胺静脉滴注提升血压。小儿肌内注射剂量为 1~2mg/kg，静脉注射剂量为 0.5~1mg/kg。

2. 异丙嗪　有显著的镇静、镇吐、抗痉挛、降低体温等作用，与全麻药、镇静药、催眠药及镇痛药等协同增强，但均较氯丙嗪弱。若单独用药，偶尔可出现烦躁不安的副作用，此时只需追加小剂量（25mg）哌替啶静脉注射，即可转为安静入睡。异丙嗪与氯丙嗪合用，作用可更全面，剂量相应各减少 1/2。异丙嗪作为术前药的最大用途是其抗组胺作用显著，故可列入 H_1 抗组胺药。

3. 氟哌利多或氟哌啶醇

（1）氟哌利多或氟哌啶醇均为强安定类药，药理作用与氯丙嗪有相似处，但较弱。作用特点是产生精神运动性改变，表现为精神安定，对外界漠不关心，懒于活动，但意识仍存在，能对答问话并良好配合。对全麻药、催眠药、镇静药和镇痛药均协同增强；对心肌无抑制，引起心率稍增快，而血压稳定。用于低血容量、老年体弱或椎管内麻醉患者则仍可出现低血压、中心静脉压和心排血量短暂下降，但程度远比氯丙嗪轻，且易被升压药和加快输液所对抗，对这类病例用药量宜酌减。

（2）主要经肝脏代谢分解，但对肝功能无影响，适用于肝硬化患者，作用时间则延长，故用药量应减小。对肾功能影响轻微，用于血容量正常患者，肾血流量增加，尿量增多；对低血容量患者则尿量无明显增加。对消化道功能无明显影响，有很强的抗呕吐作用，是其特点之一。对咽喉、气管反射有很强的抑制作用，特别适用于清醒气管插管或黏膜表面麻醉下咽喉部手术的麻醉前用药。

（3）用药量过大（超过 25mg）时，中枢失平衡，表现肌痉挛、颤抖、舌僵硬震颤、上肢抽搐、头后仰或偏斜、吞咽困难及巴宾斯基征阳性，统称为锥体外系综合征。

（4）氟哌利多的作用较氟哌啶醇强，且锥体外系兴奋副作用较少，故目前多用氟哌利多，成人剂量为 0.1mg/kg，麻醉前 1~2h 肌内注射，1h 后起效；静脉注射剂量为 0.05~0.1.0mg/kg，5min 起效，持续 6~12h。

（四）苯二氮䓬类药

苯二氮䓬类药为抗焦虑药物，能有效解除患者的紧张恐惧和疼痛应激反应，特别对精神高度紧张的患者，抗焦虑效果显著。幼小儿使用苯二氮䓬类药，可使之容易接受麻醉面罩诱导法，在诱导前接受有创穿刺置管；对成人可防止因焦虑引起的心肌缺血。

苯二氮䓬类药的主要副作用是在较大剂量下产生暂时性精神焕散，并可能诱导幻觉；正常认知感及细微操作能力受到干扰。对住院手术患者，手术后若无需立即恢复神经系统功能，也希望对术后期有记忆缺失者，可在术前晚及手术晨用一剂劳拉西泮（lorazepam）口服。对门诊手术患者应用咪达唑仑

（midazolam）较为适宜，苏醒较快。

1. 地西泮（安定）

（1）地西泮为弱安定类药，作用于脑边缘系统，对情绪反应有选择性抑制，解除恐惧和焦虑心理，从而引导睡眠和遗忘，作用极为良好，同时有抗惊厥和中枢性肌松作用，可减少非去极化肌松药和琥珀酰胆碱的用药量。对呼吸和心血管系统的作用轻微，即使大剂量，呼吸抑制仍较轻，一般剂量不致延长苏醒。

（2）地西泮用作为麻醉前用药，尤其适用于一般情况差、循环功能差、心脏病、休克而精神紧张的患者，与东莨菪碱合用，催眠性更强。严重神经质患者于住院后即可开始小剂量用药，可降低其情绪反应。

（3）一般常用剂量为 0.1～0.2mg/kg，口服、肌内注射或静脉注射。静脉注射后 1～2min 进入睡眠，维持 20～50min，可按需重复注射 1/2 首次量。

（4）地西泮的清除半衰期较长，为 20～100h，且其代谢产物 oxazepam 和 desmethyldiazepam 仍有活性作用，仅比其母体的作用稍轻，临床表现应用地西泮 6～8h 后仍有一定的睡意加强，镇静作用延长。

2. 咪达唑仑

（1）咪达唑仑的清除半衰期较短（1～4h），随年龄增长，咪达唑仑的半衰期可延长为 8h。咪达唑仑与地西泮一样，都在肝内被微粒体氧化酶（microsomal oxidative enzymes）几乎完全分解，与地西泮一样其分解产物仍有活性，但相对较弱。因此，咪达唑仑较适用于门诊患者，取其残余效应可被较早解除的特点。有一份报道，对 50 例需要至少两次牙科修复治疗的患者，一次手术前给予咪达唑仑静脉注射，一次手术前给予地西泮静脉注射，结果咪达唑仑的苏醒显著性快于地西泮（表 2-5）。

表 2-5　咪达唑仑、地西泮和劳拉西泮（lorazepam）的剂量和特点

	咪达唑仑	地西泮	劳拉西泮
口服剂量	3～5mg/kg	0.15～0.20mg/kg	0.015～0.03mg/kg
峰值作用	0.5～1.0h	1～1.5h	2～4h
持续作用	0.5～1.0h	1～1.5h	4～6h
清除半衰期	1～4h	20～100h	8～24h
分布表面容积	1.1～1.7L/kg	0.7～1.7L/kg	0.8～1.3L/kg
蛋白结合力	94%～97%	97%～99%	
具活性的代谢产物	弱	强	无
代谢	羟基化结合	甲基化结合	结合
清除 ml（kg·min）	6～11	0.2～0.5	0.7～1.0
脂溶性	高	高	中度
老龄人半衰期	每 10 岁增强 15%	半衰期时间≅年龄数	关系影响小

（2）咪达唑仑的应用早期，美国卫生部曾报道，在手术室外应用咪达唑仑的患者中有 83 例死亡，经分析其原因系用药后未注意患者的通气量所引起。进一步分析发现，38% 的死亡患者系先予应用了阿片类药，而后再用咪达唑仑的患者，提示应用咪达唑仑必须加强氧合与通气的监测，尤其与阿片类药合用更需要重视。如果患者已用阿片类药，最好混合应用阿片受体拮抗药，将纳布啡（nalbuphine）0.2mg/kg 与咪达唑仑 0.09mg/kg 混合后注射，经用于口腔科小手术患者证实有效，无呼吸系统并发症。

（3）小儿应用咪达唑仑 0.5mg/kg 口服做为术前药，有许多优点：①口服 30min 后，小儿处于愉快合作的状态，80% 小儿可任意离开父母，并同意接受监测装置和麻醉面罩，不再出现恐惧现象。由此使小儿应用麻醉面罩诱导得到革新（以往用肌内注射氯胺酮解决小儿麻醉面罩诱导的问题）。如果将咪达唑仑剂量增至 0.75mg/kg，91% 小儿于麻醉诱导期不再出现哭泣或挣扎。②口服咪达唑仑的作用，从开始至消失约为 1h，故一般不致造成苏醒延迟。若将咪达唑仑和阿托品（0.02mg/kg）混合液伴以樱桃汁或冰水口服，可显著改善小儿的适口性。③口服咪达唑仑给忧虑的父母或5岁以下不能离开父母的小儿带来福音；对手术前不能施行心理准备的急诊手术小儿，或没有参加术前班的小儿都十分有效。④口服咪达唑仑对先天性心脏病小儿因哭泣和激动带来的危险性有很好的防止功效，多数该类小儿的血氧饱和度得到改善。但用于发绀型心脏病患儿，17例中有3例发生血氧饱和度降低超过10%，提示应用咪达唑仑需要脉搏血氧饱和度监测。⑤会厌或喉乳头状瘤患者当哭泣时可发生气道阻塞，因此，术前药应用咪达唑仑不够恰当，一旦呼吸抑制时无法施行面罩辅助呼吸。

（4）由于小儿咪达唑仑可经鼻用药，很少需要小儿允诺。经鼻滴入咪达唑仑0.2mg/kg的起效比口服用药快。一份报道指出，经鼻注入咪达唑仑后，只有3%的5岁以下患儿在麻醉诱导期间出现哭泣或挣扎。口服咪达唑仑用药15min后，可再经鼻用药以加强效果。咪达唑仑很少引起过度兴奋反应，但仍不能完全避免，对离开父母不能合作的患儿，不宜使用咪达唑仑。

3. 劳拉西泮（lorazepam）

（1）与地西泮的不同点是：①劳拉西泮的代谢产物无活性，且半衰期较短（约15h），不受年龄大小的影响。地西泮的半衰期与患者的年龄有相关性，粗略计约为每岁1h。因此，一个72岁的老年人用地西泮的半衰期约需3d。②劳拉西泮的脂溶性小于地西泮，透过血脑屏障的速度慢于地西泮，但口服地西泮或劳拉西泮的起效时间均在30~60min之间。③劳拉西泮与组织的亲和力小于地西泮，因此其作用受组织再分布的清除量影响不如地西泮迅速。④单次剂量劳拉西泮的精神运动性减退可持续12h。⑤劳拉西泮经过葡糖苷酸化后经肾排出，葡糖醛酸结合排除比氧化（地西泮的排除途径）更迅速，且受年龄与肝功能状态的影响更小。

（2）劳拉西泮2mg口服（相当于地西泮10mg的效能）可产生4~6h的镇静作用；剂量增加至5mg时可增加顺行性遗忘持续达8h。由于5mg剂量可使40%患者出现判断力模糊达17h之久，因此多数文献建议其剂量不超过4mg。

（3）劳拉西泮的遗忘效果优于地西泮。地西泮10mg口服几乎没有遗忘作用，口服20mg只有30%患者产生遗忘作用，而口服劳拉西泮4mg可使72%患者产生遗忘。静脉注射劳拉西泮3mg可显著减少记忆，而静脉注射地西泮10mg不会影响记忆。

（4）劳拉西泮可能不适用于门诊患者，但适用于有严密监测的住院大手术及住入ICU的患者。劳拉西泮用于危重患者的一大优点是，剂量虽高达9mg，仍不会出现心肌抑制和血管平滑肌松弛。成人用于心脏患者传统的术前药为吗啡0.1mg/kg和东莨菪碱肌内注射，与术前90h口服劳拉西泮0.06mg/kg相比，在抗焦虑和镇静水平方面的效能并无任何不同。

（五）抗胆碱能药

抗胆碱能药对清醒插管患者有干燥呼吸道的作用。小儿口服或静脉注射阿托品或格隆溴胺（glyco-pyrrolate），可防止因喉刺激、喉痉挛和缺氧引起的心动过缓。婴儿口服阿托品可在氟烷诱导期间维持血流动力学。成年危重病患者例如肠坏死或主动脉破裂，不能耐受各种麻醉药时，静脉注射东莨菪碱0.4mg较为适宜。如果患者已处于极度交感神经兴奋和心动过速状态，一般仍能耐受东莨菪碱而不致进一步心率加快。如果在应用抗胆碱药后患者出现谵妄（阿托品和东莨菪碱两药都能透过血-脑屏障，但格隆溴胺不致发生），应立即用毒扁豆碱（抗谵妄）治疗，每次剂量0.6mg静脉滴注。

1. 阿托品

（1）常用剂量0.5mg，对心脏迷走神经反射的抑制作用并不明显；剂量增至1.5~3.0mg才能完全阻滞心脏迷走反射。

（2）可引起心率增快。迷走神经亢进型患者麻醉前使用足量阿托品，具有预防和治疗心动过缓和虚脱的功效。原先已心率增快的患者，如甲状腺功能亢进、心脏病或高热等，宜避免使用。

（3）阿托品具有直接兴奋呼吸中枢的作用，可拮抗部分吗啡所致的呼吸抑制作用。

（4）减轻因牵拉腹腔内脏、压迫颈动脉窦，或静脉注射羟丁酸钠、芬太尼或琥珀酰胆碱等所致的心动过缓和（或）唾液分泌增多等副作用。

（5）扩张周围血管，因面部血管扩张可出现潮红、灼热等副作用，但不影响血压。

（6）麻痹虹膜扩约肌使瞳孔散大，但不致引起视力调节障碍；对正常人眼内压影响不大，但对窄角青光眼可致眼压进一步升高。

（7）促使贲门关闭，有助于防止反流。

（8）对喉部肌肉无影响，一般不能预防喉痉挛。

（9）抑制汗腺，兴奋延髓和其他高级中枢神经，引起基础代谢率增高和体温上升，故应避免用于甲状腺功能亢进、高热患者。

（10）可透过胎盘，促使胎儿先出现心动过缓而后心动过速，或单纯心动过缓。

阿托品的剂量范围较宽，成人皮下或肌内注射常用量为 0 ~ 0.8mg 后 5 ~ 20min 出现心率增快，45min 时呼吸道腺体和唾液腺分泌明显减少，持续 2 ~ 3h。静脉注射剂量为皮下剂量的 1/2，1min 后出现作用，持续约 30min。小儿对阿托品的耐药性较大，一般可按 0.01mg/kg 计算，必要时可增至 0.02mg/kg，但面部潮红较明显。

2. 东莨菪碱

（1）按 1：25 比例将东莨菪碱与吗啡并用，效果最佳。因东莨菪碱除具有阿托品样作用外，还有中枢镇静作用，可协同吗啡增强镇静的功效，不引起基础代谢、体温和心率增高，且其拮抗吗啡的呼吸抑制作用较阿托品强。

（2）对腺体分泌的抑制作用比阿托品稍弱。

（3）老年人、小儿或剧痛患者应用后，有可能出现躁动和谵妄副作用。

（4）常用剂量为 0.3 ~ 0.6mg 麻醉前 30min 皮下或肌内注射。也可与哌替啶并用，镇静作用增强。

3. 盐酸戊乙奎醚注射液（长托宁）　系新型选择性抗胆碱药，能通过血脑屏障进入脑内。它能阻断乙酰胆碱对脑内毒蕈碱受体（M 受体）和烟碱受体（N 受体）的激动作用；因此，能较好地拮抗有机磷毒物（农药）中毒引起的中枢中毒症状，如惊厥、中枢呼吸循环衰竭和烦躁不安等。同时，在外周也有较强的阻断乙酰胆碱对 M 受体的激动作用；因而，能较好地拮抗有机磷毒物中毒引起的毒蕈碱样中毒症状，如支气管平滑肌痉挛和分泌物增多、出汗、流涎、缩瞳和胃肠道平滑肌痉挛或收缩等。它还能增加呼吸频率和呼吸流量，但由于本品对 M_2 受体无明显作用，故对心率无明显影响；同时对外周 N 受体无明显拮抗作用。因此该药适用于麻醉前给药以抑制唾液腺和气道腺体分泌。

作为麻醉前用药时，术前半小时给药，成人用量为 0.5mg。青光眼患者禁用。

（六）抗组胺药

1. 组胺释放对人体有多方面危害性　①促使平滑肌痉挛，可致支气管痉挛、肠痉挛和子宫收缩。②引起小动脉和毛细血管扩张，通透性增高，可致血管神经性水肿，表现为皮肤潮红、荨麻疹和低血压，甚至喉头水肿和休克。③引起唾液、胃液、胰液和小肠液等腺体分泌增加，特别易大量分泌高酸度胃液。④引起头痛。

2. 拮抗或阻止组胺释放的药物　称抗组胺药，组胺作用于 H_1 和 H_2 两种受体。H_1 受体的主要作用在平滑肌和血管，可被 H_1 受体阻滞剂所阻滞。H_1 受体阻滞剂是当前用于麻醉前用药的主要药物。H_2 受体主要作用于消化道腺体分泌，可被 H_2 受体阻滞剂所抑制。H_2 受体阻滞剂一般不用作麻醉前用药。

3. 常用的 H_1 抗组胺药　主要为异丙嗪和异丁嗪（trimeprazine），其基本药理作用主要有：①消除支气管和血管平滑肌痉挛，恢复正常毛细血管通透性。②抑制中枢，产生镇静、解除焦虑、引导睡眠的作用，并降低基础代谢率。③抑制呕吐中枢，产生抗呕吐作用。④协同增强麻醉性镇痛药、巴比妥类药、安定类药和麻醉药的作用，增强三碘季铵酚的肌松作用。⑤抑制唾液腺分泌。

4. H_1 抗组胺药　用作麻醉前用药，尤其适用于各种过敏病史、老年性慢性支气管炎、肺气肿或支气管痉挛等患者，具有预防作用，但无明显的治疗作用，故适宜于预防性用药。

5. 异丙嗪　成人常用剂量为 25 ~ 50mg，麻醉前 1.0 ~ 1.5h 肌内注射，或用 1/2 量稀释后静脉缓慢注射，忌皮下注射。小儿按 0.5mg/kg 计算，可制成异丙嗪糖浆，按 0.5mg/kg 口服，对不合作的小儿可与等量哌替啶并用。

6. 其他　少数人单独应用异丙嗪后可能出现兴奋、烦躁等副作用，追加少量氯丙嗪和哌替啶即可有效控制。

（七）胃内容物调整药

1）手术的生理准备包括药物性胃内容物排空和调整，由此可使胃内容物误吸导致死亡的发生率有一定的降低。动物实验指出，胃内容物的量和 pH 是重要的可变性指标。因此，有人建议以降低胃内容物容量至 0.3ml/kg 以下和提高胃液 pH 至 2.5 以上为调整目标。微粒性抗酸药对肺脏有害，因此推荐使用非微粒性抗酸药如枸橼酸钠。使用组胺受体阻滞药可做到胃液酸度降低而又不增加胃内容物容量。胃动力药甲氧氯普胺（胃复安，metoclopramide）不仅可排空胃内容物，同时又可增加食管下端括约肌的张力。

2）尽管存在误吸的"高危"人群，但许多麻醉医师注意到，真正的误吸发生率是很低的。有一份40 240 例小儿麻醉报道证实，其中只有 4 例发生误吸，2 例发生于手术中，2 例发生于手术后。Olsson等一份有关 185 358 例麻醉电脑记录回顾性分析指出，只有 83 例发生误吸，发生率为 1∶2 000 例；进一步分析在 83 例中有 64 例术前已存在胃排空延迟情况，包括：颅内压增高 15 例、肥胖 15 例、胃炎或溃疡病 13 例、怀孕 8 例、剧烈疼痛或应激 6 例、急诊手术 5 例、择期上腹部手术 2 例；其他 19 例未查到明显危险因素。其中 10 例存在气道通畅维持困难问题；此外，手术时间是重要因素，其中晚间手术的误吸发生率约比白天手术者高约 6 倍。上述分析提示，应从多方面去探讨吸入性肺炎的预防。从测定许多误吸病例的胃液 pH 和容量数据指出，75% 小儿病例及 50% 成人病例的胃液容量 ≥ 0.4ml/kg，pH ≤ 2.5。

3）如上所述，对下列患者需要考虑使用预防误吸的用药：估计气道异常的病例；急诊手术；外伤；药物中毒或头外伤致不同程度神志抑制者；肠梗阻；颅内压增高（水肿或占位病变）；喉反射损害（延髓麻痹、脑血管意外、多发性硬化症、肌萎缩性侧索硬化症、声带麻痹）；肥胖（或胃纤维化史）；溃疡病史、胃大部切除患者或胃迷走神经切除术患者（胃轻度麻痹）；食管裂孔疝和反流；怀孕；上腹部手术；腹腔肿瘤或腹水；其他原因导致的胃麻痹（糖尿病、肾透析）。有人建议对所有的门诊手术患者均宜给予某些药物预防。

4）由于择期手术健康患者的误吸发生率相对很低，因此没有必要常规给予预防性用药。但对每 1例手术患者应仔细研究其是否存在胃排空延迟的上述危险因素。

5）预防误吸用药处方的举例

（1）外伤患者：枸橼酸钠（sodium citrate）30ml（碱化潴留的胃酸）；甲氧氯普胺（metoclopramide）20mg 静脉注射（排空胃内容物）；雷尼替丁（ranitidine）50mg 静脉注射。

（2）气道异常患者：雷尼替丁 150mg，手术前晚 19∶00 和手术日晨 7∶00 各口服一次；甲氧氯普胺 20mg，手术日晨口服；格隆溴胺（glycopyrrolate）0.2mg 静脉注射。

6）甲氧氯普胺

（1）甲氧氯普胺对胃肠道的有利作用极为显著。在应用本药前，临床用于促进胃肠道蠕动的主要药物是拟副交感药如氯贝胆碱（bethanechol），主要用于胃迷走神经切除后的胃无力，其作用只是促进小肠广泛而无规律的蠕动增强，没有将胃内容物往肠道排净的功能；此外，拟副交感药增加胃液分泌，致酸度和容量都增加。因此，氯贝胆碱治疗的常见副作用是呕吐。

（2）甲氧氯普胺是多巴胺拮抗药，其主要作用在于刺激胃肠道规律性蠕动，降低引发蠕动反射的压力阈值，松弛因胃收缩引起的幽门括约肌痉挛，增强十二指肠和空肠蠕动，不引起胃液分泌增加。由此可促进胃内容物排空，同时增强食管下端括约肌张力，减轻胃内容物反流至下咽腔的程度。这些机制都有利于降低误吸危险性。许多常用的麻醉药如氟哌利多和甲哌氯丙嗪（compazine）都降低食管下端括约肌张力，因此可用甲氧氯普胺作为抗呕吐药。

（3）口服甲氧氯普胺应提前至术前 90~120min 服用，剂量为 0.3mg/kg，起效时间在 20min 以内；静脉注射用药的起效时间可缩短至 3min。在紧急情况下，口服甲氧氯普胺在 15min 内即可出现胃内容物减少的临床效果。甲氧氯普胺对小儿的胃排空作用更为明显，因此当小儿外伤后应用甲氧氯普胺，可考虑省略等待 6h 或 8h 再开始麻醉的常规。

（4）应用甲氧氯普胺后，约有1%患者可出现锥体外系副作用，包括震颤、斜颈、角弓反张和眼球回转危象，尤其多见于小儿以及化疗患者应用较大剂量甲氧氯普胺预防呕吐的场合；应用苯海拉明可消除甲氧氯普胺的这类副作用。

5）禁忌证：正在接受其他多巴胺拮抗药、单胺氧化酶抑制药、三环类抗抑郁药或拟交感药治疗的患者禁用甲氧氯普胺。未能诊断出的嗜铬细胞瘤患者，误用甲氧氯普胺可引起高血压危象。

（八）其他药物

1. 可乐定　为中枢性α受体激动药，可有效降低交感神经活性，被推荐用于高血压患者的术前药；也可消除气管插管诱发的心血管不良应激反应；对并发高血压未能控制的急诊手术患者也适用，但由于其存在不可逆性交感反应减退，由此可干扰对潜在血容量丢失及其代偿情况的正确判断。

2. 右美托咪定　一种新型的α_2-肾上腺素能受体激动剂，可以产生剂量依赖性的镇静、镇痛、抗焦虑作用，清除半衰期为2h；对α_2受体有高选择性，对α_2受体和α_1受体的亲和力之比为（1 300～1 620）：1［可乐定为（39～200）：1］，因此可以避免某些与α_1受体激动相关的副作用。与苯二氮䓬类的传统镇静药不同，其产生镇静的主要部位不在脑皮质；通过减少中枢交感传出，起到镇静、抗焦虑和血流动力学稳定的作用。24hICU镇静镇痛的使用方法：负荷量1μg/kg，输注时间10～15min，维持量0.2～0.7μg/（kg·h）。

3. β受体阻滞药　是防止心肌缺血的有效药物。10年前对围手术期持续应用β-阻断药的重要性已有认识，最近有人介绍对高血压患者的术前药中加用单次剂量β阻断药，可降低术中心肌缺血的发生率。美国心脏病学会对非心脏手术围手术期心血管评估及护理指南推荐β受体阻滞药在下列人群中使用是合理的：①有心血管意外风险或运动试验检查结果异常的心脏并发症高危患者。②有冠状动脉疾病史且行血管手术的患者。③接受中等风险手术或接受血管手术且并发多种危险因素（如糖尿病、心力衰竭、肾病）的高危患者。并且推荐已经服用β受体阻滞药的患者在围手术期不间断用药，但不推荐β受体阻滞药作为常规用药，特别是对那些用量较大以及手术当天才开始用药的患者。

三、麻醉前用药的选择考虑

（一）呼吸系统疾病

（1）呼吸功能不全、肺活量显著降低、呼吸抑制或呼吸道部分梗阻（如颈部肿瘤压迫气管、支气管哮喘）等病例，应禁用镇静催眠药和麻醉性镇痛药。对呼吸道受压而已出现强迫性体位或"憋醒"史患者，应绝对禁用中枢抑制性药物，因极易导致窒息意外。

（2）呼吸道炎症、痰量多、大量咯血患者，在炎症尚未有效控制、痰血未彻底排出的情况下，慎重使用抗胆碱药，否则易致痰液黏稠、不易排出，甚至下呼吸道阻塞。

（二）循环系统疾病

（1）各型休克和低血容量患者不能耐受吗啡类呼吸抑制和体位性低血压等副作用，可能加重休克程度，故宜减量或不用。

（2）血容量尚欠缺的患者绝对禁用吩噻嗪类药，因其可致血压进一步下降，甚至猝死。

（3）休克常并发周围循环衰竭，若经皮下或肌内注射用药时药物吸收缓慢，药效不易如期显示，应取其小剂量改经静脉注射用药。

（4）高血压和（或）冠心病患者，为避免加重心肌缺血和心脏做功，麻醉前用药必须防止心率和血压进一步升高，因此，应慎用阿托品，改用东莨菪碱或长托宁，并加用镇静药，对伴焦虑、恐惧而不能自控的病例尤其需要，但应防止呼吸循环过度抑制。β受体阻滞剂可降低围手术期心肌缺血和心肌梗死的风险，如术前已接受该类药物治疗者，应持续应用，但须适当调整剂量。

（5）非病态窦房结综合症患者出现心动过缓（50次/min以下）者，多见于黄疸患者，系迷走张力亢进所致，需常规使用阿托品，剂量可增大至0.8～1.0mg。

（6）先天性发绀型心脏患者宜用适量吗啡，可使右至左分流减轻，缺氧得到一定改善。

（7）对复杂心内手术后预计需保留气管内插管继续施行机械通气治疗的患者，术前宜用吗啡类药。

（三）中枢神经系统疾病

（1）颅内压增高、颅脑外伤或颅后窝手术病例，若有轻微呼吸抑制和 $Pa（CO_2）$ 升高，即足以进一步扩张脑血管、增加脑血流量和增高颅内压，甚至诱发脑疝而猝死，因此，麻醉前应禁用阿片类药。

（2）颅内压增高患者对镇静药的耐受性极小，常规用药常致术后苏醒延迟，给处理造成困难。一般讲，除术前伴躁动、谵妄、精神兴奋或癫痫等病情外，应避用中枢抑制药物。

（四）内分泌系统疾病

（1）甲状腺功能亢进患者术前若未能有效控制基础代谢率和心率增快，需使用较大量镇静药，但需避用阿托品，改用东莨菪碱或长托宁。

（2）对甲状腺功能低下、黏液水肿和基础代谢率降低的患者，有时小剂量镇静药或镇痛药即可引起显著的呼吸循环抑制，故应减量或避用。

（3）某些内分泌疾病常伴病态肥胖，后者易导致肺通气功能低下和舌后坠，因此，应慎用对呼吸有抑制作用的阿片类药，以及容易导致术后苏醒期延长的巴比妥类药和吩噻嗪类药。

（五）饱胃

术前未经严格禁食准备的患者，或临产妇、贲门失弛缓症患者，容易发生呕吐、反流、误吸。最新研究表明，可促进胃排空及增加胃内容物 pH 值的术前用药未显示可影响误吸的发生率和预后，但仍常规用于有误吸风险的患者。对这类患者的麻醉前用药需个别考虑：

1. 宜常规加用抗酸药 如三硅酸镁（magnesium trisilicate）0.3～0.9g 口服，或甲氰咪胍（cimetidine）100mg 口服。

2. 可给灭吐灵（metoclopramide） 20～40mg 肌内注射，促进胃蠕动，加速胃内容物排空。

3. 地西泮 有降低胃液酸度的作用，可选用。

（六）眼部疾病

1. 眼斜视 纠正术中可能出现反射性心动过缓，甚至心搏骤停（眼心反射），故术前需常规使用阿托品，可增量至 1.5～3.0mg。

2. 窄角性青光眼 在未用缩瞳药滴眼之前，绝对禁用阿托品，因后者有收缩睫状肌作用，可致眼内压进一步升高。

（七）临产妇

原则上应避用镇静催眠药和麻醉性镇痛药，因可能引起新生儿呼吸抑制和活力降低。

（八）门诊手术

患者同样存在恐惧、焦虑心理，但一般以安慰解释工作为主，不宜用麻醉前用药。遇创伤剧痛患者，可用小剂量芬太尼止痛。

（九）麻醉药的强度

（1）弱效麻醉药宜配用较强作用麻醉前用药，以求协同增强，如局麻行较大手术前，宜选用麻醉性镇痛药；N_2O 或普鲁卡因静脉复合麻醉前，选用神经安定类药和麻醉性镇痛药。

（2）局麻用于时间冗长的手术时，宜选用氟哌利多、芬太尼合剂做辅助。

（十）麻醉药的不良副作用

（1）乙醚、氯胺酮、羟丁酸钠易致呼吸道腺体分泌剧增，应常规用抗胆碱能药拮抗。

（2）局部浸润麻醉拟使用较大量局麻药前，宜常规选用巴比妥类或苯二氮䓬类药预防局麻药中毒反应。

（3）肌松药泮库溴铵易引起心动过速，宜选用东莨菪碱；琥珀酰胆碱易引起心动过缓，宜选用阿托品。

（十一）麻醉药与术前药的相互作用

麻醉药与术前药之间可能相互协同增强，使麻醉药用量显著减少，但也可能存在不良反应加重，故应慎重考虑，避免复合使用。例如：

（1）吗啡或地西泮可致氟烷、恩氟烷、异氟烷和 N_2O 的 MAC 降低。

（2）吗啡的呼吸抑制可致乙醚诱导期显著延长。

（3）阿片类药促使某些静脉诱导药（如依托咪酯等）出现锥体外系兴奋征象。

（4）麻醉性镇痛药易促使小剂量硫喷妥钠、地西泮、氯胺酮或羟丁酸钠等出现呼吸抑制。

（十二）麻醉药的作用时效

镇痛时效短的麻醉药（如静脉普鲁卡因、N_2O）不宜选用睡眠时效长的巴比妥类药。否则不仅苏醒期延长，更因切口疼痛的刺激而诱发患者躁动。

（十三）自主神经系统活动

某些麻醉方法的操作刺激可诱发自主神经系统异常活动，宜选用相应的术前药做保护。

（1）喉镜、气管插管或气管内吸引可引起心脏迷走反射活跃，宜选用足量抗胆碱能药做预防。

（2）椎管内麻醉抑制交感神经，迷走神经呈相对亢进，宜常规选用足量抗胆碱药以求平衡。

（刘彦辉）

第六节　基础麻醉

对术前患者精神极度紧张而不能自控或小儿患者，为消除其精神创伤，麻醉前在病室内使用导致患者神志消失的药物，这种方法称为基础麻醉。基础麻醉下患者的痛觉仍存在，故需加用其他麻醉药完成手术，使麻醉效果更趋完善，麻药用量显著减少。近年来，许多能使患者意识模糊或产生遗忘作用的镇静催眠药物相继问世，其作用近似基础麻醉，故对基础麻醉的需求已日渐减少。目前，基础麻醉主要用于合作困难的小儿患者，且多选用氯胺酮行基础麻醉。

一、硫喷妥钠直肠灌注基础麻醉

（1）麻醉前常规注射阿托品，禁食，无需灌肠。

（2）用10%硫喷妥钠溶液，按 45～50mg/kg 计量，最大不超过 1.5g，于麻醉前 15～30min 经直肠灌入，5～10min 起效，20～30min 后达深睡状态，但痛刺激的反应仍灵敏。

（3）用药后需加强呼吸循环监测，剂量过大或药物吸收过快，可致麻醉过深危险。

二、硫喷妥钠肌内注射基础麻醉

（1）用2.5%硫喷妥钠溶液，按 15～20mg/kg 计量肌肉深部注射；体弱或 3～12 个月婴儿，剂量宜减至 10～15mg/kg，浓度也宜减至 1.5%～2% 溶液。一次总用量不应超过 0.5g。用药后一般于 5min 左右入睡，维持深睡 45～60min。手术时间长者，可在首次用药 45min 后补注半量。

（2）3 个月以内婴儿容易并发呼吸抑制，故不宜使用。

（3）如果注药后 1～2min 内患儿即已深睡，或对痛刺激已无明显反应，提示用药过量，需密切注意呼吸变化，酌情处理。

（4）少数患儿于首次用药 20min 后仍不入睡，可追注半量以加强睡眠。

三、氯胺酮肌内注射基础麻醉

见氯胺酮麻醉章节。

四、麻醉监控镇静术（Monitored anesthesia care，MAC）

1. 适应证　多用于精神紧张而施行局部麻醉的患者，也常作为复合麻醉中重要的辅助用药及创伤或烧伤换药时的镇痛。

2. 实施方法　目前临床上常有将氟哌利多5.0mg，芬太尼0.1mg，两者按50∶1比例混合分次给患者静脉注射，但复合麻醉中应用仍根据需要以分开静脉注射较为合理，氟哌利多作用时间长，而芬太尼作用时间较短，使用时需防止呼吸抑制。

（刘彦辉）

第三章

吸入全身麻醉技术

吸入全身麻醉是利用一定的设备装置使麻醉气体通过肺泡进入血液循环，作用于中枢神经系统而产生全身麻醉效应的一种麻醉方法。由于其实施需要相应的设备和装置及操控技术，故只有熟练掌握吸入麻醉的基本概念与操作系统，方能将吸入麻醉技术安全有效地应用于临床。

第一节　吸入麻醉药的药理学基础

一、肺泡最低有效浓度

（一）定义

肺泡最低有效浓度（minimum alveolar concentration，MAC）是指在一个大气压下，50%的患者对外科手术切皮引起的伤害性刺激不产生体动或逃避反应时肺泡内麻醉药浓度，一般以所测呼气终末吸入麻醉药浓度予以代表。（表3－1）

表3－1　常用吸入麻醉药的MAC（1个大气压下，37℃）

	0.65MAC	1.0MAC	MACawake	2MAC
氧化亚氮	65.00	105	41.00	202
氟烷	0.48	0.75	0.30	1.50
恩氟烷	1.09	1.7	0.67	3.36
异氟烷	0.75	1.2	0.46	2.32
七氟烷	1.11	2.0	0.78	3.42
地氟烷	6.0	–	–	–
氙气	–	71	–	–

注：氧化亚氮：N_2O。

（二）MAC的临床意义

（1）吸入麻醉药在肺泡与血液内达到平衡后，MAC即可能反映脑内吸入麻醉药分压，类似于量－效曲线的ED_{50}，一般认为可借此评价不同吸入麻醉药的效能，且此时与其他组织的摄取和分布无关。但MAC不能代表反映麻醉深度的所有指标，在相等的MAC下，药物对机体的生理影响并不相同。

（2）由于进入麻醉状态主要取决于麻醉药的分子数量而不是分子类型，因此，MAC具有相加性，即若同时吸入两种麻醉药，各为0.5MAC，其麻醉效能相当于1.0MAC的单一吸入麻醉药。临床上利用此特性复合应用两种吸入麻醉药，以减轻各自的副作用。

（3）外科手术一般需要1.5～2.0MAC方可达到适当的麻醉深度。

（三）MAC 的延伸

1. MAC95 其意义类同于 ED95，可使 95% 的患者达到对切皮引起的伤害性刺激无体动反应时的 MAC，一般为 1.3MAC。

2. MAC awake MAC awake50，即停止吸入全麻后患者半数苏醒时肺泡气浓度，亦即 50% 患者能执行简单的指令时呼气终末吸入麻醉药浓度（代表肺泡气浓度）；MAC awake95 是指 95% 患者达到上述条件。一般可视为患者苏醒时脑内吸入全麻药分压，不同吸入麻醉药的 MAC awake 均约为 0.4MAC。

3. MAC EI 指患者气管插管时声带不动以及插管前后不发生体动时的 MAC，其中 MAC EI50 为 50% 患者满足上述插管条件时的肺泡气麻醉药浓度，通常为 1.5MAC；MAC EI95 则是 95% 患者满足上述条件时的肺泡气麻醉药浓度，一般为 1.9MAC。

4. MAC BAR 为阻滞肾上腺素能反应的肺泡气麻醉药浓度，MAC BAR50 意即 50% 的患者在切皮时不引起交感、肾上腺素等内分泌反应的 MAC，一般为 1.6MAC；MAC BAR95 则为 95% 的患者不出现此应激反应的 MAC，通常为 2.5MAC。

（四）与 MAC 相关的因素

1. 影响 MAC 的内在因素 具体如下：

（1）体温：在哺乳动物中，MAC 可随着体温下降而下降，此特性系由麻醉气体的液相效能在温度下降时仍能保持相对稳定所决定，但体温每下降 1℃ 时不同麻醉药的 MAC 下降幅度不一致。

（2）年龄：MAC 值在 6 个月龄时最高，以后随年龄增长而下降，一般年龄每增长 10 年，MAC 值下降 6%，至 80 岁时，其 MAC 仅为婴儿期的一半。

（3）甲状腺功能：在甲亢状态下，由于全身各组织对吸入麻醉药的摄取量相应增加，故 MAC 无明显影响；但亦有学者认为 MAC 值下降。

（4）妊娠：妊娠可使 MAC 降低，尤其是前 8 周，MAC 下降 1/3，产后 72h 后 MAC 即可恢复至妊娠前水平。

（5）血压：平均动脉压（MAP）<50mmHg（6.65kPa）时可使 MAC 下降，高血压则对 MAC 影响不大。

（6）血容量：贫血状态时，红细胞压积（Hct）<10% 可使 MAC 下降，等容性贫血时影响不大。

（7）动脉二氧化碳分压（Pa（CO_2））、动脉氧分压（PaO_2）：Pa（CO_2）>90mmHg（11.97kPa）或 PaO_2<40mmHg（5.32kPa）（动物研究）时均可使 MAC 下降。

（8）酸碱度：一般认为代谢性酸中毒可降低 MAC。

（9）离子浓度：在动物实验中发现，低钠血症可使 MAC 下降，而高钠血症则升高 MAC，血浆镁离子高于正常值 5 倍以内不影响 MAC，但在 10 倍范围内，则降低 MAC，而高钾血症对 MAC 则无明显影响。

（10）酒精：急性酒精中毒可使 MAC 下降，但长期嗜酒者 MAC 上升。

2. 药物对 MAC 的影响 具体如下：

（1）升高 MAC：使中枢儿茶酚胺释放增加的药物如右旋苯丙胺等。

（2）降低 MAC：使中枢儿茶酚胺释放减少的药物如利血平、甲基多巴等以及局麻药（可卡因除外）、阿片类、氯胺酮、巴比妥类、苯二氮䓬类、胆碱酯酶抑制剂、α-肾上腺素受体阻滞药等降低 MAC。近年来的研究表明，以羟乙基淀粉、明胶、平衡盐等行高容量血液稀释亦可降低 MAC。

3. 其他因素 种族、性别、昼夜变化均不影响 MAC。传统观念认为麻醉持续时间不影响 MAC，但近年来的许多研究表明，吸入麻醉持续时间、伤害性刺激方式和部位均可影响 MAC。在动物研究中，当生物体所处环境压力增加，MAC 则下降，称为"麻醉作用的压力逆转"，其产生机制及意义目前尚无定论。

二、吸入麻醉药的药动学

麻醉气体在各种组织器官的分配系数是决定其摄取、分布、排泄的重要因素，分配系数与麻醉诱导、维持及苏醒过程密切相关。

1. 吸收

（1）吸入麻醉药的吸收过程包括麻醉药从麻醉机挥发罐，氧化亚氮（N_2O）从气体管道经过呼吸管道到达血液循环。在向肺泡内输送气体的过程中，麻醉药吸入浓度越高，肺泡内气体浓度上升越快，此为浓度效应。若两种不同浓度的麻醉气体同时输送，则高浓度气体（称为第一气体）被吸收的同时，可提高低浓度气体（称为第二气体）的吸收速率，此种现象谓之第二气体效应（图 3 - 1）。常用吸入麻醉药的分配系数，见表 3 - 2。

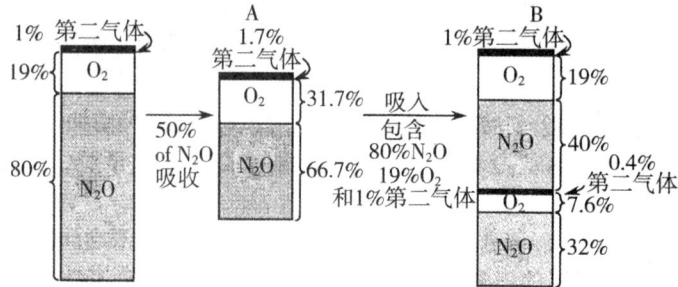

图 3 - 1　第二气体效应

表 3 - 2　常用吸入麻醉药的分配系数（1 个大气压下，37℃）

	血/气	脑/血	肌肉/血	脂肪/血
氧化亚氮	0.47	1.1	1.2	2.3
氟烷	2.5	1.9	3.4	51
恩氟烷	1.8	1.4	1.7	36
异氟烷	1.4	1.6	2.9	45
七氟烷	0.65	1.7	3.1	48
地氟烷	0.45	1.3	2.0	27
氙气	0.115	0.13	0.1	–

（2）肺循环对吸入麻醉药的摄取取决于麻醉气体的血/气分配系数（λ）、心排出量（Q）和肺泡 - 静脉血麻醉药分压差（$P_A - P_V$），通常用公式"摄取 = ［（λ）×（Q）×（$P_A - P_V$）/大气压］"表示，λ 大者，麻醉气体易溶于血，可经肺循环被迅速移走，使肺泡内分压上升速度慢，麻醉诱导时间长；λ 小者则相反，其麻醉诱导时间缩短。肺循环与心排出量对肺内吸入麻醉药分压的影响与其同理，肺血流增加以及心排出量增加，均能使药物迅速被血流移走而降低肺泡内分压。而存在心衰、休克等情况时，药物移走速度减慢，肺内分压则很快上升。

2. 分布　如下所述：

（1）吸入麻醉药吸收进入血液循环后，很快随血流到达全身各组织器官。某一组织所摄取的麻醉药量与组织的容积、组织对麻醉药的亲和性或该药的溶解度密切相关。气体麻醉药在各个器官内的分布与麻醉诱导、维持以及恢复均密切相关。

（2）一般根据麻醉药的分布将不同组织分为四组：脑、心、肝、肾、内分泌器官等为血管丰富组织（VRG），在诱导早期便能摄取大量的药物，使组织内麻醉药分压与动脉血分压迅速达到平衡，在 4～8min 内，便能达到动脉血中的 95%；肌肉和皮肤组成肌肉群（MG），在 VRG 达平衡后的长时间内，MG 是主要的麻醉药分布系统，在 2～4h 内可达到平衡；脂肪群（FG）是 MG 达平衡后的主要药物贮藏库；由韧带、肌腱、骨骼和软组织等组成的血管稀疏组织（VPG）血流灌注少，所以并不参与麻醉药的分布。

（3）在麻醉诱导开始时，VRG 的摄取决定脑内达到所需 MAC 的时间。在麻醉维持阶段，麻醉药在不同组织内的分布差异相当大，并影响麻醉药的用量以及药物对各器官的作用。当停止输送麻醉气体，机体转入麻醉恢复阶段时，VRG 的分压迅速下降，并与肺泡内分压相等。但对 MG、FG、VPG 而言，麻醉时间长短决定其达到平衡与否及药物摄取量的多少。因此在麻醉恢复中，若麻醉维持时间短，血流灌注量少的组织由于吸入麻醉药量少，此时仍未与血中浓度达到平衡而继续摄取，从而使动脉血中麻醉药浓度下降，对麻醉的苏醒具有促进作用；但长时间麻醉后，上述组织群内吸入麻醉药摄取量增多并已达平衡，一旦血中麻醉药浓度降低，则低血流灌注组织中向血中释放麻醉药，再分布至 VRG，使苏醒时间延长。

3. 转化 各种吸入麻醉药在体内均有不同程度的生物转化，目前在临床应用的吸入麻醉药中，以地氟烷在体内代谢最少。吸入麻醉药脂溶性大，首先要在肝内进行氧化代谢以及与亲水基团结合，最后才能经肾排出体外。肝内的细胞色素 P450，是主要的药物氧化代谢酶。氟烷、甲氧氟烷、N_2O 均有自身酶诱导作用，长时间吸入亚麻醉剂量的健康人，其肝脏药物代谢能力明显增强。

4. 排泄 麻醉气体大部分通过肺部以原形排出，小部分在体内进行生物转化，极少量经手术创面、皮肤排出体外。吸入麻醉药的排泄与麻醉过程相似，亦受吸收及分布等相关因素的影响，其中最大影响因素为血液溶解度、组织/血分配系数、心排出量及肺泡通气量。组织溶解度大者，从组织释放回血液到肺泡的速率则减慢，导致苏醒延长。足够的心排出量可快速将药物从组织带到血液中，再经血液从肺泡排出。目前临床所应用的吸入麻醉药均具有苏醒快的优点，停止吸入后多能在 6～10min 内达到苏醒浓度以下，尤其与 N_2O 合用时，苏醒更迅速、平稳。

三、临床常用吸入麻醉药的药理学特点

（一）氟烷

氟烷（fluothane，halothane）又名三氟氯溴乙烷，1951 年由 Sukling 合成，1956 年开始广泛应用于临床。

1. 药物作用 具体如下。

（1）中枢神经系统：氟烷为强效吸入麻醉药，对中枢神经系统可产生较强的抑制作用，但镇痛作用差，并有扩张脑血管作用，可增高颅内压。

（2）循环系统：氟烷对循环系统有较强的抑制作用，主要表现为抑制心肌和扩张外周血管。由于其抑制交感和副交感中枢，削弱去甲肾上腺素对外周血管的作用，因而交感神经对维持内环境稳定的调控作用减弱，使氟烷对心脏的抑制得不到代偿，两者共同影响使血压下降程度较其他吸入麻醉药强。

（3）呼吸系统：氟烷对呼吸道无刺激，不引起咳嗽和喉痉挛，可用于小儿麻醉诱导，同时由于其具有抑制腺体分泌和扩张支气管的作用，故术后肺部并发症少。

（4）肝脏：对肝脏有一定影响，尤其是短期内再次接受氟烷麻醉者，可出现"氟烷相关性肝炎"。肝损害的表现为：在麻醉后 7d 内发热，同时伴有胃肠道症状，血中嗜酸性粒细胞增多，血清天冬氨酸转氨酶（谷草转氨酶）、碱性磷酸酶增高，凝血酶原时间延长，并可出现黄疸，病死率高。建议在 3 个月内避免重复吸入氟烷。

（5）肾脏：氟烷降低血压的同时可减少肾小球滤过率及肾血流量，直至血压恢复，对肾脏无直接损害。

（6）子宫：浅麻醉时对子宫无明显影响，加深麻醉则可使子宫松弛，收缩无力；用于产科宫内翻转术虽较理想，但可增加产后出血。

（7）内分泌系统：氟烷麻醉时可使血中 ADH、ACTH、肾上腺皮质醇、甲状腺素浓度增高。浅麻醉时升高血中儿茶酚胺浓度，加深麻醉后则无影响。不影响人类生长激素及胰岛素水平。

2. 临床应用 氟烷麻醉效能强，适用于各科手术，尤其适用于出血较多、需控制性降压的患者。对气管无刺激，诱导和苏醒迅速，适用于吸入诱导，尤其小儿麻醉诱导。有扩张支气管的作用，可用于哮喘、慢性支气管炎或湿肺患者。不升高血糖，可适用于糖尿病患者。术后很少发生恶心、呕吐，肠蠕动恢复快。但氟烷具有较强的呼吸、循环抑制作用，不适用于心功能不全以及休克等心血管功能不稳定的患者；由于可增高心肌对肾上腺素的敏感性，从而易致心律失常。安全范围小，镇痛作用弱，肌松不充分，对橡胶、金属有腐蚀作用，并可发生严重的肝损害，故虽麻醉效能强，但目前已不主张单独使用。

（二）异氟烷

异氟烷（isoflurane，forane）是恩氟烷的同分异构体，合成于1965年，自1978年始广泛应用于临床。

1. 药物作用 具体如下：

（1）中枢神经系统：异氟烷对中枢神经系统的抑制呈剂量依赖性，在低CO_2条件下对颅内压的影响小于氟烷和恩氟烷，吸入浓度达 0.6~1.1MAC 时，不增加脑血流量；1.6MAC 时，脑血流量虽增加，但增幅不如氟烷。深麻醉、低CO_2或施加听刺激时不产生恩氟烷样的抽搐，故可安全用于癫痫患者。

（2）循环系统：异氟烷对心血管功能仅有轻度抑制作用。在 2.0MAC 以内，对心肌的抑制小，能降低心肌氧耗量及冠脉阻力，但不减少冠脉血流量；异氟烷致血压下降的主要原因是其降低周围血管阻力。异氟烷能增快心率，却较少引起心律失常。

（3）呼吸系统：异氟烷抑制呼吸与剂量相关，可大幅度降低肺通气量，在增高CO_2的同时抑制中枢对其引起的通气反应。异氟烷增加肺阻力，并能使肺顺应性和功能余气量减少。

（4）肝脏：异氟烷物理性质稳定，临床应用证实对肝脏无损害，潜在的肝脏毒性很小。

（5）肾脏：异氟烷在体内代谢少，对肾功能影响小，虽能通过降低全身血压而减少肾血流量，但并无明显肾功能抑制和损害，长时间麻醉后血清尿素氮、肌酐和尿酸不增加。

（6）子宫：异氟烷对子宫肌肉收缩有抑制作用，与剂量相关。浅麻醉时并不抑制分娩子宫的收缩，深麻醉时则有较大的抑制作用，故能增加分娩子宫的出血。浅麻醉时对胎儿无影响，但深麻醉时由于降低子宫血流灌注，可对胎儿产生不良影响。异氟烷类同于恩氟烷，能增加人流术中的子宫出血，故不提倡用于该类手术。

（7）神经肌肉：异氟烷有肌肉松弛作用，能强化去极化和非去极化肌松药的效应，术中可减少肌松药的用量，因此适用于重症肌无力患者。

2. 临床应用 异氟烷具有很多优点，其麻醉诱导迅速，苏醒快，不易引起呕吐，可适用于各种手术。由于其对心血管功能影响很轻，并可扩张冠脉，故可安全用于老年、冠心病患者。不增加脑血流量，适用于神经外科或颅内压增高的手术，尤其是癫痫病人。吸入低浓度异氟烷尚可用于ICU患者的镇静。

异氟烷镇痛作用较差，并有一定刺激性气味，麻醉诱导时小儿难以合作。能增快心率；由于扩张阻力血管而降低血压。可增加子宫出血，不适用于产科麻醉。

（三）恩氟烷

恩氟烷（enflurane，ethrane）由 Terrell 在1963年合成，于70年代应用于临床。

1. 药物作用 具体如下：

（1）中枢神经系统：对中枢神经系统的抑制随血中浓度升高而加深，吸入 3.0%~3.5% 的浓度时，可产生暴发性中枢神经抑制，脑电图呈现单发或重复发生的惊厥性棘波，临床上可伴有四肢肌肉强直性、阵挛性抽搐。惊厥性棘波是恩氟烷深麻醉的特征性脑电波，也称之为癫痫样脑电活动，低CO_2时棘波更多，此种发作为自限性暂时性。在动脉压波动不大时，恩氟烷可使脑血管扩张，增加脑血流量，从而使颅内压增高。

（2）循环系统：恩氟烷对循环系统的抑制程度呈剂量依赖性。增快心率，抑制心肌收缩力，并能减少每搏量及心排血量，使血压下降，而右房压增高。血压下降与心肌抑制相关外，尚由外周血管阻力下降所致。血压下降与麻醉深度呈平行关系，可作为麻醉深度的判断指标。恩氟烷不增加心肌对儿茶酚胺的敏感性，可安全用于嗜铬细胞瘤病人的麻醉。

（3）呼吸系统：恩氟烷对呼吸道无刺激作用，不增加气道分泌物，不引起气道痉挛和咳嗽。但对呼吸有较强的抑制作用，强于其他吸入麻醉药，主要是减少潮气量，也可降低肺顺应性。

（4）肝脏：对肝脏功能影响轻微，研究表明多次重复吸入恩氟烷不产生明显的肝脏损害。

（5）肾脏：对肾脏功能有轻度抑制作用，但麻醉结束后可迅速恢复。恩氟烷麻醉后血清中无机氟可升高，但未超过肾功能损害的阈值，如术前肾功能受损者，需谨慎或避免应用。

（6）子宫：恩氟烷有松弛子宫平滑肌的作用，呈与用药剂量相关性宫缩减弱，甚至出现宫缩乏力或产后出血。

（7）神经肌肉：恩氟烷具有肌肉松弛作用，亦可增强肌松药的神经肌肉阻滞效能，单独使用所产生的肌松作用可满足手术的需要。恩氟烷的肌肉松弛作用与剂量相关，新斯的明不能完全逆转其神经肌肉阻滞作用。

（8）眼内压：恩氟烷能降低眼内压，故可适用于眼科手术。

（9）内分泌：恩氟烷麻醉时可使血中醛固酮浓度增高，而对皮质激素、胰岛素、ACTH、ADH 及血糖则均无影响。

2. 临床应用　恩氟烷诱导及苏醒相对较迅速，恶心、呕吐发生率低，对气道刺激性少，不增加气道分泌物，肌松效果佳，可适用于各部位、各种年龄的手术，如重症肌无力、嗜铬细胞瘤手术等。但恩氟烷对心肌有抑制作用，在吸入高浓度时可产生癫痫样脑电活动，深麻醉时抑制循环及呼吸。因此对于严重的心、肝、肾脏疾病以及癫痫、颅内压过高患者需慎用或禁用。

（四）七氟烷

七氟烷（sevoflurane）由 Regan 于 1968 年合成，1990 年在日本正式开始使用。

1. 药物作用　具体如下：

（1）中枢神经系统：七氟烷抑制中脑网状结构的多种神经元活动，与剂量相关，在吸入 4% 浓度时，脑电图可出现有节律的慢波，随麻醉加深慢波逐渐减少，出现类似巴比妥盐样的棘状波群。麻醉过深时可出现全身痉挛，但较恩氟烷轻。七氟烷亦增加颅内压，降低脑灌注压，但程度较氟烷弱。

（2）循环系统：吸入一定浓度的七氟烷（2% ~ 4%），可抑制左室收缩及心泵功能，且与剂量相关，对心率的影响不大，但能使血压下降，与其抑制心功能、减少心排血量以及扩张阻力血管有关。

（3）呼吸系统：七氟烷对气道的刺激非常轻，尤其适用于小儿麻醉面罩诱导，此特点与氟烷相似。在麻醉加深的同时，对呼吸的抑制亦相应增强。

（4）肝脏：七氟烷麻醉可使肝脏血流量一过性减少，对门静脉的影响稍大，但均能恢复到术前水平。

（5）肾脏：七氟烷的组织溶解性低，在体内的代谢相对较少，肾毒性小，故目前尚未见七氟烷引起肾脏损害的报道。

（6）神经肌肉：七氟烷与其他吸入麻醉药一样，可强化肌松药的作用。

2. 临床应用　七氟烷因诱导、苏醒快，气道刺激少，麻醉深度容易控制，适用于各种全麻手术，亦为小儿麻醉诱导及门诊手术的良好选择。七氟烷遇碱石灰不稳定，能一过性降低肝血流量，故一月内使用吸入全麻、有肝损害的患者需慎用。当新鲜气流量较少时，管道内可产生化合物 A，因而使用七氟烷时需保证足够的新鲜气流。

（五）N_2O

N_2O（nitrous oxide），亦即笑气，1779 年由 Priestley 合成，自 1844 年 Wells 用于拔牙麻醉始，广泛用于临床，历史悠久。

1. 药物作用　具体如下：

（1）中枢神经系统：吸入 30% ~ 50% N_2O 即有较强的镇痛作用，浓度在 80% 以上方产生麻醉作用，可见其麻醉效能较弱，MAC 在所有吸入麻醉药中居于最高，达 105，并有增高颅内压的作用。

（2）循环系统：N_2O 对心肌无直接抑制作用，不影响心率、心排血量、血压、周围血管阻力等，但在单纯 N_2O 麻醉下，可出现平均动脉压、右房压、食管温度升高，全身血管阻力增高，瞳孔增大。

（3）呼吸系统：对呼吸道无刺激，不抑制呼吸，术前如使用镇痛药，N_2O 可增强术前药的呼吸抑制作用。

2. 临床应用　N_2O 诱导迅速，苏醒快，镇痛效果强，对气道无刺激，无呼吸抑制作用，可安全用于各种非气管插管患者的麻醉，但由于其麻醉作用弱，常需吸入较高浓度，易出现缺氧，故常与其他吸入麻醉药复合应用，并可增强其麻醉效能，同时使麻醉后恢复更趋于平稳。N_2O 对循环影响小，可安全用于严重休克或危重患者，以及分娩镇痛或剖宫产患者。长期使用 N_2O 对骨髓有抑制作用，一般以吸入 50% 48h 内为宜。使用高浓度的 N_2O 容易引起术中缺氧。N_2O 麻醉还可使体内含气空腔容积增大，以吸入 3h 后最明显，故肠梗阻、气腹、空气栓塞、气胸、气脑造影等有闭合空腔存在时，体外循环、辅助体外循环时禁用。近期对于 N_2O 的应用及其相关不良影响，尤其吸入高浓度（70%），存在很大争议。

（六）地氟烷

地氟烷（desflurane）为近年投入使用的吸入麻醉药，1959 年至 1966 年间由 Terrell 等人合成，直至 1988 年方通过鉴定，于 1990 年初在临床试用。

1. 药物作用　具体如下：

（1）中枢神经系统：地氟烷对中枢神经系统呈剂量相关性抑制，但并不引起癫痫样脑电活动，其脑皮质抑制作用与异氟烷相似。如同其他吸入麻醉药，大剂量时可引起脑血管扩张，并减弱脑血管的自身调节功能。

（2）循环系统：与其他吸入麻醉药相似，地氟烷对心功能亦呈剂量依赖性抑制，也可扩张阻力血管，但在一定 MAC 下与 N_2O 合用能减轻其循环抑制及增快心率的作用。在冠心病患者，地氟烷能抑制劈开胸骨时的血压反应，维持正常的心脏指数及肺毛细血管楔压。

（3）呼吸系统：地氟烷对呼吸功能的抑制作用较异氟烷、恩氟烷弱，可减少分钟通气量，增加 CO_2，抑制机体对高 CO_2 的通气反应。

（4）肝、肾脏：地氟烷对肝、肾功能无明显的抑制及损害作用。

（5）神经肌肉：地氟烷的神经肌肉阻滞作用强于其他氟化烷类吸入麻醉药。

2. 临床应用　地氟烷具有组织溶解度低，麻醉诱导、苏醒快，对循环功能影响小和在体内几乎无代谢产物等特点，属于较好的吸入麻醉药，但由于价格昂贵，有刺激性气味，麻醉效能较同类弱，故在实际应用中受限。此外，由于其蒸汽压是其他吸入麻醉药的 4 倍左右，沸点接近室温，因此要用专一的抗高蒸发压、电加热蒸发器。

（七）氙气

氙气（xenon）属于惰性气体，化学性质稳定，不产生环境污染，具备吸入麻醉药的许多理想条件，2001 年作为药物开始应用。

1. 药物作用　具体如下：

（1）中枢神经系统：氙气的麻醉效能强于 N_2O，两者镇痛作用相仿，吸入低浓度的氙气即可提高人体的痛阈，延长对听觉刺激的反应时间，对中枢神经系统具有兴奋与抑制双重作用，当吸入浓度达 60% 时，可增加脑血流量。

（2）循环系统：不影响心肌收缩力，由于此药的镇痛作用而降低机体应激反应，有利于心血管系统的稳定。

（3）呼吸系统：对呼吸道无刺激，由于氙气血/气分配系数低，排出迅速，故自主呼吸恢复较快；其对肺顺应性影响小，适用于老年人以及慢性肺病的患者。

2. 临床应用　氙气的麻醉效能显著强于 N_2O，诱导和苏醒迅速，具有较强的镇痛效应。对心功能无明显影响，血流动力学稳定，不影响肺顺应性，对呼吸道无刺激，是较理想的吸入麻醉药，尤其对心功能储备差的患者。但由于氙气提取困难，且不能人工合成，导致价格昂贵，输送困难，目前在临床不可能广泛应用，尚需进一步深入进行临床应用研究。

（刘彦辉）

第二节 吸入麻醉技术的设备

一、麻醉机简介

麻醉机是实施吸入麻醉技术不可缺少的设备，其发展过程为提供高质量吸入麻醉管理的关键，从简单的气动装置发展至晚近相当完善的麻醉工作站，从单一送气系统发展至复合型监控反馈系统，使吸入麻醉技术也因此向更加高效、安全、可控的方向发展。

（一）麻醉机基本组成部件

1. 气源 现代麻醉机一般都含有氧气、N_2O 的进气管道，甚至根据需要提供空气进气口。

（1）压缩气筒：压缩气筒是活动式的气体来源，一般医院均有氧气、N_2O、CO_2 以及空气等压缩气筒。压缩气筒要求有明确的完整标签说明所贮气体，应有不同的接头阀门，称为轴针系统，可防止在连接过程中出现错误；同时，在气筒出口应有压力调节器，以调整进出气筒的气体压力。

（2）中心供气系统：多数医院均已有中心供气系统，主要是氧气，目前国内亦有较多医院设 N_2O 中心供气系统。中心供气系统可提供连续、稳定的供气，但必须时刻保证其压力及流量充足、准确，以免造成意外。

（3）压力调节器：也称减压阀，通过减压阀可向通气回路提供低而稳定的压力，一般保证压力在 $0.3 \sim 0.4 mPa$。

（4）压力表：是连接在气筒阀和减压阀之间的压力提示装置，所指示的是压缩气筒内压力。

2. 流量计装置 流量计可精确控制进入气体出口的气流。常用的流量计有悬浮转子式和串联型流量计。打开气源后，可调节旋钮，气体通过流量管，使活动的指示浮标显示，可得知通过流量控制阀门的流量，流量管上的刻度提示气流速度。

3. 流量控制阀门 由流量控制钮、针形阀、阀座和阀门挡块组成，处于麻醉机的中压系统与低压系统之间，调节流量控制阀门，可调节进入气道的气体流量，在含有两种气体流量计时，可通过配比方式，以机械或联动方式对氧气和 N_2O 流量进行自动调节，防止因气体流量过大而发生缺氧。

4. CO_2 吸收装置 为循环紧闭式麻醉必配装置，内装有碱石灰，可直接吸收气道回路中的 CO_2，在吸收时发生化学反应，同时使指示剂发生颜色变化。在麻醉通气过程中，若碱石灰过于干燥，可增加一氧化碳以及化合物 A 的生成，需予以注意。

5. 麻醉气体回收装置 麻醉气体排放可污染手术室内空气，对医护人员可产生不良影响。因此，在麻醉通气系统的末端，一般装有麻醉废气回收装置，并可通过管道排放至手术室外。

6. 麻醉蒸发器 麻醉机中蒸发器是实施吸入麻醉的主要部件，一般装有 2～3 种不同吸入麻醉药的专用蒸发器，并以串联形式相连，但中间装有可防止同时开启的连锁装置。现代麻醉机可排除温度、流量、压力等因素的影响，即所谓温度、流量、压力自动补偿，能精确的稀释和控制吸入麻醉药的蒸汽浓度。

（二）麻醉蒸发器的类型及使用

1. 常用类型 具体如下：

（1）可变旁路蒸发器：如 Datex – Ohmeda Tec 4、Tec 5 和 Tec 7，North American Drager Vapor 19. n 和 20. n 等，可变旁路是指调节输出药物浓度的方法，此类蒸发器通过浓度控制盘的设定决定进入旁路室和蒸发室的气流比例，从而决定输出饱和蒸气的浓度。适用气体为氟烷、恩氟烷、异氟烷和七氟烷。

（2）地氟烷蒸发器：如 Datex – Ohmeda Tec 6，为地氟烷的专用蒸发器。由于地氟烷的 MAC 是其他麻醉气体的 3～4 倍，沸点接近室温，因此需使用专用的抗高蒸发压、电加热蒸发器控制其蒸发。

（3）盒式蒸发器：如 Datex – Ohmeda Aladin，其属于电控蒸发器，可用于氟烷、异氟烷、恩氟烷、七氟烷和地氟烷等 5 种麻醉药，由于该蒸发器采取独特的蒸发器系统，可识别不同气体的药盒，采取不同的蒸发方式使输出浓度均达到要求。是目前较先进的麻醉蒸发器。

2. 影响蒸发器输出的因素　具体如下：

（1）气体流速：当气体流速过高（大于15L/min）或者过低（小于250ml/min）时，均将降低输出气体浓度。

（2）温度：温度可影响麻醉药物的挥发，目前麻醉蒸发器均有温度补偿系统，可保证蒸发器内温度时刻达到气体蒸发的条件。

（3）间歇性反压力：正压通气以及快速充气时可产生"泵吸效应"，称为间歇性反压力，最终可使麻醉气体的输出浓度高于浓度控制钮设定值。尤其在高频率通气、高吸气峰压、呼气相压力快速下降时，此种效应影响更大。

（4）载气成分：由于N_2O在含氟麻醉气体中的溶解度高于氧气，因此，在混合输送气体时，可相应产生浓度变化，在调整输出气体浓度刻度时，需考虑此影响。

3. 使用注意事项　专用蒸发器只可装专用药液；不可斜放；药液不可加入过多或过少，避免溢出或引起输出浓度过低；气流太大或者突然开启可导致药液进入呼吸环路；浓度转盘不能错位，否则可引起浓度不准确；使用前要进行漏气检查，以免泄漏，在进行漏气检查时，需打开蒸发器。

二、麻醉通气系统

麻醉通气系统亦即麻醉呼吸回路，提供麻醉混合气体输送给患者。同时，患者通过此系统进行呼吸，不同麻醉通气系统可产生不同麻醉效果以及呼吸类型。

（一）Mapleson 系统

1. 属于半紧闭麻醉系统，有A～F六个类型（图3-2），其系统及各部件简单。A～F每个系统中多种因素可影响CO_2的重吸收：新鲜气流量、分钟通气量、通气模式（自主呼吸/控制呼吸）、潮气量、呼吸频率、吸/呼比、呼气末停顿时间、最大吸气流速、储气管容积、呼吸囊容积、面罩通气、气管插管通气、CO_2采样管位置等。目前Mapleson A、B、C系统已经很少用，D和E、F系统仍广泛应用，其中D系统最具代表性。

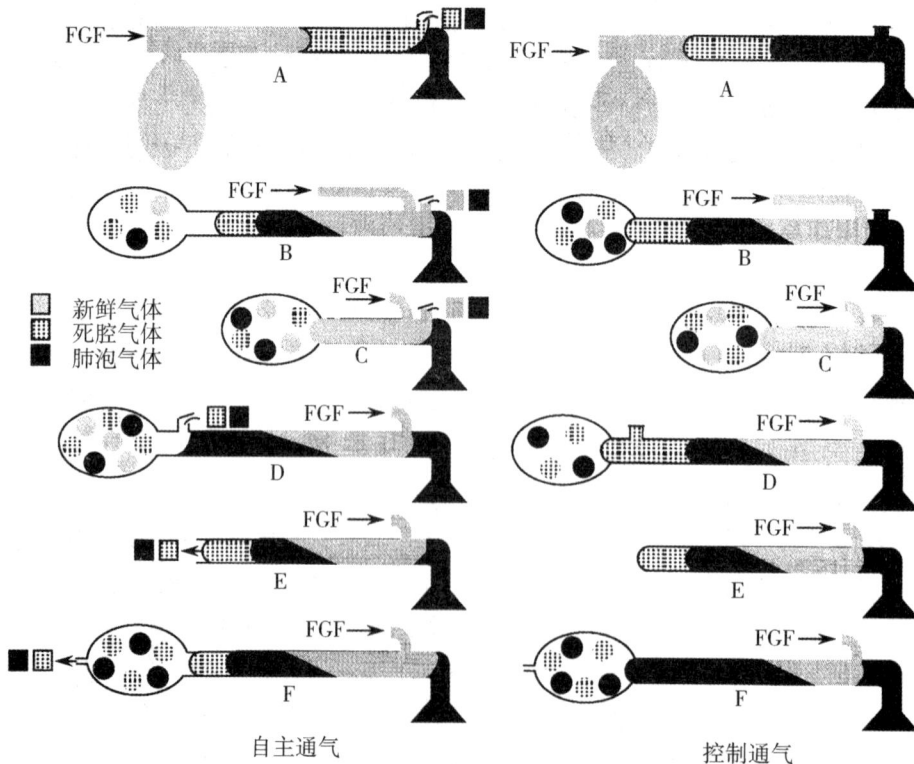

图3-2　Mapleson 系统 A－F

2. Bain 回路为 Mapleson D 的改良型，可用于自主呼吸及控制呼吸，具有轻便、可重复使用等优点，当新鲜气流量达到分钟通气量的 2.5 倍时可防止重复吸入。

（二）循环回路系统

1. 循环回路　循环回路为目前最常用的麻醉通气系统，具有贮气囊和呼出气的部分或全部重复吸入。重复吸入的程度依赖于回路的设计以及新鲜气流量大小，可分为半开放型、半紧闭型和紧闭型。在紧闭回路系统中，新鲜气流量等于患者气体的总消耗量，呼吸机的安全阀和减压阀处于关闭状态，所有 CO_2 被全部吸收。

2. 循环回路的优点　吸入气体浓度十分稳定，呼出气体中的水分和热量丢失少，减少了麻醉气体对手术室内的污染。

3. 循环回路的缺点　由于循环回路的构造比较复杂，各个接头处容易出现泄漏、错接、堵塞等意外。而一旦阀门发生故障，可带来相当大的危险，回路可能堵塞或重复吸入。因此在循环回路中，必须定时检查各种设置、接头以及患者通气情况。

三、吸入麻醉气体的浓度和深度监测技术

在进行吸入麻醉时，对吸入麻醉药与气体的浓度监测是保证以及提高吸入麻醉安全性的重要手段。

（一）吸入麻醉药以及相关气体的浓度监测

1. 红外线气体分析仪　红外线气体分析仪是临床中最为常用的吸入麻醉药监测设备，其以特定波长的红外线照射待测定气体，透过的红外光强度与被测物质浓度成反比，当其被红外光检测器检出并与已知参照气体比较后即可计算出被测物质的百分比浓度。可分为主流型和旁流型，主流型只能测定 CO_2 和 O_2 的浓度，而旁流型则可测定所有常用挥发性麻醉气体、O_2、N_2O 和 CO_2 浓度。加装滤光轮的分析仪每个呼吸周期可进行数百次测量，实现实时更新监测波形及读数。但此类分析仪受多种因素干扰，易发生误差，在分析数据时必须排除监测气体中其他气体成分及水蒸气等干扰，并由于其反应时间相对慢，当呼吸频率过快时可影响吸入与呼出的浓度检测值。

2. 质谱仪　质谱仪测量范围广，反应时间短，使用方便，为相当理想的气体浓度监测仪，其根据质谱图提供的信息进行多种物质的定性和定量分析，可测定 O_2、CO_2、N_2、N_2O、挥发性麻醉气体以及氙气等气体成分。可分为共享型和单一型，前者可安装于中央室，经管道系统与若干周围站相连，使用轮流阀在不同时间采集不同患者的呼吸气体，以满足同时监测若干患者的需要；单一型体积小，移动灵活，可对某一患者进行连续监测。使用质谱仪时，需注意其对麻醉气体的监测可能有所偏离；同时样气经测量后不再返回回路，需补充新鲜气体流量；在发生气栓或气管插管等需观测患者呼吸气体浓度的突然变化时，间隔时间过长。

3. 气相色谱仪　气相色谱仪利用以气相作为流动相的色谱技术，根据各色谱峰的出现位置、峰高、峰下面积及再经标准气样校正即可得到样品中各种成分的浓度。具有高灵敏度、高选择性、高效能，通用性强、重复性好、所需样品量少等优点，但由于不能用于连续监测，故临床应用较少。

4. 拉曼散射气体分析仪　拉曼散射气体分析仪由氦氖激光光源、检测室、光学检测系统和电子系统组成，待测气体被送入仪器，在检测室内激光与气体相遇产生散射，并且每一波长的散射光子数均与某一被测气体浓度相关，光电二极管探测出光子后转换成电流，通过对电流的计算则可得知各气体成分的浓度。该分析仪可同时进行多种气体的浓度测定，启动快，反应时间短，准确性高，可进行实时监测，使用简单。缺点为体积和重量均大于红外光分析仪，进行测量后可使回路内 N_2 浓度增高，并不能检测氦气、氩气和氙气，且气体中含有 N_2O 也影响其他气体的检测。

5. 压电晶体振荡式气体分析器　当吸入麻醉药被该分析器中的一块振荡晶体表面的液体层吸收后，其质量的增加改变晶体的振动频率，由此引起的电流变化与吸入麻醉药的浓度成正比，借此可得知麻醉药的浓度。其准确性高，N_2O、乙醇等对吸入麻醉药的浓度测定影响小，预热快。但不能测定 O_2、CO_2、N_2 和 N_2O 浓度，也不能区别各种挥发性麻醉药，当吸入混合麻醉气体时，其读数接近各药物浓

度之和。

（二）吸入麻醉深度的监测技术

麻醉深度监测复杂且难以统一标准，在临床麻醉中，对术中患者的意识、疼痛、体动以及自主反应的监测一直是麻醉科医生判断麻醉深度的指标。在长久的研究过程中，目前较公认的能切实反应麻醉深度的指标为脑电监测（包括双频谱指数、熵、Narcortrend）、诱发电位监测（包括脑干听觉诱发电位、中潜伏期听觉诱发电位、听觉诱发电位指数、事件相关电位）和脑成像技术（包括 PET 和功能磁共振成像）。

四、废气清除系统

施行吸入麻醉过程中会产生一定量的废气，包括麻醉气体的原形及其代谢产物，此类废气在手术室中达到一定浓度时，可对医护人员产生不利影响。目前虽尚无足够的数据证明麻醉废气影响生殖、促发肿瘤等，但清除废气仍是手术室中值得关注的重要问题。

（一）传统的废气清除系统的组成

1. 废气收集系统　麻醉废气从 APL 阀或呼吸机的排气孔排出，这些多余的废气通常由特定的装置集合后进入输送管道。

2. 输送管道　负责将废气输送至处理中心，输送管道的通畅是预防回路内压力增高的首要问题，一般要求管道尽量短，且具备一定硬度，防止扭曲。

3. 中间装置　中间装置的作用是防止系统中出现过度的负压或正压，必须具备正压及负压释放功能，根据负压与正压释放的方式，可分为开放式中间装置以及闭合式中间装置。开放式中间装置与大气相连，需要一个储气室，其压力释放孔处于储气室顶端，储气室及负压吸引的大小决定整个装置的排放效率。闭合式中间装置通过阀门与大气相通，必须具备正压排气通道，避免下游受压等情况时系统内出现过高压力，造成气压伤。闭合式装置中若采取主动式负压吸引，则尚需使用负压进气阀，避免系统内过度负压。

4. 废弃排放系统　负责将废气从中间装置输送至处理装置。

5. 废气处理装置　分为主动式和被动式，目前常使用负压吸引的主动式处理装置。如前所述，主动式系统的中间装置中，必须使用负压进气阀以及储气囊，并且需根据常用气流量的大小进行负压大小的调节。而被动式则依靠废气本身的压力将废气排出系统之外，必须具备正压排气阀。

（二）废气清除系统中存在的问题

（1）废气清除系统增加麻醉机的复杂性，对麻醉机的性能提出更高的要求。

（2）所增添的管道设计以及系统的运转增加麻醉管理中出错的几率。

（3）系统中管道的堵塞或扭曲可使回路内压力增高，气压伤的可能性提高。

（4）主动式排放装置使用的负压吸引可使回路中出现过度负压现象，影响通气。

（三）国内研制的改进式废气排除装置

1. 迷宫式麻醉废气吸附器　其专利号为 ZL98226685.5。主要由盒盖、分流罩、滤网和盒体组成的迷宫式通气容器和装在盒体内的活性炭组成，具有结构简单、体积小、活性炭用量少及吸附效率高等优点，装在麻醉呼吸机的废气排出口上，可使排出的麻醉废气含量减少 90% 以上，起到净化空气的作用，能有效保护医护人员身体健康。

2. 麻醉废气排除装置缓冲系统　其专利号为 ZL2004 20071427.2。包括上连接管、T 型管、调节阀门、下连接管、储气囊、透气管。其中上连接管的下端与 T 型管的上端相连接，T 型管的下端与调节阀门的上端相连接，调节阀门的下端与下连接管的上端相连接，而 T 型管的支路在中段位置连接储气囊，此支路在末端位置连接透气管。适用于各类麻醉机（紧闭式与半紧闭式）。

3. 尚在研制中的新型废气排除装置　包括四个组成部分：单向活瓣、储气囊、正压排气阀、负压调节器。其储气囊的设计在负压吸引条件下，能保证只清除已被排出麻醉机的废气，而不影响整个麻醉回路中的压力以及气体量。

（赵华宇）

第三节　吸入麻醉方式及影响因素

一、吸入麻醉方式的分类

（一）按照流量分类

1. 低流量吸入麻醉　低流量麻醉是指新鲜气流量小于分钟通气量的一半，一般小于2L/min。由于该法能减少麻醉药的用量并可得到较好的麻醉效果，故目前临床常用。但仅在半紧闭式和紧闭式两种方式下，且有CO_2吸收装置时方能应用低流量吸入麻醉。

2. 高流量吸入麻醉　新鲜气流量通常大于4L/min，虽可保证吸入麻醉药浓度的稳定，但由于对环境污染重，耗费大，故目前少用。

（二）按照使用的回路分类

1. 开放式　开放式回路为最早、亦是最简单的麻醉回路。系统与患者之间无连接，不增加气道阻力，无效腔小，可适用于婴幼儿。但由于需要较大的新鲜气流，且无密闭性，对空气的污染严重，不能实行控制呼吸，现已不用。

2. 半开放式　半开放式为部分气体重复吸入，经典的回路为Mapleson系统。如前所述，以Bain回路应用最为广泛，新鲜气流量达到分钟通气量的2倍能完全避免CO_2重复吸入，行控制/辅助呼吸时，其效率在五个系统中为最高。

3. 紧闭式　紧闭回路中新鲜气体流量等于患者体内耗氧量，可视为一种定量麻醉，麻醉中可精确计算出所需补充的各种气体流量。呼出气体全部通过CO_2吸收罐，然后混合新鲜气流再全部重复吸入，但一般不宜用于婴幼儿。

4. 半紧闭式　本方式的特点是一部分呼出气体通过逸气阀排出回路，另一部分通过CO_2吸收罐后与新鲜气流混合被重复吸入。由于此方式浪费药物，并污染空气，如气流量过小及吸入氧浓度不高时可引起缺氧，现已少用。

二、影响因素

（一）CO_2吸收

1. 回路的设置　麻醉回路的设置为CO_2重复吸入程度的关键性因素，在使用回路进行不同手术的麻醉时，尤其是各个不同年龄阶段，需首先考虑CO_2重复吸入程度对患者生理的影响。

2. CO_2吸收罐　一般麻醉机中CO_2吸收罐内为碱石灰，分为钠、钙与钡石灰，在吸收CO_2过程中发生化学反应，以将其清除。吸收剂的湿度、效能、颗粒的大小、吸收罐的泄漏等因素均可影响CO_2的吸收。

（二）新鲜气流量

在各种通气方式中，对新鲜气流量大小的要求不一，欲达不同重复吸收程度，首先须调整新鲜气流量。同时，为按需调控诱导与苏醒速度，在通气过程中也可调整新鲜气流量。

（三）呼吸回路

1. 完整性　呼吸回路的完整性是防止出现意外的首要条件，由于系统中均存在多个接头以及控制装置，而接头的脱落常可造成严重的医疗意外，故一般麻醉机均配有监测回路是否完整的装置，但麻醉科医师的观测及检查更为重要，对呼吸次数与胸廓起伏度的观察最为直接，此外尚需结合其生命体征的实时监测结果。

2. 通畅性　回路中有多个活瓣，在其出现堵塞时，可出现张力性气胸、气压伤等严重情况，亦导

致 CO_2 不断被重复吸入。

（赵华宇）

第四节　吸入麻醉的实施

一、吸入麻醉的诱导

（一）良好的麻醉诱导要求

（1）用药简单无不良反应。
（2）生命体征平稳。
（3）具有良好的顺行性遗忘、止痛完全、肌肉松弛。
（4）内环境稳定、内分泌反应平稳。
（5）利于麻醉维持等。

（二）吸入麻醉的诱导方法

1. 慢诱导法　即递增吸入麻醉药浓度。具体实施：麻醉诱导前常规建立静脉通道；将面罩固定于患者的口鼻部，吸氧去氮后打开麻醉挥发罐，开始给予低浓度的吸入麻醉药，每隔一段时间缓慢增加全麻药的浓度至所需麻醉深度 MAC，同时检测患者对外界刺激的反应。如果需要可插入口咽或鼻咽通气导管，以维持呼吸道通畅。浓度递增式慢诱导法可使麻醉诱导较平稳，但同时诱导时间延长，增加兴奋期出现意外的可能性。

2. 快诱导法　即吸入高浓度麻醉药。具体实施：建立静脉通道，使用面罩吸纯氧去氮，然后吸入高浓度气体麻醉药，在患者意识丧失后可用呼吸气囊加压吸入麻醉气体，但压力不宜过高，避免发生急性胃扩张引发呕吐甚至导致误吸。直至达到所需麻醉深度。快速诱导中若使用高浓度、具有刺激性（如异氟醚）吸入麻醉药，可出现呛咳、分泌物异常增加以及喉痉挛等反应，伴有脉搏血氧饱和度（SpO_2）一过性下降。

3. 诱导时间的长短　主要取决于新鲜气流的大小及不同个体对麻醉气体和氧的摄取率。起始阶段可因下列因素缩短。
（1）适当大的新鲜气流以加速去氮及麻醉药的吸入。
（2）选择合适的吸入麻醉药（对呼吸道刺激小、血/气分配系数低者）。
（3）快速增加吸入麻醉药浓度，以加速其达到预定浓度。
（4）逐步减少新鲜气流量。

4. 小儿吸入麻醉诱导　吸入麻醉药在小儿诱导中有避免肌肉及静脉注射时的哭闹，诱导平稳、迅速等优点；但在诱导过程中，由于小儿合作性差，故诱导时需特殊处理。
1）术前用药可使小儿较容易接受面罩诱导，可保持患儿在安静状态下自主呼吸吸入麻醉药。
2）药物选择：七氟烷血/气分配系数低，诱导迅速，且无明显气道刺激性，气味较易被小儿接受，麻醉诱导迅速，是目前进行小儿吸入全麻诱导的较佳选择。地氟烷血/气分配系数较七氟烷低，但对呼吸道有刺激性，单独诱导时容易发生呛咳，屏气，甚至喉痉挛。异氟烷对呼吸道刺激性最大，同样可引起呛咳，屏气，喉或支气管痉挛，不宜用于小儿麻醉诱导。恩氟烷与异氟烷是同分异构体，其为强效吸入全麻药，对呼吸道刺激性较小且能扩张支气管，哮喘患儿亦可选择。但恩氟烷对呼吸、循环抑制程度较重，且高浓度下可诱发脑电图棘波，故诱导时尽量避免。氟烷无刺激性，药效强，在早期常用于小儿诱导，但其血/气分配系数高，起效慢，且对器官存在毒性作用，故已少用。
3）注意事项
（1）小儿合作性差，对面罩扣压存在恐惧感，术前用药可使其较易接受；较大患儿则在实施过程中给予安慰以及提示。

（2）在患儿进入深度镇静状态下，可适当手控加压通气，使其迅速进入麻醉状态，避免兴奋期躁动及呕吐等不利因素加重诱导风险。

（3）小儿宜选择快诱导法，缩短诱导时间，减少诱导期间出现的各种并发症。

二、吸入麻醉的维持和苏醒

（一）吸入麻醉的维持

应注意吸入麻醉诱导与维持间的衔接，并力求平稳过渡。气管插管后立即给予肌松药，同时可吸入 30% ~ 50% N_2O 及 0.8 ~ 1.3MAC 挥发性麻醉药。吸入麻醉期间应保持患者充分镇静、无痛、良好的肌松，遏制应激反应，血流动力学平稳。吸入麻醉药本身虽具有肌松作用，但为满足重大或特殊手术所需的良好肌松，如单纯加深吸入麻醉深度以求达到所需的肌松程度，可能导致麻醉过深、循环过度抑制。此时需静脉定时注射肌松药以维持适当肌松。挥发性麻醉药与非去极化肌松药合用时可产生协同作用，明显强化非去极化肌松药的阻滞效应，故二者合用时应适当减少肌松药的用量。

（二）因人按需调控吸入麻醉深度

术中应根据术前用药剂量与种类及个体反应差异、患者基础情况、手术特点与术中对手术伤害性刺激的反应程度予以调控麻醉深度，维持平稳的麻醉需以熟练掌握麻醉药理学特性为基础，并充分了解手术操作步骤，能提前 3 ~ 5min 预测手术刺激强度，及时调整麻醉深度，满足手术要求。目前低流量吸入麻醉是维持麻醉的主要方法。在不改变患者分钟通气量时，深度麻醉的调控主要通过调节挥发罐浓度刻度和增加新鲜气流量。

（三）吸入麻醉后苏醒

术毕应尽快促使患者苏醒，恢复自主呼吸及对刺激的反应，尤其呼吸道保护性反射，以达到拔除气管导管的要求。麻醉后恢复速度主要取决于麻醉药的溶解度。在麻醉后恢复过程中，随着通气不断清除肺泡中的麻醉药，回到肺部的静脉血与肺泡之间可逐渐形成麻醉药分压梯度，此梯度驱使麻醉药进入肺泡，从而对抗通气使肺泡内麻醉药浓度降低的趋势。溶解度较低的吸入麻醉药如异氟烷，对抗通气清除麻醉药的作用比溶解度较高的氟烷更为有效，因为溶解度较高的氟烷在血液中的储存量更大，而在同一麻醉时间及分压下可有更多的异氟烷被转运回肺泡。肺泡内氟烷的分压下降速度较七氟烷慢，而后者又慢于地氟烷。吸入麻醉诱导及加深麻醉的速度亦受此特性的影响，其速度为地氟烷 > 七氟烷 > 异氟烷。吸入麻醉药的清除速度决定患者苏醒的快慢，因此目前常用吸入全麻药在手术结束前大约 15min 关闭挥发罐，N_2O 可在手术结束前 5 ~ 10min 停用。但此（15min）仅为相对的时间概念，需根据手术时间长短、年龄、性别、体质状况等个体差异灵活调整。手术结束后，应用高流量纯氧迅速冲洗呼吸回路内残余的吸入麻醉药。当肺泡内吸入麻醉药浓度降至 0.4MAC（有报道为 0.5 或 0.58MAC）时，约 95% 的患者可按医生指令睁眼，即 MAC awake$_{95}$。吸入麻醉药洗出越快越彻底越有利于患者平稳的苏醒，过多的残留不仅可导致患者烦躁、呕吐、误吸，且抑制呼吸。在洗出吸入性麻醉药时，静脉可辅助给予：①镇痛药（如氟比洛酚脂）等，以增加患者对气管导管的耐受性，有利于尽早排除吸入麻醉药，减轻拔管时的应激反应。②5 - HT$_3$ 受体拮抗剂（如恩丹西酮和阿扎西琼），防止胃内容物反流。③肾上腺素能受体阻断剂和选择性 $β_2$ 受体拮抗剂（如美托洛尔、艾司洛尔），减轻应激反应所致的不良反应。④钙离子拮抗剂（如尼卡地平、硝苯地平、尼莫地平），改善冠脉循环、扩张支气管、抑制心动过速。力求全麻患者苏醒过程安全、迅速、平稳、舒适，减少并发症及意外。

三、吸入麻醉深度的判断

麻醉深度是麻醉与伤害性刺激共同作用于机体而产生的一种受抑制状态的程度。术中应维持适度的麻醉深度，防止麻醉过深或过浅对患者造成不良影响，满足手术的需要，保证患者围手术期的安全，因此如何正确判断吸入麻醉的深度显得至关重要。

（一）麻醉深度临床判断

Plomley 于 1847 年首先明确提出"麻醉深度"的概念，并将其分为三期：陶醉（intoxication）期、兴奋（excitement）期和深麻醉（the deeper levels of narcosis）期。1937 年 Guedel 根据乙醚麻醉时患者的临床表现描述经典乙醚麻醉分期：痛觉消失期（analgesia）、兴奋谵妄期（delirium）、外科手术期（surgical stage）、呼吸麻痹期（respiratoryanalysis）。对于乙醚麻醉而言，Guedel 的麻醉分期临床实用，可明确地界定患者的麻醉深度。而随着现代新型吸入麻醉药、静脉全麻药、镇痛药及肌松药的不断问世及广泛使用，Guedel 的麻醉深度分期便失去其临床意义，麻醉深度的概念及分期与临床中使用的不同麻醉药物密切相关。

（二）麻醉深度分期

现临床通常将麻醉深度分为浅麻醉期，手术麻醉期和深麻醉期，如表 3-3 所示，对于掌握临床麻醉深度有一定参考意义。术中密切观察患者，综合以上各项反应做出合理判断，并根据手术刺激的强弱及时调节麻醉深度，以适应手术需要。

表 3-3　临床麻醉深度判断标准

麻醉分期	呼吸	循环	眼征	其他
浅麻醉期	不规则	血压上升	睫毛反射（-）	吞咽反射（+）
	呛咳	脉搏↑	眼球运动（+）	出汗
	气道阻力↑		眼睑反射（+）	分泌物↑
	喉痉挛		流泪	刺激时体动
手术麻醉期	规律	血压稍低但稳定，	眼睑反射（-）	刺激时无体动
	气道阻力↓	手术刺激无改变	眼球固定中央	黏膜分泌物消失
深麻醉期	膈肌呼吸	血压、脉搏↓	对光反射（-）	
	呼吸浅快	循环衰竭	瞳孔散大	
	呼吸停止			

（三）麻醉深度的临床检测

麻醉中可应用脑电图分析麻醉深度，但因其临床实施中影响因素较多，并未推广应用，为克服其缺陷，近年发展形成的双频指数（bispectral index，BIS）脑电图分析，认为其对判断麻醉深度有较大实用价值。BIS 的范围为 0～100，数字大小表示大脑抑制程度深浅，脑电双频指数虽来自于大脑神经细胞的自发性电活动，但很多因素均可影响 BIS，所以用其判断麻醉深度并不十分可信。将体感诱发电位（somatosensory evokedpotential，SEP）、脑干听觉诱发电位（brainstem auditory evoked potential，BAEP）用于麻醉深度监测亦为研究热点。利用中潜伏期脑干听觉诱发电位监测全麻下的意识变化，以手术刺激下的内隐记忆消失作为合适麻醉深度的监测标准均正在研究中。人工神经网络（artificial neural networks，ANN）是近年发展起来的脑电分析技术，根据 EEG 4 个特征波形 α、β、γ、δ 的平均功率作为其频谱的特征参数，再加上血流动力学参数如血压、心率以及 MAC 等数据，利用 AR 模型、聚类分析和 Bayes 估计理论，最终形成 ANN 参数代表麻醉深度，其临床应用有待进一步探索。2003 年 Datex-Ohmeda 公司推出 S/5T MM-Entropy 模块，第一次将熵值数的概念作为监测麻醉深度的一种手段，并在临床麻醉中应用。其他，如复杂度和小波分析法、患者状态指数（the patientstate index，PSI）、功率谱分析（power spectral analyses，PSA）、唾液 cGMP 含量分析等方法，均处在临床研究阶段，可能具有良好的发展前景。

（四）麻醉深度的调控

在手术过程中随着麻醉与伤害性刺激强度各自消长变化，相对应即时麻醉深度处于动态变化之中。麻醉深度调控目的是使患者意识丧失，镇痛完全，无术中知晓，但也不能镇静过度；同时需保持血压、心率、酸碱、电解质、血糖、儿茶酚胺等内环境正常稳定；提供满足手术要求的条件。因此，临床麻醉中需及时、实时监测，依据个体差异，按需调控麻醉深度，达到相对"理想麻醉深度"。

四、吸入全麻的优缺点

吸入全麻具有作用全面、麻醉深度易于监控、保护重要生命器官等优点。但同时兼有污染环境、肝肾毒性、抑制缺氧性肺血管收缩、恶心、呕吐及恶性高热等缺点。静脉全麻诱导迅速、患者舒适、对呼吸道无刺激、苏醒迅速、无污染、不燃不爆、操作方便及不需要特殊设备，但可控性不如吸入麻醉药。当药物过量时不能像吸入麻醉药那样通过增加通气予以"洗出"，而只能等待机体对药物的代谢和排除，对麻醉深度的估计往往依赖于患者的临床表现和麻醉医生的经验，而缺乏如监测体内吸入麻醉药浓度相类似的直观证据，二者优缺点对比如表 3-4 所示。

表 3-4　吸入麻醉与静脉麻醉对比

吸入麻醉	静脉麻醉
起效慢、诱导过程有兴奋期	起效快、诱导迅速、无兴奋期
有镇痛效应	基本无镇痛作用
有肌松作用	无肌松作用
无知晓	术中可能知晓
术后恶心呕吐多见	术后呕吐、恶心发生率低
需要一定复杂的麻醉设备	设备简单
操作简单，可控性好	操作可控性差
有环境污染	无环境污染
基本不代谢	代谢物可能有药理活性
个体差异小	个体差异大
可用 MAC 代表麻醉深度	尚无明确的麻醉深度指标（最小滴注速率 MIR）

（赵华宇）

第五节　紧闭回路吸入麻醉

一、紧闭回路吸入麻醉的技术设备要求

紧闭回路麻醉为在紧闭环路下达到所需的麻醉深度，严格按照病人实际消耗的麻醉气体量及代谢消耗的氧气量予以补充，并维持适度麻醉深度的麻醉方法。

麻醉过程中整个系统与外界隔绝，麻醉药物由新鲜气体及重复吸入气体带入呼吸道，呼出气中的 CO_2 被碱石灰吸收，剩余气体被重复吸入，对技术设备要求如下。

1. 专用挥发罐　挥发罐应能在小于 200ml/min 的流量下输出较精确的药物浓度，即便如此，麻醉诱导仍难以在短时间内达到所需肺泡浓度。因此诱导时采用回路内注射给药或大新鲜气流量，以期在短时间内达到所需的肺泡浓度。

2. 检测仪　配备必要的气体浓度监测仪，其采样量应小，且不破坏药物，并能将测量过的气样回输入回路。

3. 呼吸机　只能应用折叠囊直立式呼吸机，使用中注意保持折叠囊充气适中，不宜过满或不足，以此观察回路内每次呼吸的气体容量。

4. 流量计　流量计必须精确，以利于低流量输出。

5. CO_2 及麻醉气体吸收器　确保碱石灰间隙容量大于患者的潮气量；同时碱石灰应保持湿润，过干不仅吸收 CO_2 效率降低，且可吸收大量挥发性麻醉药，在紧闭回路中配备高效麻醉气体吸附器，可在麻醉清醒过程中快速吸附麻醉气体，缩短患者清醒时间。

6. 回路中避免使用橡胶制品 因橡胶能吸收挥发性麻醉药，可采用吸收较少的聚乙烯回路。回路及各连接处必须完全密闭。

如 Drager PhsioFlex 麻醉机，其为高智能、专用于紧闭吸入麻醉的新型麻醉机。机内回路完全紧闭，含有与传统麻醉机完全不同的配置，如膜室、鼓风轮、控制计算机、麻醉剂注入设备、麻醉气体吸附器、计算机控制的 O_2、N_2、N_2O 进气阀门等，以实现不同的自控工作方式。上述配置有机组合可自动监测各项参数，并通过计算机伺服反馈控制设备的工作状态。其特点如下：

（1）吸入麻醉药通过伺服反馈注入麻醉回路，而不是通过挥发罐输入。

（2）输入麻醉回路的新鲜气流量大小通过伺服反馈自动控制。

（3）自动控制取代手动调节。

（4）具有本身独特的操作流程，现有麻醉设备的许多操作理念和习惯在 Phsio Flex 麻醉机上均不适用。

计算机控制紧闭回路麻醉是在完全紧闭环路下以重要生命体征、挥发性麻醉药浓度及肌松程度为效应信息反馈控制麻醉药输入，以保证紧闭回路内一定的气体容积和挥发性麻醉药浓度，达到所需麻醉深度的一项技术，其出现代表吸入全身麻醉的发展方向。

二、紧闭回路麻醉的实施

紧闭回路麻醉通常需要补充三种气体，即 O_2、N_2O 和一种高效挥发性麻醉药，每种气体的补充均受不同因素影响。氧气的补充应保持稳定，但应除外刺激引起交感系统兴奋性反应、体温改变或寒战使代谢发生变化。N_2O 的补充相对可予以预测，部分原因是其吸入浓度一般不经常变动。溶解度很低（特别是在脂肪中）以及最易透皮丢失（丢失量稳定）的麻醉药在补充时同样可预测。

（一）麻醉前准确计算氧耗量及吸入麻醉药量

（1）机体对 O_2 的摄入为恒量，根据体重 $Kg^{3/4}$ 法则可计算每分钟耗氧量（VO_2，单位 ml/min）：$VO_2 = 10 \times BW (kg)^{3/4}$（Brody 公式），其中 BW 为体重（单位 kg）。$VT = VA/RR + VD + Vcomp$，其中 VT 为潮气量；VA 为分钟肺泡通气量；RR = 每分钟呼吸次数；VD = 解剖无效腔，气管插管时 = 1ml/kg；Vcomp = 回路的压缩容量。当 VO_2 确定后，在假设呼吸商正常（0.8）和大气压 101.3kPa 条件下，通过调节呼吸机的 VT 达到所要求的 $Pa(CO_2)$ 水平。$Pa(CO_2)(kPa) = [570 \times VO_2/RR \times (VT - VD - Vcomp)]/7.5$，$570 = [(760 - 47) \times 0.8]$。紧闭回路麻醉平稳后麻醉气体在麻醉系统中所占比例保持不变，麻醉气体摄取率符合 Lowe 公式：$QAN = f \times MAC \times \lambda B/G \times t^{-0.5}$（ml/min），其中 QAN = 麻醉气体摄取率（ml 蒸汽/min）；$f = 1.3 - N_2O(\%)/100$；MAC = 最低肺泡有效浓度（ml 蒸气/dl）；$\lambda B/G$ = 血/气分配系数；t = 麻醉任意时间。麻醉气体的摄取率随时间推移成指数形式下降，即 QAN 与 $t^{-0.5}$ 成比例，此即为摄取率的时间平方根法则，其意为各时间平方根相同的间隔之间所吸收的麻醉药量相同。例如：0～1、1～4、4～9min 等之间的吸收麻醉药量相同，其剂量定义为单位量（unit dose）。蒸气单位量（ml）= $2 \times f \times MAC \times \lambda B/G \times Q$，$f = 1.3 - N_2O(\%)/100$。液体单位量约为蒸气单位量的 1/200。由于 N_2O 的实际摄取量仅为预计量的 70%，因此 N_2O 的计算单位量应乘以 0.7。根据以上公式，即可计算各种吸入麻醉药的单位量和给药程序。

（2）为便于临床医师计算，可在表 3-5、表 3-6、表 3-7 中查找，如体重与表内数值不符，可取相邻的近似值。

表 3-5 体重与相应的生理量

体重（kg）	$kg^{3/4}$	VO_2（ml/min）	VCO_2（ml/min）	VA（dl/min）	Q（dl/min）
5	3.3	33	26.4	5.28	6.6
10	5.6	56	44.8	8.96	11.2
15	7.6	76	60.8	12.16	15.2
20	9.5	95	76.0	15.20	19.0

体重（kg）	kg$^{3/4}$	VO$_2$（ml/min）	VCO$_2$（ml/min）	VA（dl/min）	Q（dl/min）
25	11.2	112	89.6	17.92	22.4
30	12.8	128	102.4	20.48	25.6
35	14.4	144	115.2	23.04	28.8
40	15.9	159	127.2	25.44	31.8
45	17.4	174	139.2	27.84	34.8
50	18.8	188	150.4	30.08	37.6
55	20.2	202	161.6	32.32	40.4
60	21.6	216	172.8	34.56	43.2
65	22.9	229	183.2	36.64	45.8
70	24.2	242	193.6	38.72	48.4
75	25.5	255	204.0	40.80	51.0
80	26.8	268	214.4	42.88	53.6
85	28.0	280	224.4	44.80	56.0
90	29.2	292	233.6	46.72	58.4
95	30.4	304	243.2	48.64	60.8
100	31.6	316	252.8	50.56	63.2

表 3-6 吸入麻醉药的物理特性

麻醉药	MAC/%	AB/G	蒸气压/20℃ kPa	37℃时液态蒸发后气压体积/ml
氟烷	0.76	2.30	32.37	240
恩氟烷	1.70	1.90	24	210
异氟烷	1.30	1.48	33.33	206
N$_2$O	101.00	0.47	5 306.6	–

表 3-7 吸入麻醉药的单位量（ml）

体重/kg	相	氟烷	恩氟烷	异氟烷	65% N$_2$O
10	气	50	92	55	475
	液	0.21	0.44	0.27	
20	气	86	160	95	813
	液	0.36	0.76	0.46	
30	气	116	215	128	1 095
	液	0.48	1.02	0.62	
40	气	145	269	160	1 368
	液	0.61	1.28	0.78	
50	气	172	319	190	1 625
	液	0.72	1.52	0.92	
60	气	195	361	215	1 839
	液	0.81	1.72	1.04	
70	气	218	403	240	2 053
	液	0.91	1.92	1.16	
80	气	241	445	265	2 267

续　表

体重/kg	相	氟烷	恩氟烷	异氟烷	65% N_2O
	液	1.00	2.12	1.29	
90	气	264	487	290	2 481
	液	1.10	2.32	1.41	
100	气	286	529	315	2 694
	液	1.20	2.52	1.53	

注：表中剂量为不加 N_2O 的剂量，如加用 65% N_2O，则剂量应减半。

例如一患者体重为 50kg，术中用异氟烷维持麻醉 100min，其异氟烷用量计算如下：查表 3 - 7 得知 50kg 患者单纯异氟烷维持麻醉对应液体单位量为 0.92ml，维持麻醉 100min 异氟烷消耗量 = 1 000.5 × 0.92 = 9.2ml。

（二）紧闭回路麻醉的实施

紧闭回路麻醉前，对患者实施充分吸氧去氮。此后每隔 1 ~ 3h 采用高流量半紧闭回路方式通气 5min，以排除 N_2 及其他代谢废气，保持 N_2O 和 O_2 浓度的稳定。给药方法包括直接向呼吸回路注射液态挥发性麻醉药和依靠挥发罐蒸发两种。注射法给药可注射预充剂量，以便在较短的时间内使之达到诱导所需的麻醉药浓度，然后间隔补充单位剂量维持回路内麻醉药挥发气浓度。采用注射泵持续泵注液态挥发性麻醉药可避免间隔给药产生的浓度波动，使吸入麻醉如同持续静脉输注麻醉。以挥发罐方式给药仅适合于麻醉的维持阶段。而在诱导时应使用常规方法和气体流量，不仅有利于吸氧去氮，且加快麻醉药的摄取。

（三）紧闭回路麻醉应注意的问题

（1）在使用 N_2O 时，应监测 O_2 浓度、血氧饱和度、$P_{ET}CO_2$ 以及麻醉气体的吸入和呼出浓度，及时检查更换 CO_2 吸附剂，如发现缺氧和 CO_2 蓄积应及时纠正。

（2）确保气体回路无漏气。

（3）气体流量计要准确。

（4）密切注意观察呼吸囊的膨胀程度，调节气流量，使气囊膨胀程度保持基本不变，不必机械地按计算给药。

（5）如有意外立即转为半开放式麻醉。

（赵华宇）

第六节　低流量吸入麻醉技术

一、低流量吸入麻醉的技术设备要求

（一）设备要求

施行低流量吸入麻醉必须使用满足相应技术条件的麻醉机，该麻醉机应具备下述配置。

（1）精密或电子气体流量计：麻醉机必须能进行精确的气体流量监测，一般要求流量的最低范围达 50 ~ 100ml/min，每一刻度为 50ml，并定期检测其准确性。

（2）高挥发性能和高精度的麻醉挥发器。

（3）能有效监测麻醉机内部循环气体总量并实行机械控制/辅助通气的呼吸回路目前常用的呼吸回路分为带有新鲜气体隔离阀的悬挂式风箱回路（代表机型为 Drager 系列麻醉机），以及不带新鲜气体隔离阀的倒置式风箱回路（代表机型为 Ohmeda、Panlon 系列麻醉机及国内大多数麻醉机型）。

（二）密闭性要求

为保证低流量吸入麻醉的有效实施，麻醉前应进行麻醉机密闭性和机械顺应性的检测（目前部分国际先进机型具备自我检测能力）。多数麻醉机型要求内部压力达30cmH$_2$O（2.94kPa）时，系统泄漏量小于100ml/min，若其超过200ml/min，则禁止使用该机施行低流量吸入麻醉。系统机械顺应性不做强制性检测要求。

（三）CO$_2$吸收装置

由于低流量吸入麻醉中重复吸入的气体成分较大，因而可增加CO$_2$吸收剂的消耗量。在施行低流量吸入麻醉前，应及时更换CO$_2$吸收剂，采用较大容量的CO$_2$吸收装置和高效能的CO$_2$吸收剂。必要时监测呼气末二氧化碳（P$_{ET}$CO$_2$）浓度。

（四）气体监测

在施行低流量吸入麻醉并进行气体成分分析监测时，必须了解气体监测仪的工作方式为主流型或旁流型采样方式。主流型气体采样方式不影响麻醉机内部循环气体总量，对低流量吸入麻醉无不利影响；旁流型气体采样方式需由麻醉回路中抽取气样（50~300ml/min不等），应在新鲜气体供给时适当增加此部分流量，以满足气体总量平衡的要求。

（五）废气排放问题

低流量吸入麻醉减少麻醉废气的排放较其他方法虽具有一定优势，但在使用过程中仍有麻醉废气自麻醉机中源源不断地排出，仍需使用废气清除系统，以保障手术室内部工作人员的身体健康。

二、低流量吸入麻醉的实施

低流量吸入麻醉是在使用重复吸入型麻醉装置系统、新鲜气流量小于分钟通气量的一半（通常少于2L/min）的条件下所实施的全身麻醉方法。此法具有操作简单，费用低，增强湿化、减少热量丢失、减少麻醉药向环境中释放，并可更好评估通气量等优点。实施麻醉中应监测吸入O$_2$、P$_{ET}$CO$_2$及挥发性麻醉气体浓度。

（一）低流量吸入麻醉的操作过程

（1）在低流量输送系统中，麻醉药的溶解度、新鲜气流量等可影响蒸发罐输出麻醉药（FD）与肺泡内麻醉药浓度（FA）之间的比值。同时为节省医疗花费，要求对麻醉实行相对精确地控制，麻醉医师可根据气流量、麻醉时间和所选的麻醉药估计各种麻醉在费用上的差别。

（2）根据上述各因素可采取以下麻醉方案：在麻醉初期给予高流量，而后采取低流量；在麻醉早期（摄取量最多的时间段）给予较高的气流量（4~6L/min），继而随着摄取量的减少逐渐降低气流量；麻醉诱导后5~15min内给予2~4L的气流量，随后气流量设定在1L/min。如果平均气流量为1L/min，用表3-8中的4种麻醉药实施麻醉达1h需要的液体麻醉药量为6.5ml（氟烷）至26ml（地氟烷）。此类麻醉药的需要量相差4倍，而效能却相差8倍，其原因为输送的麻醉药量要超出达到麻醉效能的需要量，输送的麻醉药量尚需补充机体摄取量以及通过溢流阀的损失量。难溶性麻醉药如地氟烷和七氟烷的摄取和损失相对较少，此为效能弱8倍，而需要量仅多4倍的原因，当气流量更低时差距可更小。此阶段除应根据麻醉深度调节挥发器输出浓度外，尚应密切观察麻醉机内部的循环气体总量和P$_{ET}$CO$_2$浓度，使用N$_2$O-O$_2$吸入麻醉时，应连续监测吸入氧浓度，必要时进行多种气体成分的连续监测。

表3-8 在不同气流量下维持肺泡气浓度等于1MAC所需液体麻醉药ml数

麻醉时间	麻醉药	气流量L/min（不包括麻醉药）				
（min）	（ml）	0.2	1.0	2.0	4.0	6.0
30	氟烷	3.0	4.1	5.4	8.0	10.5
60		4.6	6.5	9.0	13.9	18.8

麻醉时间 （min）	麻醉药 （ml）	气流量 L/min（不包括麻醉药）				
		0.2	1.0	2.0	4.0	6.0
30	异氟烷	4.0	5.8	8.0	12.3	16.7
60		6.3	9.6	13.9	22.3	30.7
30	七氟烷	3.3	6.3	10.1	17.6	25.2
60		4.9	10.9	18.2	33.0	47.8
30	地氟烷	6.7	14.8	25.0	45.2	65.4
60		10.1	26.1	46.0	85.8	126.0

（二）麻醉深度的调控

在低流量吸入麻醉过程中，当新鲜气流量下降后，新鲜气体中和麻醉回路内吸入麻醉药浓度之差增加。回路内与新鲜气流中麻醉气体浓度平衡有一定的时间滞后，可用时间常数 T 表示，如表 3-9 所示。新鲜气流量越小，时间常数越大。回路内麻醉气体的成分比例发生变化达到稳定越滞后，此时应采取措施及时调控麻醉深度，如静脉注射镇静药、镇痛药及增加新鲜气流量等。在麻醉过程中呼吸回路内 O_2 的浓度可下降，其原因有：①新鲜气体成分不变而流量减少时。②新鲜气体流量不变而 N_2O 浓度增加时。③成分和流量不变而麻醉时间延长时。因而在麻醉中必须提高新鲜气流中的氧浓度并予以连续检测。为保证吸入气中的氧浓度至少达到 30%，采取：①设定低流量：50vol.% O_2（0.5L/min），最低流量：60vol.% O_2（0.3L/min）。②快速调整氧浓度至最低报警限以上：将新鲜气流中的氧浓度提高10vol.% 及 N_2O 浓度降低 10vol.%。

表 3-9 时间系数 T 与新鲜气流量的关系

新鲜气流量（L/min）	0.5	1	2	4	8
时间常数（min）	50	11.5	4.5	2.0	1.0

（三）苏醒

低流量吸入麻醉时间较长，在手术即将结束时，关闭挥发器和其他麻醉气体的输入，同时将新鲜气体流量加大（4L/min 以上，纯氧），便于能迅速以高流量的纯氧对回路系统进行冲洗，降低麻醉气体浓度，尽早让患者恢复自主呼吸，必要时采用 SIMV 模式以避免通气不足或低氧血症，促使患者尽快苏醒。

三、实施低流量吸入麻醉的并发症

1. 缺氧 低流量麻醉时，如果吸入混合气体，吸入气中新鲜气流越少，气体重复吸入的比例越高，而实际吸入氧浓度降低。因此为确保吸入气中氧浓度在安全范围内，新鲜气体流速降低时，新鲜气中的氧浓度应相应提高。机体对 N_2O 的摄取随时间的延长而减少，N_2O ：O_2 为 1：1，麻醉 60min 后，N_2O 的摄取量为 130ml/min，而氧摄取量保持稳定，为 200~250ml/min。在麻醉过程中，血液中释放出的氮气因麻醉时间的延长亦可导致蓄积，从而降低氧浓度。

2. CO_2 蓄积 进行低流量麻醉时，回路中应有效清除 CO_2，此为必不可少的条件。钠石灰应用时间长短主要取决于重复吸入程度和吸收罐容积。因此在实施低流量麻醉时应先观察吸收罐中钠石灰的应用情况，及时更换，以避免 CO_2 蓄积，同时应连续监测 $P_{ET}CO_2$ 浓度，及时发现并纠正 CO_2 蓄积。

3. 吸入麻醉药的过量和不足 挥发性麻醉药的计算与新鲜气体容量有关，现已很少将挥发罐置于环路系统内。因其在低新鲜气流时，较短时间内可使吸入麻醉药浓度上升至挥发罐设定浓度的数倍，易导致吸入麻醉气体的蓄积。同时如果新鲜气体的成分不变，由于 N_2O 的摄取呈指数性下降，吸入气体的 N_2O 和 O_2 的浓度可持续性变化，此时若 N_2O 的摄取处于高水平，其浓度则下降；如摄取减少，则浓度升高；若新鲜气流提早减少，同时氧浓度提高不当，则可能出现 N_2O 不足。挥发罐设置于环路外时，挥发气与吸入气中吸入麻醉药的浓度有一定梯度，后者取决于新鲜气体的流速。如使用低流量新鲜气流，以恒定的速度维持麻醉 30min 后，肺泡中氟烷的浓度仅为挥发罐设定浓度的 1/4。因而必须向通气系统供应大量的麻醉气体以满足需要。在麻醉早期，用低流量新鲜气流无法达到此目的，可应用去氮方法清除潴留的氮，因此在麻醉的初始阶段 15~20min 内，应使用 3~4L/min 以上的新鲜气流，此后在气体监测下可将新鲜气流调控至 0.5~1.0L/min，以策安全。当新鲜气流量少于 1L/min 时，应常规连续监测药物浓度，应用多种气体监测仪对麻醉气体成分进行监测，可增加低流量吸入麻醉的安全性，便于该技术的掌握和推广。

4. 微量气体蓄积　具体如下：

(1) 存在于人体和肺部的氮气约为 2.7L。以高流量新鲜气体吸氧去氮，在 15~20min 内可排出氮气 2L，剩余量则只能从灌注少的组织中缓慢释放。在有效去氮后麻醉系统与外界隔离（即紧闭循环式），1h 后氮气浓度大于 3%~10%。长时间低流量麻醉，系统内氮气可达 15%。甲烷浓度的大量升高可影响红外分光监测氟烷浓度。但只要不存在缺氧，N_2 与甲烷的蓄积可不损害机体或器官功能。

(2) 具有血液高溶解度或高亲和力的微量气体，如丙酮、乙烯醇、一氧化碳等，此类气体不宜用高流量新鲜气流短时间冲洗清除。为保证围手术期安全，在失代偿的糖尿病患者、吸烟者，溶血、贫血、紫质症以及输血的患者中进行低流量麻醉时，新鲜气流量不得低于 1L/min。

(3) 吸入性麻醉药的降解产物在长时间低流量麻醉时，如七氟烷的降解复合物 $CF_2[=C(CF_3)OCH_2F]$ 估计可达 60ppm，其最大值易导致肾小管组织的损害。七氟烷是否引起潜在性的肾损害尚需进一步研究，目前建议吸入七氟烷或氟烷时流速不应低于 2L/min，以确保可持续缓慢冲洗潜在的毒性降解产物。

（凤旭东）

第四章

神经阻滞技术

第一节　颈丛阻滞技术

一、解剖学基础

每个颈神经均分为前支和后支，后支向后行走，支配颈部和头后面的肌肉及皮肤。颈丛是由 $C_{1\sim4}$ 神经的前支构成，位于肩胛提肌和中斜角肌的前方、第 1~4 颈椎的前外侧和胸锁乳突肌的深面。颈丛支配颈深部和浅部结构，其中 C_1 神经为纯运动神经，支配枕下三角区肌肉的运动，没有支配皮肤的感觉分支。颈部皮肤的感觉是由 $C_{2\sim4}$ 神经前支和后支的皮支以连续皮肤节段形式支配。

颈丛的皮支（枕小神经、耳大神经、颈横神经和锁骨上神经）是从胸锁乳突肌后方的深筋膜穿出，分布在颈部和头部后面的皮肤。枕小神经（C_2，C_3）沿胸锁乳突肌后缘上行，并发出皮支分布在颈部上外侧、耳郭上端和枕部的皮肤。耳大神经（C_2、C_3）是沿胸锁乳突肌的后缘向前上方走行，继之分为前、后两支，前支司理面部后下部分皮肤的感觉，后支司理乳突上部和耳郭下端皮肤的感觉。颈横神经（C_2、C_3）是从颈外静脉下方穿出向前走行，司理下颌骨至胸骨之间颈部前外侧部分皮肤的感觉。锁骨上神经（C_3、C_4）也是从胸锁乳突肌后缘走出，然后向外下方走行，司理颈下区至肩锁关节以及第 2 肋骨以上胸前区皮肤的感觉。

颈丛的深支主要为运动神经，支配颈部深层的肌肉以及肩胛提肌、舌骨下肌和膈肌。但颈丛的深支也可传递浅感觉和深部组织（肌肉、骨骼和关节）的本体感觉。其中 C_1 神经前支的部分纤维伴随舌下神经走行，然后在颈动脉鞘的前面离开舌下神经下降为颈襻上根，C_2、C_3 神经前支的纤维经过联合发出降支，称为颈襻下根。上、下根半环状软骨弓高度，在颈动脉鞘浅面合成颈襻，由颈襻发出分支支配舌骨下肌群的上、下部，所以在甲状腺手术需要切断舌骨下肌时，大多选在该肌的中份进行，以免损伤神经。

二、适应证

（一）手术麻醉

软组织探查和活体组织检查，同侧甲状腺和甲状旁腺手术，颈动脉内膜剥脱术。

（二）疼痛治疗

颈丛分布区疼痛性疾病的诊断和治疗。

三、阻滞操作技术

首先实施颈浅丛阻滞，以减轻颈深丛阻滞操作所致的患者不适。

（一）颈浅丛阻滞技术

患者的头部伸展和颈部屈曲，头转向阻滞侧的对侧。操作者用触摸定位手的手指绷紧颈部的皮肤，以显露胸锁乳突肌后缘。从乳突到第6颈椎横突结节划一条直线，将穿刺进针点标记在该连线的中点，此乃颈浅丛在胸锁乳突肌后缘后方发出分支的交汇点。

在皮肤消毒之后，采用25号穿刺针在进针点做局部麻醉药皮丘，然后将穿刺针垂直刺入皮下组织内2～3cm。在回抽试验无血和脑脊液后，将穿刺针沿胸锁乳突肌后缘在上、下方向进行调整实施"扇形"浸润注射，浸润注射的范围是进针点上方和下方2～3cm。所需的局部麻醉药液用量为10～20ml，每次调整穿刺进针方向后注射局部麻醉药液3～5ml。

（二）颈深丛阻滞技术

患者的体位同颈浅丛阻滞。在乳突尖至C_6颈椎横突之间做第1条连线，C_6颈椎横突是位于环状软骨上缘的水平线上。在第1条连线后方1cm处做第2条平行线，在该平行线上，C_2颈椎横突位于乳突下方2cm处，C_3颈椎横突位于C_2颈椎横突下方1.5cm处；C_4颈椎横突位于C_3颈椎横突下方1.5cm处。采用记号笔在相对应的皮肤穿刺进针部位做标记。

采用22号穿刺针，分别自第2、第3、第4颈椎横突水平垂直于皮肤刺入穿刺针，然后向内和向尾侧方向推进穿刺针，直至穿刺针前端触及颈椎横突的骨质。向尾侧方向进针的目的是为了防止穿刺针不慎进入椎间孔引起硬脊膜外间隙阻滞或蛛网膜下隙阻滞。当穿刺针触及颈椎横突时，常常可诱发出异感或获得刺破椎前筋膜的明显落空感。如果穿刺针是处于正确位置，在无支持的情况下，其仍可保持与皮肤相垂直的位置。在回抽试验无血和脑脊液后，在3个穿刺进针点分别注入局部麻醉药液2～4ml，一般可获得满意的麻醉效果。颈丛阻滞成功后可实施单侧颈部手术。

由于预部的椎旁间隙相互沟通，所以局部麻醉药液可相当容易地扩散到相邻的区域。因此在一个部位（C_3或C_4颈椎横突）注入大容量（6～8ml）的局部麻醉药液常常即可获得完善的颈深丛阻滞效果。在注射药物的过程中，可用手指按压C_5颈椎横突，以防止局部麻醉药液向尾侧扩散导致不必要的臂丛阻滞。

四、并发症和注意事项

（1）由于穿刺操作中必须让患者配合，因此手术前用药或手术中镇静处理的程度应尽可能轻。因为苯二氮䓬类药物可能会使患者的定向力丧失，所以一般不主张应用。

（2）在穿刺操作中，必须保持朝尾侧方向推进穿刺针，以防止穿刺针误入硬脊膜外间隙或蛛网膜下隙。另外，尚须避免穿刺进针太深，以防止穿刺针进入椎间孔内。如果穿刺针刺破硬脊膜囊而将局部麻醉药误注入蛛网膜下隙内，患者则可迅速出现全脊髓麻醉的症状。

（3）注射药物前应进行回抽试验，并注入1ml的试验剂量，以免将局部麻醉药误注入颈外静脉或椎动脉内。将局部麻醉药液0.25ml注入椎动脉内即可迅速导致患者出现中枢神经系统毒性反应症状。

（4）在通过一针穿刺实施颈深丛阻滞时，亦可采用神经刺激器协助完成操作。将穿刺针与神经刺激器相连接，并在C_5颈椎横突处按常规操作方法将穿刺针刺入。出现三角肌收缩说明穿刺针足位于C_5神经根附近。在注射药物的过程中，可采用手指按压C_5颈椎的远端。

（5）颈深丛阻滞的最常见并发症是颈交感神经链和喉返神经阻滞，在极少数患者，此并发症可导致患者呼吸窘迫。另外，颈深丛阻滞中尚有发生膈神经阻滞的可能，所以1d内仅能实施一侧颈深丛阻滞，尤其是肥胖或伴有慢性呼吸功能衰竭的患者，并且必须监测动脉血氧饱和度。

（6）在颈丛阻滞中，其他面部神经麻痹的现象较为罕见，并且常常为一过性。舌咽神经（第IX对脑神经）阻滞时患者可出现吞咽不能、唾液分泌过多、舌后部麻木；迷走神经（第X对脑神经）阻滞时患者可出现发音困难，副神经（第XI对脑神经）的脊髓根阻滞时患者可出现胸锁乳突肌麻痹、发音困难和吞咽不能；舌下神经（第XII对脑神经）阻滞时患者可出现舌偏斜。

（7）颈丛阻滞的其他少见并发症有：迟发性感染、局部血肿、阻滞作用持续时间过长、颈部叩击痛、慢性肌肉痉挛等。

（8）在应用含有肾上腺素的利多卡因实施颈丛阻滞时，60％的患者可出现心动过速。如果在局部麻醉药液中加用可乐定，则可降低患者心动过速的发生率。所以，在颈丛阻滞中和阻滞后，建议监测患者的血压和心电图（包括 ST 段的情况），尤其是老年患者或动脉粥样硬化患者。

（凤旭东）

第二节　臂丛神经阻滞技术

一、解剖

（一）臂丛神经组成

臂丛神经由颈$_{5～8}$及胸$_1$脊神经前支组成，有时亦接受颈$_4$及胸$_2$脊神经前支发出的小分支，主要支配整个手、臂运动和绝大部分手、臂感觉。组成臂丛的脊神经出椎间孔后在锁骨上部，前、中斜角肌的肌间沟分为上、中、下干。上干由颈$_{5～6}$前支，中干由颈$_7$前支，下干由颈$_8$和胸$_{1～2}$脊神经前支构成。三支神经干从前中斜角肌间隙下缘穿出，伴锁骨下动脉向前、向外、向下方延伸，至锁骨后第 1 肋骨中外缘每个神经干分为前、后两股，通过第一肋和锁骨中点，经腋窝顶进入腋窝。在腋窝各股神经重新组合成束，3 个后股在腋动脉后方合成后束，延续为腋神经及桡神经；上干和中干的前股在腋动脉的外侧合成外侧束，延续为肌皮神经和正中神经外侧根；下干的前股延伸为内侧束，延续为尺神经、前臂内侧皮神经、臂内侧皮神经和正中神经内侧根。

（二）臂丛神经与周围组织的关系

臂丛神经按其所在的位置分为锁骨上、下两部分。

1. 锁骨上部　主要包括臂丛的根和干。

（1）臂丛各神经根分别从相应椎间孔穿出走向外侧，其中颈$_{5～7}$前支沿相应横突的脊神经沟走行，通过椎动脉的后方。然后，臂丛各根在锁骨下动脉第二段上方通过前、中斜角肌间隙，在穿出间隙前后组成三干。

（2）臂丛三干在颈外侧的下部，与锁骨下动脉一起从上方越过第 1 肋的上面，其中上、中干行走于锁骨下动脉的上方，下干行于动脉的后方。臂丛三干经过前中斜角肌间隙和锁骨下血管一起被椎前筋膜包绕，故称为锁骨下血管周围鞘，而鞘与血管之间则称为锁骨下血管旁间隙。臂丛干在颈外侧区走行时，表面仅被皮肤、颈阔肌和深筋膜覆盖，有肩胛舌骨肌下腹、颈外静脉、颈横动脉和肩胛上神经等经过，此处臂丛比较表浅，瘦弱者可在体表触及。臂丛三干至第 1 肋外侧缘时分为六股，经锁骨后进入腋窝，移行为锁骨下部。

2. 臂丛锁骨下部　臂丛三束随腋动脉行于腋窝，在腋窝上部，外侧束与后束位于腋动脉第一段的外侧，内侧束在动脉后方。到胸小肌深面时，外侧束、内侧束与后束分别位于第二段的外、内侧面和后面。三束及腋动脉位于腋鞘中，腋鞘与锁骨下血管周围鞘连续，腋鞘内的血管旁间隙与锁骨下血管旁间隙相连通。

3. 臂丛鞘　解剖上臂丛神经及颈丛神经从颈椎至腋窝远端一直被椎前筋膜及其延续的筋膜所围绕，臂丛神经实际上处于此连续相通的筋膜间隙中，故从腋鞘注入药液，只要量足够便可一直扩散至颈神经丛。

二、臂丛阻滞的适应证、禁忌证和并发症

（一）臂丛神经阻滞方法和适应证

1. 阻滞方法　常用的臂神经丛阻滞方法有肌间沟阻滞法、腋路阻滞法、锁骨上阻滞法和锁骨下血管旁阻滞法。

2. 适应证　臂丛神经阻滞适用于上肢及肩关节手术或上肢关节复位术。

3. 药物　1.0% ~1.5% 利多卡因加用 1 : 200 000 肾上腺素可提供 3 ~4h 麻醉，若手术时间长，罗哌卡因（0.3% ~0.5%）或丁哌卡因（0.25% ~0.50%）可提供 8 ~12h 麻醉。臂丛阻滞药物不必用太高浓度，而较大容量（40 ~50ml）便于药物鞘内扩散，1% 利多卡因 50ml 或 0.5% 丁哌卡因 40ml 是成人可用最大量。

（二）臂丛神经阻滞常见并发症

1. 气胸　多发生在锁骨上或锁骨下血管旁阻滞法，由于穿刺方向不正确且刺入过深，或者穿刺过程中患者咳嗽，使肺过度膨胀，胸膜及肺尖均被刺破，使肺内气体漏到胸膜腔，此类气胸发展缓慢，有时数小时之后患者才出现症状。当有气胸时，除双肺呼吸音及叩诊检查外，做 X 线胸部透视或摄片以明确诊断。依气胸严重程度及发展情况不同，可行胸腔抽气或胸腔闭式引流。

2. 出血及血肿　各径路穿刺时均有可能分别刺破颈内、外静脉、锁骨下动脉、腋动脉或腋静脉引起出血。如穿刺时回抽有血液，应拔出穿刺针，局部压迫止血，避免继续出血或血肿形成。然后再改变方向重新穿刺。锁骨上或肌间沟径路若引起血肿，还可引起颈部压迫症状。

3. 局麻药毒性反应　多因局麻药用量过大或误入血管所致。

4. 膈神经麻痹　发生于肌间沟法和锁骨上法，可出现胸闷、气短、通气量减少，必要时吸氧或辅助呼吸。

5. 声音嘶哑　因喉返神经阻滞所致，可发生于肌间沟法及锁骨上法阻滞，注药时压力不要过大，药量不宜过多，则可避免。

6. 高位硬膜外阻滞或全脊麻　肌间沟法进针过深，穿刺针从椎间孔进入硬膜外间隙或蛛网膜下隙，使局麻药注入硬膜外或蛛网膜下隙。故穿刺针方向应指向颈椎横突而不是椎体方向。注药时应回抽有无脑脊液。应按硬膜外腔阻滞麻醉中发生全脊髓麻醉意外处理。

7. 霍纳综合征　多见于肌间沟法阻滞，为星状神经节阻滞所致，不需处理，可自行恢复。

三、各种臂丛阻滞技术的操作

（一）肌间沟阻滞法

肌间沟阻滞法是最常用臂丛阻滞方法之一。操作较易于掌握，定位也较容易，出现并发症的机会较少，对肥胖或不合作的小儿较为适用，小容量局麻药即可阻滞上臂肩部及桡侧。缺点，肌间沟阻滞法对肩部、上臂及桡侧阻滞效果较好，而对前臂和尺侧阻滞效果稍差，阻滞起效时间也延迟，有时需增加药液容量才被阻滞。

1. 体位和定位　去枕仰卧位，头偏向对侧，手臂贴体旁，手尽量下垂，显露患侧颈部。嘱患者抬头，先在环状软骨（C_6）水平找到胸锁乳突肌后缘，由此向外可触摸到一条小肌腹即为前斜角肌，再往外侧滑动即可触到一凹陷处，其外侧为中斜角肌，此凹陷为肌间沟。臂神经丛即由此沟下半部经过，前斜角肌位于臂丛的前内方，中斜角肌位于臂丛的后外方。斜角肌间隙上窄下宽，沿该间隙向下方逐渐触摸，于锁骨上约 1cm 可触及一细柔横向走行的肌肉，即肩胛舌骨肌，该肌与前、中斜角肌共同构成一个三角形，该三角形靠近底边（肩胛舌骨肌）处即为穿刺点。在该点用力向脊柱方向重压，患者可诉手臂麻木、酸胀或有异感，若患者肥胖或肌肉欠发达，肩胛舌骨肌触不清，即以锁骨上 2cm 处的肌间沟为穿刺点。

2. 操作方法　颈部皮肤常规消毒，右手持一长 22G 穿刺针（或 7 号头皮针）垂直刺入皮肤，略向对侧足跟推进，直到出现异感或手指（手臂）肌肉抽动，如此方向穿刺无异感，以此穿刺针为轴扇形寻找异感，出现异感为此方法可靠的标志，可反复试探 2 ~3 次，以找到异感为好。若反复多次穿刺无法寻找到异感，可触到横突（C_6）为止。穿刺成功后，回抽无血液及脑脊液，成人一次注入局麻药液 20 ~25ml。注药时可用手指压迫穿刺点上部肌间沟，迫使药液向下扩散，则尺神经阻滞可较完善。

3. 并发症及其防治　主要并发症有：误入蛛网膜下隙引起全脊麻、高位硬膜外阻滞、局麻药毒性反应、损伤椎动脉、星状神经节、喉返神经和膈神经阻滞。为了预防全脊麻或血管内注药而引起全身毒性反应，注药前应回吸，或每注入 5ml 局麻药回吸一次。

（二）腋路臂丛神经阻滞法

腋路沟阻滞法也是最常用臂丛阻滞方法之一。优点：①臂丛神经分支均在血管神经鞘内，位置表浅，动脉搏动明显，故易于阻滞。②没有气胸、膈神经、迷走神经或喉返神经阻滞的危险。③无误入硬膜外间隙或蛛网膜下隙的危险。

禁忌证：①上肢外展困难或腋窝部位有感染、肿瘤或骨折无法移位患者不能应用此方法。②上臂阻滞效果较差，不适用于肩关节手术及肱骨骨折复位等。

1. 体位与定位　患者仰卧，头偏向对侧，患肢外展 90°～180°，屈肘 90°，前臂外旋，手背贴床或将患肢手掌枕于头下。在腋窝顶部摸到腋动脉搏动最高点在其上方为穿刺点。

2. 操作方法　皮肤常规消毒，用左手固定腋动脉，右手持 22G 针头（7 号头皮针），沿腋动脉上方斜向腋窝方向刺入，穿刺针与动脉成 20°夹角，缓慢推进，在有穿过筋膜感时或患者出现异感后，手放开穿刺针，则可见针头固定且随动脉搏动而搏动，表明针头已刺入腋部血管神经鞘，也可借助神经刺激器证实针头确实在血管神经鞘内，但不必强调异感。连接注射器回抽无血后，即可注入 30～40ml 局麻药。腋路臂丛神经阻滞成功的标志为：①针头固定且随动脉搏动而摆动。②回抽无血。③注药后呈梭形扩散。④患者自述上肢发麻。⑤上肢尤其前臂不能抬起。⑥皮肤表面血管扩张。

3. 并发症及预防　腋路臂丛神经阻滞局麻药毒性反应发生率较高，可能是局麻药量大或误入血管引起，故注药时要反复回抽，确保针不在血管内。

（三）锁骨上阻滞法

1. 体位与定位　患者平卧，患侧肩垫一薄枕，头转向对侧，患侧上肢靠胸。其体表标志为锁骨中点上方 1.0～1.5cm 处为穿刺点。

2. 操作方法　皮肤常规消毒，用 22G 穿刺针经穿刺点刺入皮肤，针尖向内、向后、向下推进，进针 1～2cm 可触及第一肋骨表面，在肋骨表面上寻找异感或用神经刺激器方法寻找臂丛神经，当出现异感后固定针头，回抽无血液、无气体，一次性注入局麻药 20～30ml。

3. 并发症及其预防　主要并发症有局部血肿、气胸、膈神经及喉返神经阻滞。膈神经阻滞后是否出现窒息或呼吸困难等症状，取决于所用药物浓度，膈神经阻滞深度以及单侧（一般无症状）或双侧等因素。为避免发生双侧膈神经阻滞而引起明显的呼吸困难，不宜同时进行双侧臂丛阻滞。如临床需要，可在一侧臂丛阻滞后 30min 并未出现膈神经阻滞时，再行另一侧阻滞。双侧臂丛神经阻滞时应加强呼吸监测，及时发现和处理呼吸并发症。

（四）锁骨下血管旁阻滞法

1. 体位与定位　体位同肌间沟法，术者手指沿前中斜角肌间沟向下，直至触及锁骨下动脉搏动，紧靠其外侧做一标志。

2. 操作方法　皮肤常规消毒，左手手指放在锁骨下动脉搏动处，右手持 2～4cm 的 22G 穿刺针，从锁骨下动脉搏动处外侧朝下肢方向直刺，方向不向内也不向后，沿中斜角肌的内侧缘推进，刺破臂丛鞘时有突破感。通过神经刺激器或异感的方法确定为臂丛神经后，注入局麻药 20～30ml。

3. 优点　①较小剂量可得到较高水平的臂丛神经阻滞效果。②上肢及肩部疾病者，穿刺过程中不必移动上肢。③局麻药误入血管的可能性小。④不致发生误入硬膜外间隙或蛛网膜下隙的意外。

4. 缺点　①有发生气胸的可能。②不能同时进行双侧阻滞。③穿刺若无异感失败率为 50%。

（五）喙突下臂丛阻滞法

臂丛神经出第一肋后，从喙突内侧走向外下，成人臂丛距喙突最近处约 2.25cm，儿童约 1.19cm，于喙突内下方通过胸小肌深面时，迂回绕腋动脉行于腋鞘，位置较集中，走行方向与三角肌、胸大肌间沟基本一致。

1. 定位　测量喙突至胸外侧最近距离（通常为第二肋外侧缘），并做一连线为喙胸线。喙胸距离（mm）×0.3＋8 所得数值即为喙突下进针点。

2. 操作　由上述穿刺点垂直刺入，刺破胸大、小肌可有二次突破感，当针尖刺入胸小肌与肩胛下肌，患者可感有异感向肘部传导。小儿则以突破感及针头随动脉搏动为指征。

3. 优缺点　避免损伤肺及胸膜，但穿刺角度过于偏内或肺气肿患者亦有可能发生气胸；可用于上臂、肘及肘以下手术。由于穿刺部位较深，有误入血管可能。

上述五种臂丛入路阻滞效果因各部位解剖不同而异，而上肢各部位神经支配亦各异，因此应根据手术部位神经支配选择最恰当阻滞入路。

四、上肢手术臂丛入路的选择

1. 臂部手术　肩部神经支配为 C_3 至 C_6 神经根，来自颈神经丛 C_4 发出分支支配肩颈皮肤；其余皮肤和深层组织受 C_5、C_6 支配，故肩部手术应阻滞 C_3 至 C_6，包括颈神经丛和臂神经丛，故又称颈臂丛阻滞（Cervicebrachial plexus block），可进行植皮、裂伤缝合等浅表手术。由于颈丛和臂丛相互连续阻滞，局麻药可以在第6颈椎平面向上向下扩散，故颈入路和肌间沟入路为肩部手术首选。由于 C_3、C_4 在锁骨上和锁骨下入路之外，若选用此二入路或行锁骨上肩区深部手术（含肩关节手术），需阻滞 T_1、T_2 神经，故常须在腋后线加第2肋间神经阻滞。

2. 上臂及肘部手术　该部手术须阻滞 $C_{5\sim8}$ 和 T_1 神经，故最佳入路为锁骨上或锁骨下入路。肌间沟入路常不能阻滞到 C_8 和 T_1，腋入路常不能阻滞肌皮神经和肋间臂神经，均为适当选择。

3. 前臂手术　前臂手术需阻滞 $C_{5\sim8}$ 和 T_1 神经根形成臂丛所有分支，以锁骨下入路为最佳选择，因为局麻药可在神经束平面阻滞所有的神经，也易于阻滞腋部的肋间臂神经，有助于缓解上肢手术不可少的止血带所引起的痛苦，而其他入路不能达到此效果。

4. 腕及手部手术　臂丛阻滞对腕部手术有一定困难，因为支配该区域的神经非常丰富，而且相互交叉支配。腋入路最常失效为拇指基底部阻滞效果不良，此处有来自前外侧的正中神经、后外侧的桡神经及上外侧的肌皮神经支配，故锁骨上入路和肌间沟入路为拇指基底部手术首选。而腕尺侧、正中神经或手指手术，腋入路常可阻滞完善。

（凤旭东）

第三节　上肢神经阻滞技术

上肢神经阻滞主要适应于前臂或手部的手术，也可作为臂丛神经阻滞不完全的补救方法。主要包括正中神经阻滞、尺神经阻滞和桡神经阻滞，可以在肘部或腕部阻滞，若行手指手术，也可行指间神经阻滞。

一、尺神经阻滞

（一）解剖

尺神经起源于臂丛内侧，在腋动脉内侧分出，主要由 C_8 和 T_1 脊神经纤维组成。尺神经在上臂内侧沿肱二头肌与三头肌间隙下行，于肱中段穿出间隙，向内向后方入肱骨内上髁与尺骨鹰嘴间沟内（尺神经沟），然后在尺侧腕屈肌二头之间进入前臂，再下行至腕部，位于尺侧腕屈肌与指深屈肌之间，在尺动脉内侧进入手掌。尺神经具有运动支和感觉支。

尺神经阻滞后出现：①环指尺侧及小指掌面，并由此上沿至肘关节以下，又自中指尺侧、环指及小指背面并上沿至肘关节以下，感觉减退，以手内侧缘感觉缺失为最明显（腕部阻滞时，无前臂麻木）。②手指不能分开并拢，环指、小指的指间关节只能屈不能伸，掌指关节过伸。

（二）肘部尺神经阻滞

1. 标志　前臂屈曲90°，在尺神经沟内可扪及尺神经，按压尺神经患者多有异感。

2. 操作　在尺神经沟下缘相当于尺神经部位做皮丘，取23G穿刺针刺入皮肤，针保持于神经干平行，沿沟向前推进，遇异感后即可注入局麻药 5～10ml。

（三）腕部尺神经阻滞

1. 定位　从尺骨茎突水平横过画一直线，相当于第二腕横纹，此线于尺侧腕屈肌桡侧交点即为穿刺点，患者掌心向上握掌屈腕时该肌腹部最明显。

2. 操作　在上述穿刺点作皮丘，取 23G 穿刺针垂直刺入出现异感即可注入局部麻药 5ml，若无异感，在肌腱尺侧穿刺，或向尺侧腕屈肌深面注药，但不能注入肌腱内。

二、正中神经阻滞

（一）解剖

正中神经主要来自于 C_6～T_1 脊神经根纤维，于胸小肌下缘由臂丛神经的内侧束和外侧束分出，两束的主支形成正中神经的内、外侧根。正中神经开始在上臂内侧伴肱动脉下行，先在肱动脉外侧，后转向内侧，在肘部侧从肱骨内上髁与肱二头肌腱中间，穿过旋前圆肌进入前臂，走行于屈指浅肌与屈指深肌之间，沿中线降至腕部，在掌横韧带处位置最表浅，在桡侧腕屈肌与掌长肌之间的深处穿过腕管，在掌筋膜深面到达手掌。

正中神经阻滞出现：①大鱼际肌、拇指、示指、中指及环指桡侧感觉消失。②手臂不能旋前，拇指和食指不能弯曲，拇指不能对掌。

（二）肘部正中神经阻滞

1. 标志　肘部正中神经在肱二头肌筋膜之下，肱骨内髁与二头肌腱内侧之中点穿过肘窝。肱骨内、外上髁之间画一横线，该线与肱动脉交叉点的内侧 0.7cm 处即正中神经所在部位，相当于肱二头肌腱的外缘与内上髁间的中点，在此处做皮丘。

2. 操作　取 22G 穿刺针经皮丘垂直刺入，直至出现异感，或做扇形穿刺以探及异感，出现异感后即可注入局麻药 5ml。

（三）腕部正中神经阻滞

1. 标志　腕部桡骨茎突平面横过腕关节画一连线，横线上桡侧腕屈肌腱和掌长肌腱之间即为穿刺点，握拳屈腕时，该二肌腱更清楚。

2. 操作　取 22G 穿刺针经穿刺点垂直刺入，进针穿过前臂深筋膜，继续进针约 0.5cm，即出现异感，并放射至桡侧，注局麻药 5ml。

三、桡神经阻滞

（一）解剖

桡神经来自臂神经丛后束，源于 $C_{5～8}$ 及 T_1 脊神经。桡神经在腋窝位于腋动脉后方，折向下向外方，走入肱骨桡神经沟内。达肱骨外上髁上方，穿外侧肌间隔至肱骨前方，在肘关节前方分为深、浅支。深支属运动神经，从桡骨外侧穿旋后肌至前臂背面，在深浅伸肌之间降至腕部；浅支沿桡动脉外缘下行，转向背面，并降至手臂。

桡神经阻滞后出现：①前臂前侧皮肤、手背桡侧皮肤、拇指、示指及中指桡侧皮肤感觉减退（腕部阻滞时无前臂麻木）。②垂腕。

（二）肘部桡神经阻滞

1. 标志　在肱骨内、外上髁做一连线，该横线上肱二头肌腱外侧处即为穿刺点。

2. 操作　取 23G 穿刺针经穿刺点垂直刺入，刺向肱骨，寻找异感，必要时行扇形穿刺，以寻找异感，探及异感即可注入局麻药 5ml。

（三）腕部桡神经阻滞

腕部桡神经并非一支，分支细而多，可在桡骨茎突前端做皮下浸润，并向掌面及背面分别注药，在腕部形成半环状浸润即可。

四、肌皮神经阻滞

（一）解剖

肌皮神经来自臂神经丛外侧束，由 $C_{5\sim7}$ 神经纤维组成，先位于腋动脉外侧，至胸小肌外侧缘脱离腋鞘，穿过喙肱肌到肌外侧，在肱二头肌与肱肌之间降至肘关节上方，相当于肱骨外上髁水平穿出臂筋膜延续为前臂外侧皮神经，沿前臂外侧行至腕部。

（二）肘部肌皮神经阻滞

利用桡神经阻滞与桡神经阻滞完毕后，将穿刺针稍向外拔出，刺向肱二头肌腱与肱桡肌之间，注入局麻药10ml。

五、指间神经阻滞

（一）解剖

手指由臂丛神经的终末支指间神经支配，可从手指根部阻滞指间神经。

（二）操作

在指间以25G穿刺针刺入手指根部，靠近骨膜缘边抽边注，缓慢注药 $2\sim3$ml。一般针由手指侧部穿入再逐步进入近手掌部，注药由近掌部到手背部，在穿刺时避免感觉异常，因感觉异常是神经受压表现。药液中禁止加用肾上腺素，为防止血管收缩导致缺血。

（三）应用指征

可用手指手术或单个手指再造术，也可用于臂丛阻滞不全时的辅助阻滞。一般需 $10\sim15$min 阻滞完善。

（凤旭东）

第四节　腰丛阻滞技术

腰丛支配的皮肤感觉区主要包括下腹壁，大腿内、外侧面，大腿前面，小腿内侧面和足内侧面。通常，腰丛阻滞可与腰骶丛神经阻滞联合应用于禁忌实施椎管内阻滞的下肢手术患者。此外，亦可用于单侧下肢手术或禁忌实施双侧下肢交感神经阻滞的患者。

一、解剖学基础

腰丛是由 $L_1\sim L_4$ 脊神经前支组成。在大约半数的人群中，T_{12} 脊神经前支的小部分亦加入到腰丛。腰丛的分支包括髂腹下神经、髂腹股沟神经、生殖股神经、股外侧皮神经、闭孔神经、副闭孔神经和股神经。腰丛最初是位于腰大肌和腰方肌之间筋膜的前方；在骨盆内，股神经、股外侧皮神经和闭孔神经是位于髂肌表面，它们从腹股沟韧带深面进入大腿，股外侧皮神经邻近髂前上棘股神经在髂前上棘和耻骨结节连线的中点；而闭孔神经则位于更内侧的位置，紧靠耻骨结节。

髂腹下神经是来自 T_{12} 和 L_1 神经根，自腰大肌外侧缘走出后穿过腹横肌，司理耻骨上区和髋前区的感觉。髂腹股沟神经自 L_1 神经根发出，走行于腹股沟管内，司理大腿内侧面、阴囊或大阴唇前面的感觉。虽然大约35%个体的髂腹股沟神经并入生殖股神经，但其分支仍沿上述路径走行。生殖股神经是来自 $L_1\sim L_2$ 神经根，自腰大肌穿出后分出生殖支和股支。生殖支分布于阴囊或阴唇及其附近大腿的皮肤和筋膜；股支分布于股三角区的皮肤。

股外侧皮神经是来自 $L_2\sim L_3$ 神经根，经腹股沟韧带外侧部深面行向下方，分布于大腿外侧面的皮肤。闭孔神经是由 $L_2\sim L_4$ 神经根前支的前股组成，与闭孔动脉和闭孔静脉伴行穿过闭膜管，分布于股内侧区的皮肤。副闭孔神经是来自 $L_3 \sim L_4$ 神经根，仅见于 9% 的患者，分布于髋关节囊。股神经是腰丛最粗大的分支，由 $L_2 \sim L_4$ 神经根前支的后股组成，分出数支，分布于大腿前面和踝部以上小腿内侧面的皮肤。

二、适应证

腰丛和骶丛联合阻滞不仅可用于下肢各种手术的麻醉，而且亦可用于各种下肢疼痛性疾病的诊断和治疗。

三、阻滞操作技术、并发症和注意事项

将局部麻醉药液注入包绕腰丛的筋膜鞘内即可将其阻滞。具体的操作方法包括腰大肌间隙、腹股沟血管旁和髂筋膜室腰丛阻滞 3 种方法。

（一）腰大肌间隙法

$L_1 \sim L_4$ 神经根自相应的椎间孔穿出后，立即合并构成腰丛。腰丛所在的筋膜间隙称为腰大肌间隙，其内侧为脊柱腰段，后方为腰方肌，前方为腰大肌。腰大肌间隙法即是将局部麻醉药液注入该筋膜间隙内，以达到阻滞腰丛的目的。

1. 阻滞操作技术　具体如下：

（1）经典入路：操作时患者可取侧卧位或坐位。如果取侧卧位，应使手术侧下肢在上，身体屈曲，如同硬脊膜外间隙阻滞或蛛网膜下隙阻滞所要求的体位。

从 L_4 腰椎棘突沿中轴向骶部方向做一条长 3cm 的直线，从该直线的末端向阻滞侧做一条长 5cm 的垂线，该垂线的外侧即为穿刺进针部位，通常是位于髂嵴的内侧缘。在穿刺进针部位做局部麻醉药皮丘，将长 10 ~ 15cm 的 20 ~ 22 号蛛网膜下隙穿刺针或硬脊膜外间隙穿刺针或长 15cm 的神经刺激器专用绝缘型穿刺针垂直于皮肤刺入，然后推进穿刺针直至其触及 L_5 腰椎横突的骨质，此时的进针深度一般为 5 ~ 10cm。

然后稍微后退穿刺针，略向头侧调整穿刺进针方向，继续推进穿刺针使其滑过 L_5 腰椎横突的上缘。出现落空感常常提示穿刺针针尖已进入腰大肌间隙内。此时穿刺针已穿过腰方肌，但尚未到达腰大肌的肌质，进针深度一般为 8 ~ 12cm。可应用神经刺激器来协助定位穿刺针的位置，如刺激时出现股四头肌颤搐反应或诱发出放射至大腿的异感。亦可略向前推进穿刺针至腰大肌的肌质内，然后稍微后退穿刺针至腰大肌间隙，体验一下该过程中的阻力消失感。

在实施腰丛阻滞时应该注意的是，首次进针未能获得股四头肌颤搐反应或诱发出异感的情况非常常见，甚至在正确穿刺进针操作的情况下亦是如此，可能仅仅是由于穿刺针针尖从两个神经根之间穿过而未能获得神经刺激反应。如果首次进针未能获得股四头肌颤搐反应或诱发出异感，应采取以下措施：①后退穿刺针至皮肤水平，向头侧调整进针方向 5° ~ 10° 后重新进行穿刺操作。②后退穿刺针至皮肤水平，向尾侧调整进针方向 5° ~ 10° 后重新进行穿刺操作。③后退穿刺针至皮肤水平，向内侧调整进针方向 5° ~ 10° 后重新进行穿刺操作。④后退穿刺针至皮肤水平，向头侧或尾侧移动穿刺进针点 2cm 后重新进行穿刺操作。

一旦将穿刺针推进至正确位置，在仔细进行回抽试验后分次注入局部麻醉药液 30 ~ 40ml。注药后患者应保持侧卧位几分钟，以防止局部麻醉药液向外侧扩散。

（2）Chayen 入路：通过 Chayen 入路在腰大肌间隙内实施腰丛阻滞时，穿刺进针点更偏内侧和尾侧，是位于 L_5 腰椎棘突和髂后上棘连线的中点处。虽然 Chayen 入路腰丛阻滞的穿刺操作方法基本上与经典入路相同，但在神经刺激器协助下通过经典入路实施腰丛阻滞时，穿刺操作中患者的肌肉颤搐反应通常足见于股四头肌，而在通过 Chayen 入路实施腰丛阻滞时，肌肉颤搐反应则通常是见于踝部和足部。

在通过 Chayen 入路实施腰丛阻滞时，如果穿刺进针点的位置过高或过于偏向内侧，在穿刺进针中有可能会碰到 L_5 腰椎横突或椎体。此时，应后退穿刺针至皮下组织内，在向下调整穿刺进针方向后重新进行穿刺操作，或者是在初次穿刺进针点稍下方、外侧的位置重新进行穿刺操作。

在通过经典入路实施腰丛阻滞时，局部麻醉药液在腰大肌间隙内侧向尾侧和头侧扩散，从而可使腰丛和骶丛均被阻滞。相比之下，通过 Chayen 入路实施腰丛阻滞时，局部麻醉药液在腰大肌间隙内则更倾向于向头侧和对侧以及硬脊膜外间隙内扩散，因此仅有 10% 患者的麻醉范围是局限在腰丛终末分支区，在 90% 的患者可因局部麻醉药向硬脊膜外间隙扩散而出现双下肢和下腹部麻醉。

（3）腰大肌间隙连续腰丛阻滞技术：在腰大肌间隙内实施连续腰丛阻滞时，需要采用长 10cm 的 Tuohy 型穿刺针，并需要神经刺激器的协助。另外，在肌内注射局部麻醉药实施浸润阻滞有助于防止推送此类直径穿刺针所致的疼痛。将穿刺针垂直刺入皮肤，持续推进穿刺针，直至其触及 L_5 腰椎横突的骨质。然后稍微后退穿刺针，略向头侧调整穿刺进针方向，继续推进穿刺针使其滑过 L_5 腰椎横突的上缘。出现落空感常常提示穿刺针针尖已进入腰大肌间隙内。此时在刺激电流为 0.5 ~ 1.0mA 时常常可获得下肢肌肉颤搐反应，首先注入局部麻醉药液 15 ~ 25ml。在置入硬脊膜外导管前，应将穿刺针前端的开口转向头侧。经穿刺针置入硬脊膜外导管 8 ~ 10cm，然后将穿刺针退出，在退出穿刺针的同时应向内推送导管，以防止导管发生意外性脱出。

在腰大肌间隙内实施连续腰丛阻滞时，常用的局部麻醉药是 0.250% ~ 0.125% 布比卡因或 0.2% 罗哌卡因，连续输注的速率为 6 ~ 8ml/h。

2. 并发症和注意事项　在腰大肌间隙内实施腰丛阻滞时，应特别注意以下问题。

（1）如果穿刺进针点与中线之间的距离超过 6cm，则可完全避开腰大肌，从而不能使局部麻醉药被注射在腰大肌间隙内而获得腰丛阻滞。

（2）脊柱前方存在有大血管，如果在将穿刺针向腰丛部位推进中不仔细注意标记到达横突的深度，可能会因进针过深而误入大血管，右侧椎旁入路最常遇到的血管是下腔静脉，左侧是主动脉。注入局部麻醉药前应仔细进行回抽试验，并注入含有肾上腺素的试验剂量，这样可防止血管内注射所引起的严重并发症。

（3）在神经刺激器协助下实施腰丛阻滞时，在穿刺操作时不应采用 0.5mA 以下的刺激电流强度来获取下肢肌肉颤搐反应，因为组成腰丛的神经根足被厚厚的硬脊膜袖所包裹，如果是在低强度刺激电流下诱发出运动刺激反应，则可能说明穿刺针是位于硬脊膜袖内，将局部麻醉药注入硬脊膜袖内可使其向硬脊膜外间隙或蛛网膜下间隙内扩散，从而导致硬脊膜外间隙阻滞或蛛网膜下隙阻滞。由于存在意外性蛛网膜下隙，硬脊膜外间隙或血管内注射的可能，所以在注射局部麻醉药中和后应对患者进行严密的持续性监测。

（4）在实施腰丛阻滞时，穿刺进针深度通常为 7 ~ 8cm。如果穿刺进针深度超过 11cm，通常可导致腹膜后注射。因此，除非病态肥胖患者，否则不必应用长度超过 15cm 的穿刺针。

（5）如果采用较靠内侧的穿刺进针部位到达腰丛，可因硬脊膜外间隙阻滞、蛛网膜下隙阻滞或其他机制而出现双侧阻滞。

（6）如果手术部位是在下肢的上 2/3，可在腰丛部位注入局部麻醉药液 25 ~ 30ml，其余的 15ml 药液用于坐骨神经阻滞。如果手术部位是在下肢的下 1/3 部位，则可应用局部麻醉药液 25 ~ 30ml 实施坐骨神经阻滞，而将其余的 15 ~ 20ml 局部麻醉药液注入腰丛部位。

（7）腰丛阻滞的起效时间一般为 15 ~ 25min，主要取决于局部麻醉药的种类、浓度、容量和穿刺水平。通常是首先在大腿和膝部前面出现麻醉作用，而在大腿外侧（L_1）出现麻醉效果或获得闭孔神经阻滞则需要较长的时间。

（二）腹股沟血管旁腰丛阻滞技术

该方法是经前方进入腰大肌间隙，亦称为下肢"3 合 1"联合阻滞技术。该方法的理论基础是：腰丛是被"夹在"腰大肌、腰方肌和髂肌之间，周围被这些肌肉的筋膜所包裹。所以在腹股沟韧带水平注入足够容量的局部麻醉药液，可迫使局部麻醉药液沿筋膜腔隙向近端扩散以阻滞腰丛。

1. 阻滞操作技术　在腹股沟血管旁实施腰丛阻滞的操作方法与股神经阻滞十分相似。操作时患者取仰卧位，阻滞侧下肢轻度外展。无论是阻滞哪侧肢体，习惯右手操作的麻醉科医师一般是站在患者的右侧,而习惯左手操作的麻醉科医师则是站在患者的左侧。在股动脉外侧大约1cm,腹股沟韧带略下方处做局部麻醉药皮丘,然后将短斜面穿刺针通过皮丘刺入,为了使其能够进入腹股沟管的下方,应以45°角向头端推进穿刺针。

穿刺进针中可有两次明显的突破感,第1次突破感表明穿刺针已穿过阔筋膜,随后可有坚韧的阻力感,再用力推进穿刺针,当出现第2次突破感时,表明穿刺针已经到达髂筋膜下,此时大多能够刺激股神经出现异感或应用神经刺激器诱发出股四头肌颤搐反应。连接注射器,在仔细进行回抽试验后,分次注入局部麻醉药液30~40ml。在注入局部麻醉药液的过程中,应用力压迫穿刺进针点远侧的腹股沟,以促进局部麻醉药向近端扩散。

如果应用Tuohy型或Crawford型硬脊膜外间隙穿刺针,可实施连续腹股沟血管旁腰丛阻滞。在将硬脊膜外导管置入筋膜鞘前,经穿刺针注入首次剂量局部麻醉药的一部分有助于顺利完成置管操作。另外,亦可采用前述的方法将18号静脉套管置入筋膜鞘内,然后应用Seldinger(导丝引导)法将长12~15cm的导管置入筋膜鞘内。

2. 并发症和注意事项 与腰大肌间隙腰丛阻滞技术相比较,腹股沟血管旁腰丛阻滞技术的并发症更为少见。如果注药前未仔细进行回抽试验,可发生血管内注射。另外,刺破股动脉可导致腹股沟区血肿形成。

(三)髂筋膜室法

腰丛的三大主干分支股神经、闭孔神经和股外侧皮神经在其起始部位均紧贴髂筋膜后方走行,股外侧皮神经是最先从腰大肌外侧缘中点部位穿出的神经,其次是闭孔神经,从腰大肌内侧缘近骨盆上口处穿过髂筋膜间隔而股神经在腰大肌和髂肌之间的沟内沿腰大肌外侧向下走行。研究发现,与腹股沟血管旁腰丛阻滞技术相比较,在髂筋膜室注射局部麻醉药液的扩散范围更广,可将这三条主干神经阻滞。

1. 阻滞操作技术 该穿刺操作技术的基础是采用短斜面穿刺针可辨别两层筋膜。股三角是由阔筋膜所覆盖,不过与位于阔筋膜和髂筋膜之间的股血管不同,股神经则是位于两层筋膜的下方。操作时患者取仰卧位,双下肢平放,手术侧下肢稍外展。在髂前上棘和耻骨结节之间做一条连线,此线即为腹股沟韧带所在的部位。

在腹股沟韧带下方3~4cm处可触摸到股动脉搏动,在股动脉搏动点向外旁开一指即为穿刺进针部位。先用18号锐斜面注射针做一局部麻醉药皮丘,然后将带有外套管的锐斜面穿刺针通过皮丘刺入,为了使其能够进入腹股沟管的下方,应以45°向头端推进穿刺针。

穿刺进针中可有两次明显的突破感,第1次突破感表明穿刺针已穿过阔筋膜,随后可有坚韧的阻力感,再用力推进穿刺针,当出现第2次突破感时,表明穿刺针和外套管已经到达髂筋膜下;稍微压低穿刺进针的角度,再向前推进穿刺针1cm,并将外套管送入。正常情况下推送外套管应当十分容易。连接注射器,并用力压迫穿刺进针点远侧的腹股沟,以促进局部麻醉药向近端扩散。在证实穿刺针位于确切位置并认真进行回抽试验后,通过外套管分次注入所选用的局部麻醉药。然后用肝素帽封闭外套管并留置,以便于手术后通过套管进行重复给药。

2. 并发症和注意事项 具体如下:

(1)髂筋膜室腰丛阻滞技术主要适用于膝部手术后的疼痛治疗,尤其适用于实施前十字韧带修复术的患者。

(2)操作中一定要确认股动脉向头端走行的方向,并严格保持穿刺针位于股动脉外侧,以免将其穿破。刺破股动脉可导致腹股沟区血肿形成。

(3)由于髂筋膜较致密和带有外套管的穿刺针常常较钝,所以要想获得第2次突破感,必须用力推进穿刺针。因此操作中患者的不适感可较为明显,穿刺操作前最好先经静脉给予适量的镇静和镇痛药物。

(4)必须牢记,髂筋膜室腰丛阻滞的效果取决于局部麻醉药液容量,但必须限制局部麻醉药液的浓度,以免发生全身毒性反应。在局部麻醉药液中加入肾上腺素有助于防止全身毒性反应的发生。

(尚迎春)

第五节 骶丛阻滞技术

坐骨神经是部分来自 $S_1 \sim S_3$ 神经根，很显然，如果想通过椎旁神经阻滞来获得完善的下肢麻醉效果，一定要联合应用腰丛和骶丛阻滞。

一、解剖学基础

（一）骶丛

骶丛是由 $S_1 \sim S_3$ 脊神经前支、L_5 脊神经根以及 L_4 吻合支组成。L_5 脊神经根和 L_4 吻合支形成腰骶干。腰骶干和骶神经根向坐骨大孔集中，并在入臀之前并为一支。骶丛呈三角形，基底朝向骶前孔，顶点位于坐骨大孔的前内侧缘。骶丛在梨状肌的前面通过坐骨大孔，并被盆腱膜（即盆肌筋膜）所覆盖，后者将骶丛与骨盆中的脏器分开。骶丛的前面为输尿管，盆腔结肠，部分直肠，髂动脉和髂静脉。骶丛发出两组分支：侧支和终末支。侧支（前、后）供应阴部丛、髋关节、臀部结构、内收肌和腘绳肌。与下肢神经阻滞更为相关的是其终末支，形成大、小坐骨神经。本节仅介绍支配下肢的骶丛分支。

1. 臀上神经 臀上神经在穿过坐骨大孔之前离开骶丛，支配臀中肌和臀小肌，并止于阔筋膜张肌。

2. 臀下神经 臀下神经是从 $L_5 \sim S_2$ 脊神经直接发出，穿过坐骨大孔的外侧缘进入臀部。在梨状肌下方，臀下神经沟绕臀大肌的下缘并支配之。

3. 股后皮神经 股后皮神经是从 $S_1 \sim S_3$ 脊神经直接发出，与臀下神经一起由梨状肌下面进入臀部，发出分支到臀下部（臀下皮神经）和会阴部；之后紧贴阔筋膜走行于大腿后部肌肉之间，并发出分支穿过筋膜支配大腿后面至腘窝区的皮肤。在腘窝处，股后皮神经穿过筋膜并分为两支：一支支配大腿的后面和上面；一支沿小隐静脉至小腿中部，与腓肠神经相吻合。在梨状肌下缘，坐骨神经、臀下神经和股后皮神经彼此相互靠近。

4. 坐骨神经 坐骨神经是人体最粗大的神经。虽然其可被视为骶丛单独的终末分支，但在此水平，它实际上是由两个不同的部分汇合而成。坐骨神经穿过坐骨大孔后，在臀大肌下斜向外走行，而其内侧有股后皮神经和臀下血管相伴行。坐骨神经走行于梨状肌前面，并在股骨大转子和坐骨结节之间的中点，转向下沿大腿走行。在大腿处，坐骨神经紧贴大收肌背而走行于股二头肌（外侧）和半腱肌、半膜肌（内侧）之间。在腘窝顶点甚至更高水平，坐骨神经分成胫神经和腓总神经。

在臀部，坐骨神经发出一分支到髋关节囊的后部。坐骨神经的内侧部（胫神经部分）发出分支支配半腱肌和半膜肌、股二头肌长头和大收肌的坐骨结节部。在大腿中部，坐骨神经的外侧部（腓总神经部分）发出两个分支：一支支配股二头肌短头，另一支支配膝关节囊的后外侧部。

（1）胫神经：在腘窝，胫神经在血管外侧沿腘窝中轴走行。在小腿，胫神经最初是位于胫骨后肌和比目鱼肌之间，后又位于趾屈肌和比目鱼肌间，向内下斜行。在小腿远端1/3，胫神经仅覆盖以皮肤和筋膜，向内绕行至内踝后方并分为两支：足底内侧神经和足底外侧神经。在腘窝处，胫神经发出分支到膝关节囊，发出腓肠神经的一部分（腓肠内侧皮神经）并发出分支支配小腿肌肉。在小腿，胫神经发出关节支到达小腿关节、胫腓连结和骨，并支配足和趾的屈肌。在踝部和足部，胫神经支配足底的皮肤和足内侧肌。

（2）腓总神经：腓总神经沿腘窝的外侧缘下行，发出一个分支到腓肠神经，然后绕腓骨头，于腓骨颈的浅面分为浅支和深支。浅支循小腿外侧下行，支配小腿前面、外侧面和足背侧面的皮肤，以及腓骨肌，深支支配胫骨前肌和伸肌。腓总神经于足部在趾长伸肌腱和踇长伸肌之间穿出，支配第1、第2趾结合部的皮肤。

（3）腓肠神经：在腘窝处，胫神经和腓总神经分别发出腓肠内侧皮神经和腓肠外侧皮神经。腓肠外侧皮神经由交通支将腓肠内侧皮神经连接起来，形成腓肠神经。腓肠外侧皮神经支配小腿外侧面的皮肤，而腓肠神经支配小腿后外侧面和足外侧缘的皮肤。

（二）骶骨

骶骨是一个三角形楔状骨块，由 5 节骶椎相互融合而成。脊柱的生理性 S 形弯曲在骶骨处曲度最大。在直立状态下，骶骨矢状面与水平面呈 $40° \sim 45°$，与男性相比，该倾斜度在女性更为明显。骶管内容纳有马尾和延伸至尾骨基底部的终丝。骶神经根的前、后支分别经骶前孔和骶后孔穿出。

在骶骨的背面存在有三条骶嵴，分别由骶椎的不同部分融合而成。骶正中嵴由上四节骶椎的棘突融合而成，为位于正中线的单一结构。骶中间嵴为骶椎关节突融合而成的一对粗隆，其外侧为骶后孔，骶神经根后支经骶后孔离开骶骨。骶后孔的外侧为骶外侧嵴，由骶椎横突融合而成。因此，骶中间嵴和骶外侧嵴之间的凹陷即为骶后孔所在部位。在体瘦患者常可扪及该凹陷，是骶神经阻滞时重要的体表解剖标志。骶正中嵴和骶中间嵴被骶尾后深、浅韧带所覆盖，后者与外侧的骶髂后韧带内侧部相融合。

虽然骶骨背面结构在小同个体之间存在明显的变异，但髂后上棘和骶骨角仍是重要的体表定位标志。髂后上棘（PSIS）下缘位于第 1 骶后孔和第 2 骶后孔之间的平面，即蛛网膜下隙的终止平面。骶管最下部的开口是与骶正中嵴位于同一条直线上的骶管裂孔。骶管裂孔由骶椎最末 $1 \sim 2$ 节的椎弓板融合不完全而成。双侧骶骨角由 S_4 和（或）S_5 骶椎的椎弓根和关节突构成，其间仅为韧带相连接。骶管裂孔外侧为第 4 骶后孔，S_4 脊神经根经此穿出行向后方。

两排骶后孔并不十分平行，而是与中线具有一定的角度，但此角度并不像骶骨边缘那样陡。因此在标定体表标记时，牢记此点十分重要。另一重要的解剖关系是与骶后孔相对应的骶前孔，两者经骶管腔相通。骶管的深度在上下部位极不一致，在 S_1 水平，骶管的深度为 $2.5cm$，在 S_4 水平为 $0.5cm$。采用经骶法阻滞骶神经时，记住这些数据相当重要，否则穿刺针可进入盆腔。

骶管内共有 5 对骶神经，向下走行并经骶孔穿出。这些神经在梨状肌内侧走行，并在坐骨大孔下部汇聚成坐骨神经。臀下神经经梨状肌下孔出盆腔，支配臀肌的运动。

二、适应证

与经典的"四神经阻滞"法（股神经、股外侧皮神经、闭孔神经和坐骨神经联合阻滞）相比较，采用腰椎和骶椎旁入路联合实施下肢神经阻滞所需的穿刺次数和局部麻醉药用量均较少。该方法可为大腿上部、髋部和会阴部手术提供满意的麻醉效果，而周围神经阻滞则不能。因此，这种方法可用于高位截肢术及坐骨神经痛的治疗。当因创伤、感染而不能实施单个周围神经阻滞时，也可选用这种神经阻滞技术。

三、阻滞操作技术

采用经骶法实施骶神经阻滞时，患者取俯卧，髋部下面垫一个枕头。触摸两侧的髂后上棘前缘和骶骨角并做标记。在阻滞侧的骶骨角上外侧做 1 个局部麻醉药皮丘，在髂后上棘内下方1cm 处做另外 1 个局部麻醉药皮丘，在两个皮丘连线的正中点处做第 3 个局部麻醉药皮丘。这三个皮丘分别标记第 2、第 3、第 4 骶后孔。在第 2、第 3、第 4 骶后孔连线上，于第 2 骶后孔上方 $1 \sim 2cm$ 处即为第 1 骶后孔，不存在第 5 骶孔。S_5 神经位于各骶孔连线上第 4 骶后孔的下方 $1 \sim 2cm$ 处。

由于骶骨上部表面覆盖的软组织层较厚，因此所需的穿刺针比骶骨下部节段要长。满意阻滞 $S_1 \sim S_3$ 神经通常需要长 $8 \sim 10cm$ 的 22 号穿刺针，骶骨下部节段阻滞需要长 5cm 的穿刺针。由于第 2 骶后孔容易定位，因此一般首先在此部位进行操作，这有助于确定其他骶后孔的位置。将穿刺针刺向骶骨后面并稍偏向内侧，碰到骨质后停止进针。然后后退穿刺针并重新刺入，直至经骶后孔进入骶管。穿刺针进入第 1 骶后孔的深度为 $2.0 \sim 2.5cm$，以下各节段依次减少 0.5cm。将穿刺针自骶后孔推进至骶前孔，穿刺针进入的深度亦大致反映了该距离。X 线透视应证实穿刺针的前端是位于骶骨前缘和骶前孔内。

证实穿刺针位于正确位置后，注入局部麻醉药液。在第 1 骶后孔处通常需要注入局部麻醉药液 $5 \sim 7ml$，以下各节段依次减少 $1.0 \sim 1.5ml$。穿刺操作中亦可采用周围神经刺激器来提高骶神经阻滞的精确度。

四、并发症和注意事项

（1）骶神经内仅含有自主神经系统的副交感神经纤维，所以采用经骶阻滞技术时不会出现交感神经阻滞和低血压等表现，除非注入的局部麻醉药液过多而向近端扩散至腰交感神经处。但经骶阻滞技术可导致肠道、膀胱和括约肌的副交感神经功能丧失。

（2）如果穿刺针误入蛛网膜下隙或血管内并注入局部麻醉药，可导致极其严重的并发症。虽然一般认为硬脊膜囊的末端位于第2骶椎下缘水平，但研究发现硬脊膜囊末端的位置不仅具有明显的个体差异，而且可位于第2骶椎以下的位置，所以穿刺操作中一定要引起注意。

（3）穿刺针有误入盆腔内容物的可能，尤其是结肠、直肠、膀胱。如果穿刺针进入过深到达结肠或直肠而且未被发现，可使排泄物进入骶管内。

（尚迎春）

第六节　坐骨神经阻滞技术

一、解剖学基础

坐骨神经发自骶丛，由L_4、L_5和$S_1 \sim S_3$神经根前支组成。这些相互融合的神经根从梨状肌下缘的坐骨大孔出骨盆，然后经股骨大转子和坐骨结节之间进入下肢的后面。在臀大肌下缘处，坐骨神经走行位置表浅。由此开始，其沿大腿后面走行一直到腘窝部位，并分为胫神经和腓总神经。在向腘窝下降的途中，坐骨神经发出支配大腿后面肌肉的分支。坐骨神经支配膝部以下整个小腿和足的感觉（除小腿和足的内侧面之外）。大腿后面的感觉是由股后皮神经支配；小腿和足内侧面的感觉是由股神经的分支——隐神经支配。坐骨神经亦支配下肢的某些交感神经功能。

二、适应证

坐骨神经阻滞适用于足手术和膝以下的下肢手术。单独应用坐骨神经阻滞可为除小腿和足内侧面以外的所有膝部以下手术提供满意的麻醉效果。小腿和足内侧面为隐神经的感觉分布区，而隐神经是股神经的分支。当将坐骨神经阻滞与腹股沟血管旁"3合1"阻滞联合应用时，则适用于所有下肢手术的麻醉处理和手术后疼痛治疗。

三、阻滞操作技术

（一）经典 Labat 后方入路阻滞技术

患者取侧卧位，阻滞侧下肢在上且膝部弯曲，非阻滞侧下肢伸直，将阻滞侧的足跟放置在下方伸直腿的膝部。仔细触诊后，在股骨大转子和髂后上棘的上方做标记，并在两点之间做一条连线，该线与梨状肌上缘和坐骨大孔上缘（坐骨切迹）相一致。在该连线的中点做一条垂线，该垂线向下3cm即为穿刺进针点。定位穿刺进针点的另一种方法是在股骨大转子与骶骨角下方1~2cm处之间做一条连线，此连线的中点基本上就位于上述垂线3cm处，即坐骨神经穿出盆腔的部位。

将长10~12cm的穿刺针垂直刺入皮肤，直至触到骨质。在中等身材的患者，此时的进针深度通常为6~8cm。有时在首次穿刺中穿刺针可进入坐骨切迹，此时应后退穿刺针至皮下组织内，沿垂线向头侧调整穿刺方向后重新进针，直至触到骨质。测定骨盆深度有助于正确评估异感，必须在大腿以下部位诱发出异感。与沿坐骨切迹上、下随意穿刺进针相比较，采用几何图形法寻找坐骨切迹以诱发出坐骨神经异感更易成功。目前特别提倡采用神经刺激器进行坐骨神经定位，当出现腓肠肌收缩（足跖屈）或胫骨前肌收缩（足背屈）时，表明穿刺针已接近坐骨神经。将刺激电流降低至0.5mA，如果仍能维持满意的肌肉颤搐反应，在仔细进行回抽试验后，注入局部麻醉药液15~20ml。

· 81 ·

（二）前方入路阻滞技术

坐骨神经是在臀大肌下缘走行，其内侧为腘绳肌，然后沿大腿下行，位于股骨的内面。由于股后皮神经常常是在坐骨神经阻滞部位的外上方发出，所以采用前方入路有可能不能阻滞此分支。

与后方入路坐骨神经阻滞相比较，前方入路坐骨神经阻滞技术的临床适用性较差。前方入路的阻滞部位更靠近坐骨神经的远端，并且获得可靠麻醉效果需要操作者具有较高的操作技术水平。因此，只能将前方入路坐骨神经阻滞作为一种备用技术，用于不能被置放为后方入路穿刺操作所需侧卧位的患者，例如股骨骨折患者。另外，前方入路亦不适合置入导管实施连续坐骨神经阻滞，因为该入路不仅穿刺进针位置深，而且使导管到达坐骨神经部位需要将其成直角置入。如果计划手术中在大腿部位应用止血带，局部麻醉药液中亦不应加用肾上腺素。

1. Beck 前方入路　患者取仰卧位，下肢处于正中位。将腹股沟韧带分为 3 等分，在中、内 1/3 交界处做一条垂直于腹股沟韧带的垂线，向外下方延长此垂线使其到达大腿前面；触诊并定位股骨大转子，从股骨粗隆内侧做一条平行于腹股沟韧带并穿过大腿前面的延长线，该延长线与腹股沟韧带垂线的交点即为穿刺进针点，该交点大致是位于腹股沟韧带垂线上 8cm 处。

虽然 Chelly 等描述的前方入路坐骨神经阻滞技术采用的解剖学标志与 Beck 前方入路有所不同，但两者的穿刺进针点却为同一部位。Chelly 前方入路坐骨神经阻滞技术的穿刺进针点定位方法如下：在髂前上棘和耻骨结节最高点之间做一条髂骨 – 耻骨连线，在该连线中点向下做一条垂线，距此垂线顶点 8cm 处即为穿刺进针点。

在穿刺进针点做局部麻醉药皮丘，将长 10.0 ~ 12.5cm 的穿刺针垂直于皮肤刺入，然后朝稍外侧的方向推进穿刺针，触及骨质（通常是股骨小转子）时停止进针，然后可根据以下原则进行操作：后退穿刺针 1 ~ 2cm，向内侧调整穿刺进针方向，使穿刺针更垂直于皮肤；或者嘱患者内旋下肢，内旋下肢可使股骨小转子向下移动，并离开穿刺进针径路。在穿刺针通过股骨后，持续推进直至其超过开始触及股骨处 5cm，此时穿刺针是位于股骨后稍偏内侧的神经血管鞘内（内有坐骨神经）。在回抽试验阴性后，注入试验剂量的局部麻醉药，注射时应注意用力的程度，以了解穿刺针是位于肌束内还是筋膜腔内，前者注射时阻力很大，应继续进针；注射阻力小说明穿刺针足位于正确的位置。

穿刺操作中一般不必特意寻找异感，但如果出现异感则有助于定位坐骨神经。在采用前方入路时，应用神经刺激器亦有助于对坐骨神经的定位，当进针深至 10 ~ 12cm 时常常可探测到坐骨神经，并导致足跖屈或足背屈。在证实穿刺针位于正确位置后，注入局部麻醉药液 20 ~ 25ml。

采用 Beck 前方入路法实施坐骨神经阻滞时，可经同一皮肤穿刺进针点阻滞更为表浅的股神经。但为了避免穿刺针对股神经/闭孔神经的损伤，最好是首先实施坐骨神经阻滞，然后在后退穿刺针中实施股神经阻滞，此方法的优点是仅对患者进行一次穿刺即可。然而，这种方法却不能完成"3 合 1"联合阻滞技术。在实施股神经阻滞时，越靠近腹股沟韧带，越容易阻滞闭孔神经和股神经的皮支，因为它们在解剖上十分靠近。但具体应该选用哪种方法阻滞股神经，应以外科手术的范围和手术中是否应用止血带（应用止血带时需要实施 3 合 1 联合阻滞）而定。

2. Raj 前方入路　Raj 提出了另一种实施坐骨神经阻滞的前方入路，操作中患者取膀胱截石位，以有助于到达坐骨神经所在的部位。其解剖关系与前面提到的 Beck 前方入路十分相似，在坐骨神经通过坐骨结节和股骨大转子之间后，其恰好是位于臀大肌的前面。虽然在此部位坐骨神经与坐骨动脉和臀下动脉相伴行，但由于这些血管相对较细，所以穿刺操作造成的危险相当小。

操作时患者取仰卧位，并尽可能阻滞侧下肢的髋关节（90° ~ 120°），可采用专用牵引镫、一些机械设施或由助手协助患者保持阻滞侧下肢处于此位置。此时，臀大肌伸平，坐骨神经的位置相对更为表浅，位于半腱肌和股二头肌之间很容易摸到的凹陷内。在坐骨结节和大转子之间做一条连线，在连线的中点可触及该凹陷，坐骨神经即位于该凹陷内，此即坐骨神经阻滞的穿刺进针点。在穿刺进针部位做局部麻醉药皮丘，将长 12 ~ 15cm 的穿刺针垂直刺入皮肤，向内推进穿刺针，直至患者出现异感。虽然采用此方法时亦有人建议应用周围神经刺激器，但实际上很少有必要应用，除非患者对异感无反应，例如全身麻醉患者或神志不清的患者。在证实穿刺针处于正确位置后，注入局部麻醉药液 20 ~ 25ml。

3. 股动脉旁前方入路 股动脉旁前方入路坐骨神经阻滞技术的解剖标志相当简单，主要包括：①腹股沟皮肤皱褶。②股动脉。穿刺进针点位于股动脉外侧缘向外旁开 1～2cm 处。操作时患者取仰卧位，并将小腿伸直放在手术台上。在对腹股沟区皮肤进行消毒之后，采用皮肤记号笔标记上述的两个解剖标志，并在预计的穿刺进针部位的皮下组织内浸润注射局部麻醉药。

操作者将定位手牢固地按压在患者的大腿上，并将该手的中指稳定地按压在股动脉上。然后，在股动脉外侧缘向外旁开 1～2cm 处将与神经刺激器相连接的长 15cm 的 20 号穿刺针刺入。穿刺进针方向几乎垂直于皮肤，仅需轻微向外和向下呈 5°～15°。初始的刺激电流设定为 1.5mA。随着穿刺针的推进，在进针深度为 1～3cm 时常常可刺激到股神经分支。随着进一步推进穿刺针，刺激股神经分支的肌肉颤搐反应消失。如果在穿刺针到达坐骨神经前触及骨质，通常是股骨颈或髋臼，需要调整的穿刺进针平面可能是：在初始穿刺进针平面上将穿刺针向下倾斜 5°～10°和向内侧倾斜 5°。

通常在进针深度为 10～12cm 时刺激到坐骨神经而诱发出足部肌肉颤搐反应。继续推进穿刺针，直至到达在刺激电流强度小于等于 0.5mA 时仍可诱发出足部肌肉颤搐反应的部位，然后在该处注射局部麻醉药液 15～20ml。如果在输出电流小于 0.2mA 时仍可诱发出刺激坐骨神经的反应，在注射局部麻醉药前应稍后退穿刺针，因为这可能意味着穿刺针刺入了坐骨神经内。

与经典前方入路（Beck 入路）相比较，股动脉旁前方入路坐骨神经阻滞技术的优点有：①大多数患者的体表定位标志非常简单，并十分清楚。②由于穿刺针是在更近端的位置接近坐骨神经，所以麻醉平面更靠近大腿近端较高的位置，并能更好地缓解止血带疼痛。③股骨小转子不会妨碍穿刺针到达坐骨神经的通路。

（三）仰卧位外侧入路阻滞技术

在坐骨神经向大腿后方肌腔隙走行的过程中，股方肌是其经过的髋短回旋肌中位置最低的一个。在坐骨神经跨过股方肌时，其位于臀下间隙内，可通过股骨与坐骨结节的关系来确定臀下间隙。

该方法是从大腿外侧穿刺进针到达坐骨神经所在的部位，穿刺操作时不仅需要采用长 15cm 的穿刺针，而且需要应用神经刺激器辅助。患者取仰卧位并暴露整个下肢，髋关节处于自然位。在皮肤消毒和铺无菌单后，沿股骨后面在股骨大转子外侧最高点远端 3cm 处做局部麻醉药皮丘，经皮丘刺入穿刺针。触及股骨干后，调整穿刺进针方向，以使穿刺针到达股骨的下方，再向前推进穿刺针，当进针深度为 6～12cm 时即可到达坐骨神经所在的部位。采用神经刺激器常常能够诱发出足跖屈或足背屈，足内翻或足外翻以及足趾屈。在确定坐骨神经位置后，至少注入局部麻醉药液 20ml。

（四）骶旁入路阻滞技术

患者取侧卧位，手术侧肢体在上。为了使患者较为舒适，可让其稍微屈髋和膝。操作时采用长 10cm 的 21 号 B 斜面绝缘型穿刺针，并需应用神经刺激器辅助。首先确认髂后上棘，并在髂后上棘与坐骨结节之间做一条连线，穿刺进针点是位于该连线上，髂后上棘下方 8cm 处。将穿刺针连接到刺激电流为 2mA 的神经刺激器上，将穿刺针刺入皮内，并沿矢状面推进穿刺针。穿刺针经过坐骨大切迹进入骨盆，一旦其前端接近坐骨神经，即可在踝部诱发出运动反应，如果将刺激电流降低至 0.5mA 时仍可维持满意的运动反应，即可注入局部麻醉液约 30ml。骶旁路坐骨神经阻滞常常伴阴部神经和闭孔神经阻滞。

如果采用长 150mm 的 18 号 Tuohy 绝缘型穿刺针进行穿刺操作，在注射负荷剂量的局部麻醉药后则可置入硬脊膜外导管，然后经硬脊膜外导管持续输注局部麻醉药即可达到连续坐骨神经阻滞的目的。连续坐骨神经阻滞时常用的局部麻醉药是 0.2% 罗哌卡因，连续输注的速率为 8ml/h。

（五）臀下入路阻滞技术

臀下入路坐骨神经阻滞技术尤其适用于肥胖患者。通常是将该方法与单次或连续腰丛阻滞、股神经阻滞或单次隐神经阻滞联合应用于下肢手术。

臀下入路坐骨神经阻滞技术的解剖学标志亦是股骨大转子和坐骨结节。穿刺操作时患者取侧卧位（即 Sims 体位），首先确认这两个解剖学标志并做标记。在两者之间做一条连线，由此连线的中点向下做一条垂线，并延伸至4cm处，在该部位触摸到的皮肤凹陷（即股二头肌与半腱肌之间的沟）即为穿刺进针点。

将长100mm的21号绝缘穿刺针与神经刺激器（输出参数为1.5mA，2Hz，0.1ms）相连接，在对穿刺进针部位实施局部浸润阻滞后，以与皮肤表面呈80°刺入穿刺针，向尾侧推进穿刺针直至刺激坐骨神经诱发出：足内翻或足和趾跖屈（胫神经刺激反应），或足外翻或足背屈（腓总神经刺激反应）。如果穿刺进针中触及股骨，应后退穿刺针，在向内侧调整穿刺进针方向后重新进行穿刺操作。一旦将穿刺针调整到正确位置（在刺激电流小于等于0.5mA时仍能诱发出明显的上述运动反应）和回抽试验无血后，即可缓慢注入局部麻醉药液20~30ml。在注药过程中，每注入局部麻醉药液5ml应进行回抽试验一次。

如果采用长100mm的18号Tuohy绝缘型穿刺针进行穿刺操作，在单次给药后亦可经穿刺针置入20号连续神经阻滞导管3~4cm。在退出穿刺针后，采用无菌透明敷料妥善固定导管，可经导管以6~10ml/h的速率连续输注0.2%罗哌卡因或以患者自控镇痛方式给药（背景输注速率为5ml/h，单次剂量为5ml，锁定时间为30min）。

与其他坐骨神经阻滞技术（例如经典Labat后方入路、外侧入路和前方入路）相比较，臀下入路坐骨神经阻滞技术可减少操作中穿破血管以及手术后导管脱出或移位的危险。

四、并发症和注意事项

坐骨神经阻滞的起效比上肢神经阻滞和股神经阻滞慢，通常需要20~30min甚至更长时间才能达到满意的阻滞效果。应用碱化布比卡因不仅能够缩短坐骨神经阻滞的起效时间，而且能够延长其作用持续时间；增加局部麻醉药浓度亦具有相似的作用。

虽然坐骨神经阻滞的最常见并发症是阻滞失败，但是应用神经刺激器辅助穿刺操作可明显降低失败率。其他可能的并发症是臀区血肿和将局部麻醉药直接注入神经内导致的感觉迟钝。

在通过前方入路和仰卧位外侧入路实施坐骨神经阻滞时，由于股后皮神经往往是在坐骨神经阻滞部位的上方发出，所以不能完全阻断大腿后部的止血带疼痛，可在股后皮神经自坐骨结节和坐骨神经之间穿过进入股后部之前的部位，注入单次剂量的局部麻醉药将其阻滞。

采用体表标记精确定位坐骨神经有时可相当困难，因为覆盖骨性标记的皮下组织量变化各异。最近提出了两种依赖较恒定标记的穿刺入路。①臀上动脉：为髂内动脉的最大分支，从L_5和S_1神经之间通过，并从坐骨切迹上面的梨状肌上缘出骨盆。通过笔式探头多普勒仪定位臀上动脉，然后再用神经刺激器定位坐骨神经发现，臀上动脉是位于Labat连线内侧1~2cm处，通常较Labat提出的穿刺进针点稍靠头侧，坐骨神经是位于臀上动脉稍外下方的位置。②在直肠内触摸坐骨棘相当容易，可作为定位坐骨神经的准确骨性标志。

虽然坐骨神经主要是躯体神经，但是其也含有一些下肢的交感神经纤维成分，因此坐骨神经阻滞可引起少量的下肢血液瘀积，但一般不会引起明显的低血压。在某些情况下，例如肢体再植术和交感神经相关性疼痛疾病，则可将这种交感神经阻滞作用用于治疗，但应同时考虑对侧肢体的代偿性血管收缩。

（尚迎春）

第七节 下肢神经阻滞技术

支配下肢的神经主要来自腰神经丛和骶神经丛。腰丛由T_{12}前支的一部分，$L_{1~3}$前支和L_4前支的一部分组成。腰丛上端的三支神经是髂腹下神经（L_1）、髂腹股沟神经（L_1）和生殖股神经，这三支神经向前穿过腹肌，支配髋部和腹股沟区皮肤；腰神经丛下端的三支神经为股外侧皮神经（$L_{2~3}$）、股神经（$L_{2~4}$）和闭孔神经（$L_{2~4}$）。骶丛由腰骶干（L_4的余下部分及L_5前支合成）及骶尾神经前支组成，重要分支有臀上神经（$L_4~S_1$）、臀下神经（$L_5~S_2$）、阴部神经（$S_{2~4}$）、坐骨神经（$L_4~S_3$）及股后皮神经。下肢神经支配为：大腿外侧为股外侧皮神经，前面为股神经，内侧为闭孔神经和生殖股神经，后侧为骶神经的小分支；除前内侧小部分由股神经延缘的隐神经支配，小腿和足绝大部分由坐骨神经支配。

一、腰丛神经阻滞

（一）解剖

腰神经出椎间孔后位于腰大肌后内方的筋膜间隙中，腰大肌间隙前壁为腰大肌，后壁为第 1～5 腰椎横突、横突间肌与横突间韧带，外侧为起自腰椎横突上的腰大肌纤维及腰方肌，内侧是第 1～5 腰椎体、椎间盘外侧面及起自此面的腰大肌纤维。腰大肌间隙上界平第 12 肋，向下沿腰骶干至骨盆的骶前间隙。其中有腰动静脉、腰神经前支及由其组成的腰丛。将局麻药注入腰大肌间隙以阻滞腰丛，称为腰大肌间隙腰丛阻滞。

包裹腰丛的筋膜随脊神经下行，延伸至腹股沟韧带以下，构成股鞘。其内侧壁为腰筋膜，后外侧壁为髂筋膜，前壁为横筋膜。在腹股沟股鞘处注药以阻滞腰丛，称为腹股沟血管旁腰丛阻滞。可通过一次注药阻滞腰丛三个主要分支（股外侧皮神经、股神经及闭孔神经），故又称"三合一"阻滞，但闭孔神经常阻滞不完善。

（二）腰大肌间隙腰丛阻滞

1. 定位　患者俯卧或侧卧，以髂嵴连线中点（相当于 L$_4$ 的棘突），脊柱外侧 4cm 处为穿刺点。

2. 操作　经皮垂直刺入，直达 L$_4$ 横突，然后将针尖滑过 L$_4$ 横突上缘，再前进约 0.5cm 后有明显落空感后，表明针已进入腰大肌间隙，或用神经刺激器引发股四头肌颤动确认腰丛，注入局麻药 35ml。

（三）腹股沟血管旁腰丛阻滞（"三合一"阻滞）

1. 定位　仰卧在腹股沟韧带下方扪及股动脉搏动，用手指将其推向内侧，在其外缘作皮丘。

2. 操作　由上述穿刺点与皮肤呈 45°向头侧刺入，直至出现异感或引发股四头肌颤抽，表明已进入股鞘，抽吸无血可注入局麻药 30ml，同时在穿刺点远端加压，促使局麻药向腰神经丛近侧扩散。

二、骶神经丛阻滞

骶丛为腰骶干及 S$_{1～3}$ 神经组成，在骨盆内略呈三角形，尖朝向坐骨大孔，位于梨状肌之前，为盆筋膜所覆盖，支配下肢的主要分支为坐骨神经和股后皮神经。坐骨神经是体内最粗大的神经，自梨状肌下孔出骨盆后，行于臀大肌深面，经股骨大转子和坐骨结节之间下行到大腿后方，在腘窝处浅行，在该处分为胫神经和腓总神经。胫神经沿小腿后部下行，穿过内踝后分为胫前、胫后神经，支配足底及足内侧皮肤。腓总神经绕过腓骨小头后分为腓浅、深神经，腓浅神经为感觉神经，行走于腓肠肌外侧，在外踝处分为终末支，支配前部皮肤；腓深神经主要是足背屈运动神经，行走于踝部上缘，同时也分出感觉支支配趾间皮肤；腓肠神经为胫神经和腓总神经发出的分支形成的感觉神经，在外踝之下通过，支配足外侧皮肤。股后皮神经前段与坐骨神经伴行，支配大腿后部的皮肤，坐骨神经阻滞麻醉同时也阻滞该神经。

三、坐骨神经阻滞

（一）传统后侧入路

1. 定位　置患者于 Sims 位（侧卧，阻滞侧在上，屈膝屈髋）。由股骨大转子与髂后上棘做一连线，连线中点做一条垂直线，与股骨大转子与骶裂孔连线的交点即穿刺点。

2. 操作　10cm 22G 穿刺针由上述穿刺点垂直刺入至出现异感，若无异感而触及骨质（髂骨后壁），针可略偏向内侧再穿刺，直至滑过骨面而抵达坐骨切迹。出现异感后退针数毫米，注入局麻药 20ml，或以神经刺激仪引起坐骨神经支配区肌肉的运动反应（腘肌或腓肠肌收缩，足屈或趾屈）作为指示。

（二）膀胱截石位入路

1. 定位　仰卧，由助手协助患者，使髋关节屈90°并略内收，膝关节屈90°，股骨大转子与坐骨结节连线中点即为穿刺点。

2. 操作　由上述穿刺点刺入，穿刺针与床平行，针向头侧而略偏内，直至出现异感或刺激仪引起运动反应后，即可注药20ml。注药时压迫神经远端以促使药液向头侧扩散。

（三）前路

1. 定位　仰卧，连结同侧髂前上棘与耻骨结节称上线，并将其三等分，然后由股骨大转子做一平行线，由上线中内1/3交界处做一垂直线，该垂直线交点处即为穿刺点。

2. 操作　由上述穿刺点垂直刺入直至触及股骨，调整方向略向内侧以越过股骨，继续刺入2～3cm出现异感或用刺激仪定位。

3. 注意　该入路适用于不能侧卧及屈髋患者，但因穿刺部位较深，穿刺成功率低于以上二种入路。

（四）腘窝坐骨神经阻滞

患者俯卧，膝关节屈曲，暴露腘窝边缘，其下界为腘窝皱褶，外界为股二头肌长头，内侧为重叠的半膜肌腱和半腱肌腱。做一垂直线将腘窝等分为内侧和外侧两个三角形，该垂直线外侧1cm与腘窝皱褶的交点即为穿刺点，穿刺针与皮肤呈45°～60°角度刺入，以刺激仪定位，一旦确定即可注入局麻药30～40ml。

四、股神经阻滞

（一）解剖

股神经是腰丛最大分支，位于腰大肌与髂肌之间下行到髂筋膜后面，在髂腰肌前面和股动脉外侧，经过腹股沟韧带的下方进入大腿前面，在腹股沟韧带附近，股神经分成若干束，在股三角区又合为前组和后组，前组支配大腿前面沿缝匠肌的皮肤，后组支配股四头肌、膝关节及内侧韧带，并分出隐神经伴随着大隐静脉下行于腓肠肌内侧，支配内踝以下皮肤。

（二）定位

在腹股沟韧带下面扪及股动脉搏动，于股动脉外侧1cm，相当于耻骨联合顶点水平处做标记为穿刺点。

（三）操作

由上述穿刺点垂直刺入，缓慢前进，针尖越过深筋膜触及筋膜下神经时有异感出现，若无异感，可与腹股沟韧带平行方向，向深部做扇形穿刺至探及异感，即可注药5～7ml。

五、股外侧皮神经阻滞

（一）解剖

股外侧皮神经起源于$L_{2~4}$脊神经前支，于腰大肌后下方下行经闭孔出骨盆而到达大腿，支配大腿外展肌群、髋关节、膝关节及大腿内侧的部分皮肤。

（二）定位

以耻骨结节下1.5cm和外侧1.5cm处为穿刺点。

（三）操作

由上述穿刺点垂直刺入，缓慢进针至触及骨质，为耻骨下支，轻微调节穿刺针方向使针尖向外向脚侧进针，滑过耻骨下支边缘而进入闭孔或其附近，继续进针2～3cm即到目标。回抽无血后可注入10ml局麻药，退针少许注入局麻药10ml，以在闭孔神经经过通道上形成局麻药屏障。若用神经刺激仪引发大腿外展肌群颤抽来定位，可仅用10ml局麻药。

六、隐神经阻滞

（一）解剖

隐神经为股神经分支，在膝关节平面经股薄肌和缝匠肌之间穿出至皮下，支配小腿内侧及内踝大部分皮肤。

（二）操作

仰卧，在胫骨内踝内侧面，膝盖上缘做皮丘，穿刺针由皮丘垂直刺入，缓慢进针直至出现异感。若遇到骨质，便在骨面上行扇形穿刺以寻找异感，然后注药 5~10ml。

七、踝关节处阻滞

单纯足部手术，在踝关节处阻滞，麻醉意外及并发症大为减少，具体方法为：①先在内踝后一横指处进针，做扇形封闭，以阻滞胫后神经。②在胫距关节平面附近的踇伸肌内侧进针，以阻滞胫前神经。③在腓骨末端进针，便能阻滞腓肠神经。④用不含肾上腺素的局麻药注射于两踝关节之间的皮下，并扇形浸润至骨膜，以阻滞许多细小的感觉神经。

八、足部趾神经阻滞

与上肢指间神经阻滞相似，用药也类同。

九、适应证

全部下肢麻醉需同时阻滞腰神经丛和骶神经丛。因需多注药且操作不方便，故临床应用不广。然而，当需要麻醉的部位比较局限或禁忌椎管内麻醉时，可以应用腰骶神经丛阻滞。另外，腰骶神经丛阻滞还可作为全身麻醉的辅助措施用于术后镇痛。

（1）虽然腰神经丛阻滞复合肋间神经阻滞可用于下腹部手术，但临床很少应用。髂腹下神经与髂腹股沟神经联合阻滞是简单而实用的麻醉方法，可用于髂腹下神经与髂腹股沟神经支配区域的手术（如疝修补术）。

（2）髋部手术需阻滞除髂腹下和髂腹股沟神经以外的全部腰神经，最简便方法是阻滞腰神经丛（腰大肌间隙腰丛阻滞）。

（3）大腿手术需麻醉股外侧皮神经、股神经、闭孔神经及坐骨神经，可行腰大肌间隙腰丛阻滞，联合坐骨神经阻滞。

（4）大腿前部手术可行股外侧皮神经和股神经联合或分别阻滞，亦可以采用"三合一"法，单纯股外侧皮神经阻滞可用于皮肤移植皮区麻醉，单纯股神经阻滞适用于股骨干骨折术后止痛、股四头肌成形术或髌骨骨折修复术。

（5）股外侧皮神经和股神经联合阻滞再加坐骨神经阻滞，通常可防止止血带疼痛，这是因为闭孔神经支配皮肤区域很少。

（6）开放膝关节手术需要阻滞股外侧皮神经、股神经、闭孔神经和坐骨神经，最简便的方法是实施腰大肌间隙腰神经丛阻滞联合坐骨神经阻滞。采用股神经、坐骨神经联合阻滞也可满足手术要求。

（7）膝远端手术需阻滞坐骨神经和股神经的分支隐神经，踝部阻滞可适用于足部手术。

（尚迎春）

第五章

椎管内阻滞技术

第一节　硬脊膜外间隙阻滞技术

由于可选用不同的穿刺注药部位以及各异的局部麻醉药容量和浓度，所以硬脊膜外间隙阻滞能够满足多种手术的需要，是一种应用最为广泛的临床麻醉方法。

一、解剖学基础

硬脊膜外间隙是指椎管内、硬脊膜囊外的区域。椎管的前壁为椎体和椎间盘，两外侧壁为椎弓根，后壁为黄韧带和椎弓板。由于椎管的横断面是近似于三角形，并且关节突将这三角形切割成了锯齿状，所以硬脊膜外间隙的后外侧部分狭窄，而在椎间孔的侧方变宽。因此，实施硬脊膜外间隙穿刺的最安全部位是中线处。

虽然硬脊膜外间隙并不像蛛网膜下隙那样具有庞大的容积，但是其却是从颅底部开始一直延伸到骶尾膜，其不仅与椎旁间隙具有复杂的直接交通，并且与 CSF 具有非直接性交通。它通过粗大的硬脊膜外间隙静脉直接通向血管系统，硬脊膜外间隙静脉没有瓣膜，并且与椎基静脉丛、颅内静脉和奇静脉相连通，当意外性将药物、气体和其他物质注入硬脊膜外间隙静脉时，这是此类物质进入脑和心脏的 1 个直接的潜在性途径。在颅内没有硬脊膜外间隙，颅内的硬脑膜和骨膜紧密相接，仅在静脉窦处有所分离。在枕骨大孔部位，这两层膜相分离。前者变成硬脊膜，而后者则变成椎管的骨膜。因此，虽然局部麻醉药不能进入硬脑膜骨膜层和脑膜层之间，但它们却能够在脑基底部穿过硬脊膜扩散进入脑脊液，并从那里进入大脑。

虽然硬脊膜外间隙内容物包括神经和血管，但主要是脂肪组织。虽然大脑是被保护在坚硬的颅腔内，但是脊髓却是位于可弯曲的脊柱中。硬脊膜外间隙脂肪垫的性质接近流体，神经结构可在其非黏着性表面滑动，从而具有生物力学调节作用。硬脊膜外间隙脂肪垫是体内唯一不含纤维成分的结构。

采用尸体冷冻断面技术观察到，在硬脊膜外间隙的后方、侧方和前方存在呈节段性分布的腔隙。硬脊膜外间隙侧腔和后腔是不连续的环形，硬脊膜外间隙的内容物在纵轴方向上反复被节段状分割。硬脊膜外间隙的后腔形成于 1 个椎板中部和下 1 个椎板的头侧边缘之间，后方被黄韧带所界限。在硬脊膜直接附着于椎板和椎弓头侧的部位，硬脊膜外间隙后腔被分开。硬脊膜外间隙后腔的内容物与侧腔的内容物被 1 个中间区域所隔开，间隔部位的硬脊膜紧贴在椎板上，中间没有其他组织。在正常情况下，硬脊膜外间隙的各个亚腔之间可以相互自由交通，这在硬脊膜外间隙造影图像上已得到证实。

硬脊膜外间隙的后腔是被脂肪垫所充填，该脂肪垫在矢状面上呈三角形，位于硬脊膜和黄韧带之间，在椎弓板最底部向上略延伸。由于其并不附着于硬脊膜和椎管壁，所以硬脊膜外导管或药液可在脂肪表面、椎管壁和硬脊膜之间通过。该脂肪垫附着于椎弓根后部，经左右黄韧带之间的中线窄隙进入。放射造影研究显示其中线处为充盈缺损区，硬脊膜外间隙镜检显示为不完整的膜结构。

硬脊膜外间隙的侧腔是位于椎间孔内侧，由节段性脊神经、血管和脂肪组织所充填。除了老年退化性疾病之外，椎间孔的开口可使注入硬脊膜外间隙的药液自由流出。既往有关椎间孔处存在屏障结构的组织学报道是采用干燥法进行组织标本制备造成的。在近年来的众多研究中并未证实该屏障结构的存在。

自后纵韧带向外侧延伸的薄膜状结构将硬脊膜外间隙的前腔与椎管内的其他腔隙完全分隔开来。硬脊膜外间隙的前腔几乎完全被相互交通的椎内静脉丛所占据。椎体静脉自该静脉丛发出后穿入椎体。在 $L_4 \sim L_5$ 椎间盘水平以上，每个椎间盘平面均有后纵韧带附着，所以附着处的硬脊膜外间隙前腔呈闭合状。在 $L_4 \sim L_5$ 椎间盘水平以下，尤其是在骶管内，硬脊膜外间隙的前腔明显增宽并被脂肪组织所充填，从而可妨碍硬脊膜外间隙阻滞期间局部麻醉药向 L_5 和 S_1 脊神经根的扩散。

二、适应证

硬脊膜外间隙阻滞可用于除头部之外身体其他任何部位的手术。与蛛网膜下隙阻滞不同的是，硬脊膜外间隙阻滞所产生的感觉阻滞平面是具有上限和下限的节段性神经阻滞。最好是将局部麻醉药液注入支配手术区的脊神经节段平面，因为在伤害感受性刺激最强的脊神经平面实施阻滞，其效果最好，阻滞范围更局限，局部麻醉药的用最小和对机体生理功能的影响最小。

对于腰部以下各部位的手术，包括下肢和髋关节手术，下腹部和盆腔手术，最常选用腰段硬脊膜外间隙阻滞；剖宫产亦适合选用腰段硬脊膜外间隙阻滞。胸段硬脊膜外间隙阻滞通常是用于腹部和胸部手术，并常常与全身麻醉联合应用。全身麻醉可抑制迷走神经反射，消除硬脊膜外间隙阻滞无法阻断的伤害感受性刺激。颈段或颈胸段硬脊膜外间隙阻滞目前已较少采用，仅偶尔用于双上肢手术和颈部手术。

在实施硬脊膜外间隙阻滞时，限制局部麻醉药的用量和浓度可使运动神经阻滞的程度达到最轻，从而能够安全地将其应用于疼痛疾病（例如输尿管结石、胰腺炎、心绞痛）、分娩疼痛和手术后疼痛的治疗。将阿片类药物单独注入或与稀释局部麻醉药一起注入硬脊膜外间隙，在产生镇痛作用的同时，伴发的感觉、运动或交感神经阻滞程度最轻在手术后疼痛治疗和癌痛治疗方面相当有效。

将甾类抗炎药（如糖皮质激素）注入不同平面的硬脊膜外间隙可治疗神经根病。

三、阻滞操作技术

（一）穿刺操作前的准备工作

在硬脊膜外间隙穿刺和置管时，患者可采取坐位或侧卧位。确定脊柱中线是成功实施硬脊膜外间隙阻滞的关键，在坐位患者较易完成，尤其是矮胖的患者。但是，许多患者（例如骨折、气管插管或晚期全身性疾病患者）无法采取坐位。另外，患者采取坐位时亦难以实施镇静处理；并且穿刺进针的推力使脊柱无法保持稳定（尤其是在脊柱胸段和颈段实施硬脊膜外间隙穿刺操作时），并且也较易发生迷走神经反射。

应避免患者镇静程度过深，否则患者对硬脊膜外间隙穿刺针或导管刺激脊神经或脊髓的反应迟钝，盲目继续进针或注药可加剧神经损伤。必须使皮肤、深筋膜和相关韧带结构处的局部麻醉效果完善，以利于穿刺进针和消除穿刺操作引起的疼痛不适。另外，首先应采用型号较小（长 3.37cm）的穿刺针定位棘突和（或）中线并实施局部麻醉药浸润注射，然后再刺入粗的硬脊膜外间隙穿刺针，这样操作可比较容易。

（二）穿刺操作技术

1. 腰段正中入路　在采用正中入路实施腰段硬脊膜外间隙穿刺时，穿刺针必须依次穿过皮肤、皮下组织、棘上韧带、棘间韧带和黄韧带。由于腰椎和颈椎的棘突垂直于皮肤，所以正中入路的进针角度与硬脊膜囊的轴线近乎垂直。由于胸椎棘突彼此互相倾斜重叠，所以必须采取类似的倾斜角度进行穿刺进针。从皮肤至椎管的距离个体差异很大，与脊柱的平面节段、皮下脂肪量、体型和穿刺进针角度等有关，因而不能单凭经验进行判断。由于黄韧带是呈拱形倾斜分布，所以正中入路的穿刺进针深度比旁正中入路浅1cm。

采用开皮针在椎间隙中线的正中点刺穿皮肤，由于棘间韧带连接的椎骨在正中线形成了1个嵴，因此除非保持皮肤固定不动，否则穿刺针很容易滑向右侧或左侧，此时操作者可将左手的示指和中指叉开跨于棘突两侧并用力按压。采用 Tuohy 型穿刺针穿刺皮肤时，其斜面应朝向患者身体一侧。当穿过浅层组织时，穿刺针前端斜面仍要朝向患者身体一侧。操作者左手的手指仍要保持位置，骑跨于中线上直至穿刺针针尖到达黄韧带。

在穿刺进针过程中，将穿刺针前端的斜面朝向患者身体一侧不仅有助于其顺利通过棘上韧带、棘间韧带和黄韧带，而且可减少对这些组织的损伤，因为此时穿刺针前端的斜面是与韧带纤维的走行方向相平行，所以穿刺针前端的斜面是穿过韧带纤维，而不需要将其切断。相反，如果将穿刺针前端的斜面朝向头侧或尾侧，穿刺针前端的斜面则是与韧带纤维的走行方向相垂直，所以穿刺进针中必须切断韧带纤维，从而可增加穿刺进针的用力程度，这样在穿刺针通过黄韧带后有意外性进入硬脊膜外间隙过深和刺破硬脊膜的危险。另外，对椎骨韧带的切割亦可增加组织损伤程度，从而增加手术后患者发生背部疼痛的危险。

在穿刺针进入大约 2cm 后，上下晃动穿刺针针柄可有进入组织的感觉。由于在皮下组织中穿刺针针尖移动相对容易，所以穿刺针的运动颇似跷跷板状，支点为皮肤上的穿刺进针点。继续推进穿刺针，穿刺针针尖到达黄韧带时，再上下晃动穿刺针针柄，其感觉截然不同，因为此时穿刺针针尖已被厚韧的黄韧带所固定，所以穿刺针的运动似跳板状。当出现以上指征后，在继续推进穿刺针的过程中，应重新检查进针的角度，因为在推进穿刺针的过程中，操作者有使穿刺针尾部向下轻微倾斜的倾向，从而导致穿刺针针尖朝上方移动而受阻于骨质结构。

另外，操作中保持患者背部与手术台水平面相垂直十分重要，患者身体前倾或后倾均可使穿刺针偏离中线而受阻于骨质结构。当穿刺针受阻于骨质结构时，应后退穿刺针至皮下组织内，在调整穿刺进针方向后重新进行穿刺操作。如果未后退穿刺针即调整进针方向，由于组织对穿刺针针干的固定作用，所以穿刺针可发生弯曲，这不仅可极大地增加推进穿刺针通过组织时所需的力量，而且也常常不能改变穿刺针前端的方向，从而使穿刺针仍按原来的进针途径运动并再次受阻于骨质结构。

在确认穿刺针是处于正确的角度并且穿刺针针尖已进入黄韧带后，应将针芯拔出，接上装有生理盐水 5ml 的注射器，以采用阻力消失法来确定硬脊膜外间隙的位置。为了避免穿刺针突然进入过深，操作者应采用左手拇指和示指握持穿刺针，并将手背紧靠在患者的背部上。

一旦穿刺针穿透黄韧带进入硬脊膜外间隙，即可将生理盐水毫不费力地注入硬脊膜外间隙后腔的非黏着性背侧脂肪垫和椎管壁之间；推动注射器活塞，可感到穿刺进针期间持续存在的阻力消失。注入硬脊膜外间隙的溶液随即分布在各种结构表面，并环绕硬脊膜；偶尔注入的液体可受阻于背侧中线处，因为此处的硬脊膜是附着于椎弓板或脂肪。

一般来讲可毫无阻力地注入生理盐水 5ml 足以证明穿刺位置正确。在注射生理盐水的过程中，应将穿刺针逆时针方向旋转 90°，以使穿刺针前端的斜面从对向侧方转为对向头侧。操作者用左手的拇指和示指将穿刺针固定后将注射器卸除。此时在穿刺针尾部开口可有一些液体流出。通过使液体滴到操作者的前臂来判断是否为脑脊液。脑脊液应带有体温，而注入的生理盐水很凉。

采用液体判断硬脊膜外间隙的位置具有以下优点：①当穿刺针进入硬脊膜外间隙时，可有阻力顿然消失的感觉，并且液体容易注入；相反，如果穿刺针是位于韧带中，液体则不能被注入。②当穿刺针进入硬脊膜外间隙时，快速推注一定量的液体可将硬脊膜推离穿刺进针点。③有些麻醉科医师发现，液体的润滑作用不仅有利于硬脊膜外导管的置入，而且有证据表明其亦可降低穿破硬脊膜外间隙血管的危险。

另外，亦可通过以下方法来判定硬脊膜外间隙。①气泡压缩试验：在采用装有 5ml 生理盐水的注射器进行阻力消失试验时，可在注射器内保留一个小的气泡（0.25ml），在进针过程中持续推压注射器的活塞，当穿刺针是位于黄韧带内时，小气泡可被压缩并且液体不能被注入；但当穿刺针突破黄韧带进入硬脊膜外间隙时，小气泡不能够被压缩并可十分容易地将液体注入。②悬滴法：在穿刺针嵌入黄韧带后，在其尾端加上一滴液体；当穿刺针进入硬脊膜外间隙时，液滴可被吸入穿刺针内。③气球法：将一小气球连接到穿刺针尾端，通过侧孔将气球充气。当穿刺针进入硬脊膜外间隙，气球变瘪。虽然后两种方法均曾被临床广泛应用，但由于其较阻力消失法和气泡压缩试验复杂，所以目前已基本弃用。

2. 腰段旁正中入路 在采用旁正中入路时，由于穿刺针是从相邻椎骨的椎板之间穿过，所以可避开钙化的棘间韧带。由于穿刺进针的路径不受相邻椎骨之间空间的影响，所以操作亦有更大的余地。这些因素均决定了在老年人和在脊柱胸段实施硬脊膜外间隙阻滞时，旁正中入路为首选。

在采用旁正中入路时，由于穿刺针是斜着横过硬脊膜外间隙，所以穿刺针穿破硬脊膜的可能性较小。与正中入路比较，穿刺针穿过黄韧带到硬脊膜的距离在采用旁正中入路时较大。如果应用 Crawford 型穿刺针，并且斜面向前，其刺破硬脊膜的概率会进一步减小。另外，在采用旁正中入路时，硬脊膜外间隙置管操作通常也更加容易，并且硬脊膜外导管刺破硬脊膜或扭曲打结的发生率很小，因为穿刺针向头侧的角度有助于硬脊膜外导管沿硬脊膜外间隙长轴的方向置入，尤其是采用 Tuohy 型穿刺针时。

在采用旁正中入路法时，需要严格定位椎板的位置，特别是肥胖患者。操作者采用左手的示指和中指固定棘突两侧的皮肤，在中线左侧旁开 1cm 处用开皮针穿破皮肤，然后将穿刺针垂直穿入皮肤，推进穿刺针直至其到达左侧的椎板部位，并记录所进深度的厘米数。然后分别向头侧和内侧调整穿刺进针的方向。

首先，穿刺针针尖必须在椎板的头侧走行，这样穿刺针可进入所选椎板和上一椎板之间的黄韧带，并可获得穿刺针进入黄韧带的明确指征。在进行此操作时，穿刺针触及椎板后应将其后退 1cm，然后再向头侧调整穿刺进针的角度。如果未后退穿刺针即调整穿刺进针方向，则可使穿刺针发生弯曲，这可极大地增加推动穿刺针通过组织时所需的力量。穿刺进针的部位愈靠近尾侧，穿刺针触及椎板时需要向头侧调整的角度就应越大。然而需要注意的是，向头侧调整穿刺进针角度并不能改变穿刺针针尖在旁正中入路中的位置。

如果不在其他方向上相应地改变穿刺进针的角度，穿刺针针尖将始终保持在中线旁开 1cm 的距离，从而导致其最终进入硬脊膜外间隙的侧方（通常富含静脉丛）或穿刺操作失败。因此，随后要向内侧调整穿刺进针方向，以使穿刺针针尖向内侧进入 1cm，并最终在中线部位进入硬脊膜外间隙。正确判断这个角度需要经验和实践。对于消瘦患者，从皮肤到硬脊膜外间隙的距离很短，所以需要向内侧调整进针的角度最大；对于这些患者，麻醉科医师可选择距离较远的旁正中入路法，这样穿刺针可离中线的距离远一些。而对于肥胖患者，则需在很长的进针距离内来调整这 1cm 的内向偏移，在这种情况下，应选择距离较小的旁正中入路法，以使穿刺针更靠近中线。

出于不同的目的，亦应分别考虑选择的角度，对于初学者，按步骤每次集中考虑调整 1 个角度则有助于穿刺操作。相应地，随着经验和信心的积累，可考虑同时进行调整，以尽可能减少穿刺针触及椎板的机会。对于操作容易的患者，有经验的操作者可在穿刺针垂直触及椎板后选择正确的角度直接进针到达黄韧带。在穿刺针到达黄韧带后，可采用与正中入路相同的方法将穿刺针推进至硬脊膜外间隙。

3. 颈段和胸段正中入路 在 $C_7 \sim T_4$ 区域内进行硬脊膜外间隙穿刺时，最好是采用正中入路法。而 $T_5 \sim T_9$ 胸椎的棘突不仅较长，而且呈叠瓦状大角度倾斜排列，所以采用旁正中入路进行穿刺操作较为合适。由于颈段和胸段硬脊膜外间隙较窄和负压现象明显，所以最好是采用负压法（例如悬滴法）来确定硬脊膜外间隙，这样麻醉科医师可双手握持穿刺针，并缓慢推进。坐位时硬脊膜外间隙的负压增大，尤其是在患者吸气时，所以在实施颈段和胸段硬脊膜外间隙穿刺时最好让患者采用坐位，并在患者吸气时推进穿刺针。由于穿刺针在胸段硬脊膜外间隙内可通过的距离相当小，而且脊髓就位于穿刺针的正前方，因此只有经验丰富的麻醉科医师才可实施胸段硬脊膜外间隙穿刺操作。采用正中入路实施颈段和胸段法硬脊膜外间隙穿刺的具体操作方法如下。

（1）让患者坐在椅子上或位置较低的手术台上，主动前倾身体，并用一个台子支撑患者的头部或者是由助手协助保持患者的体位稳定。

（2）确定拟实施穿刺操作的椎间隙。操作用具和背部穿刺部位的准备工作同腰段正中入路法。

（3）操作者将左手示指和中指放在所选定椎间隙的两侧采用合适的局部麻醉药进行皮肤和皮下组织浸润阻滞，然后刺入穿刺针。

（4）在将穿刺针刺入到棘间韧带或黄韧带之后，如果是应用 Tuohy 型穿刺针，应将穿刺针的斜面朝向头端；如果是应用 Crawford 型穿刺针，应把穿刺针的钝缘指向硬脊膜。值得注意的是颈段和胸段硬脊膜外间隙较为狭窄，在采用 Tuohy 型穿刺针时，虽然其圆钝弯曲的前端可降低意外性刺破硬脊膜的危险，但置入硬脊膜外导管则较为困难，因为此种穿刺针的前端存在自 45°~60° 的弯曲，在硬脊膜外导管通过该弯曲后，其前端可顶在黄韧带上，从而导致置管困难。在采用前端平直的 Crawford 型穿刺针时，虽然其前端的斜面有助于置入硬脊膜外导管，但却可增加意外性刺破硬脊膜的危险。

（5）一旦穿刺针进入黄韧带，拔出穿刺针针芯，在穿刺针尾部悬挂一滴生理盐水或局部麻醉药液。

（6）将双手的小鱼际区紧贴在患者背部，用双手的拇指及示指和中指分别握住穿刺针两侧的翼部或者是分别握住穿刺针的尾部和干部。

（7）在患者吸气时缓慢推进穿刺针，并持续观察悬滴的变化。当穿刺针穿过黄韧带进入硬脊膜外间隙时，可感到进针阻力骤然减小。由于颈段和胸段硬脊膜外间隙存在有负压，所以穿刺针尾部的悬滴亦可被吸入到穿刺针针腔内。此时必须停止推进穿刺针，以防意外性穿破硬脊膜。

（8）如果有血液从穿刺针尾部流出，应立即拔除穿刺针，并在临近的椎间隙重新进行定位和穿刺。

（9）注入试验剂量和插入硬脊膜外导管的方法如上所述。

在采用正中入路法实施颈段和胸段硬脊膜外间隙穿刺时，如果选用负压法确定硬脊膜外间隙，最好是应用悬滴法，因为无须其他用具。但如果有合适的可视性压力指示器，例如毛细玻璃管，在穿刺针进入黄韧带后则可将其连接于穿刺针的尾部，当穿刺针突破黄韧带进入硬脊膜外间隙时，管内液柱可被硬脊膜外间隙的负压吸入或随着负压的变化而波动。另外，亦可采用阻力消失法，具体方法的选择主要取决于操作者的喜好和经验。

4. 胸段旁正中入路　在中胸段，棘突的倾斜角度较大而且呈叠瓦状排列。由于这种解剖学特点，尽管采用正中入路法且仔细操作也可使穿刺针成功进入硬脊膜外间隙，但相比之下采用旁正中入路法操作则相对较为容易。旁正中入路法是在中线一侧将穿刺针刺入，并向内向上推进穿刺针，使穿刺针滑过椎弓板，并在接近中线处进入硬脊膜外间隙。采用旁正中入路法实施胸段硬脊膜外间隙穿刺的具体操作方法如下。

（1）在确定拟实施穿刺的椎间隙后，置患者于坐位或侧卧位，并对患者的背部进行消毒处理。

（2）在所选椎间隙下方棘突的外侧 1.5~2.0cm 处做局部麻醉药皮丘。

（3）采用长 4cm 的 22 号注射针在椎弓板周围注入少量局部麻醉药液，并在后退注射针的过程中对皮下组织进行局部麻醉药浸润。

（4）以与患者背部呈 130° 和与脊柱长轴呈 15° 的方向刺入硬脊膜外间隙穿刺针，直至穿刺针的前端抵达椎弓板。

（5）拔出穿刺针针芯，连接内装生理盐水的注射器，以通过阻力消失法来确认穿刺针是否已进入硬脊膜外间隙。在对注射器活塞持续施加恒定压力的情况下，将穿刺针轻柔地从椎弓板上缘滑过，缓慢推进穿刺针通过黄韧带。正如上述，操作者应采用拇指、示指和中指握持穿刺针，以精确控制穿刺针的推进幅度，决不可鲁莽或暴力移动穿刺针，要在患者吸气时缓慢推进穿刺针。

（6）在穿刺针进入硬脊膜外间隙后，操作者可感到推压注射器活塞的阻力突然消失。此外，注入生理盐水还可轻柔地将硬脊膜推离穿刺针针尖，这有助于防止穿破硬脊膜的危险。

（7）取下注射器，观察注入硬脊膜外间隙的生理盐水是否有回流，如果穿刺针误穿硬脊膜进入蛛网膜下隙，在穿刺针尾部可有温热脑脊液持续流出。

（8）在确认穿刺针确实位于硬脊膜外间隙后，轻柔地将硬脊膜外导管插入硬脊膜外间隙，插入深度以 3cm 为宜。值得注意的是：采用旁正中入路法时，穿刺针倾斜的角度比正中入路法大，患者深呼吸有助于顺利置入硬脊膜外导管，因为其可增大硬脊膜外间隙的负压，从而使静脉丛充盈的程度一过性减轻，硬脊膜外间隙的容积增大。

（9）拔出穿刺针，固定导管。

（三）硬脊膜外导管的置入

在置入硬脊膜外导管前，首先应核对穿刺针前端斜面与拟置管的方向是否一致，并采用硬脊膜外导管表面的刻度标记比量穿刺针外露部的长度，从而计算出皮肤至硬脊膜外间隙的长度（穿刺针长度 – 外露部长度 – 皮肤到硬脊膜外间隙的长度），并在麻醉记录单上记录此值。

在置入硬脊膜外导管时，操作者的左手靠在患者背部，拇指和示指扶住穿刺针尾部。右手拇指、示指捏住硬脊膜外导管的前端，并使其弯曲度朝向拟置入方向自穿刺针尾部插入。当硬脊膜外导管置入9cm后，其前端已到达穿刺针的前端；当其进入硬脊膜外间隙时，通常可出现一定的阻力，稍用力推进，硬脊膜外导管即可进入硬脊膜外间隙。在硬脊膜外导管通过穿刺针前端开口后，置管操作要轻柔，以免损伤血管和硬脊膜。通常是握住距穿刺针尾部长度大约为1cm的硬脊膜外导管，每次插入少许。如果推送硬脊膜外导管困难，通常是由硬脊膜外导管在穿刺针针尖或其附近部位受阻所敏，可能原因有：

（1）穿刺针进入硬脊膜外间隙过浅，其前端斜面仍部分位于黄韧带内，此时可缓慢后退穿刺针并进行阻力试验，在后退穿刺针进入黄韧带后，再次按常规方法将穿刺针刺入硬脊膜外间隙，并将进针深度增加1~2mm。切忌直接向内推进穿刺针，这样可因判断失误而刺破硬脊膜。

（2）穿刺针进入硬脊膜外间隙过深，以至于其前端将硬脊膜顶起而使开口被阻挡，或者硬脊膜压迫硬脊膜外导管前端而使其向黄韧带方向走行受阻。此时稍微后退穿刺针2~3mm并调整穿刺针进入硬脊膜外间隙的成角，即可顺利将硬脊膜外导管置入。

（3）硬脊膜外导管直径与穿刺针前端开口的直径不合适。通过操作前仔细检查用具和穿刺操作时遇骨质免用暴力亦可避免该问题的发生。

（4）在排除上述因素后，应考虑穿刺针前端的开口被软组织所阻挡，可轻轻左右旋转穿刺针，以使穿刺针前端的开口离开障碍物，但应注意旋转穿刺针的角度不宜太大，以不影响硬脊膜外导管的前进方向为准则。另外，再向硬脊膜外间隙内注入5ml生理盐水或局部麻醉药液亦有助于硬脊膜外导管通过障碍物。经过如此处理，大多能够顺利置入硬脊膜外导管。如果经反复调整均不能成功入硬脊膜外导管，可更换椎间隙重新进行穿刺。

如果硬脊膜外导管是在穿出穿刺针前端开口后受阻并且各种调整措施均不能奏效，切忌后退硬脊膜外导管，以免硬脊膜外导管被穿刺针前端斜面所切断。在拔除硬脊膜外导管时必须同时拔出穿刺针。

在通过穿刺针将硬脊膜外导管置入合适长度后，应注入少量盐水或局部麻醉药，以确保硬脊膜外导管在硬脊膜外间隙是张开伸展的，没有打结扭折。在退出穿刺针时，操作者的左手仍靠在患者的背部，拇指和示指捏住穿刺针的尾部向外缓慢退出，同时操作者用右手拇指和示指在距穿刺针尾部大约1cm处固定并顶住硬脊膜外导管，以免退针时将硬脊膜外导管带出。在退出穿刺针的操作中，应沿原穿刺进针途径逐渐后退穿刺针，必须注意不能转动穿刺针或垂直于硬脊膜外导管上下移动穿刺针前端，因为这有导致硬脊膜外导管被意外性切断的可能，尤其是在采用前端平直且锐利的Crawford型穿刺针时。

在退出穿刺针之后，调整硬脊膜外导管的深度，使皮肤至硬脊膜外导管前端的长度等于皮肤至硬脊膜外间隙的长度加上3cm。然后接上注射器轻轻进行回抽，如果无脑脊液和血液回流，再注入少许生理盐水，如果无阻力，说明硬脊膜外导管通畅和位置正确，即可固定导管。

研究发现，在硬脊膜外导管置入椎管内3cm后，其前端可偏向外侧，通常是位于椎间孔的内侧，而注入的局部麻醉药液仍可环绕硬脊膜扩散。即使硬脊膜外导管的前端位于椎间孔外侧的椎旁间隙，局部麻醉药液亦会优先扩散回椎管内。如果置入硬脊膜外导管过长而向前穿过隔离硬脊膜外间隙前腔的膜结构，则极有可能进入静脉；继续向前置管，可突然感到阻力消失或"突破感"。

由于硬脊膜外间隙含有血管，偶尔可见血液从硬脊膜外导管中流出。当发现血液流出后，可逐渐后退硬脊膜外导管，直至无血液流出，然后注入生理盐水以防止硬脊膜外导管被血凝块堵塞。硬脊膜外导管内流出澄清的液体可能为脑脊液或是注入的生理盐水。如果为脑脊液，其流出速度通常很快并且容易被吸出。硬脊膜外导管穿破硬脊膜或者经缓慢后退硬脊膜外导管后仍有血液流出时，应将硬脊膜外导管拔出并在相邻的椎间隙重新进行穿刺置管操作。

硬脊膜外导管必须固定牢靠，以防止在手术台上或在病房护理过程中被意外性拔出，但也不能在穿刺进针点处过分紧贴后背，以防其在此部位发生扭折，可采用两条宽的防水胶带粘贴穿刺进针点，并将硬脊膜外导管在穿刺部位附近轻柔地弯成"J"字形，然后从后背至肩部将硬脊膜外导管用一条细长的胶带粘贴固定。患者改平卧位后，应重新验证硬脊膜外导管的通畅性，以防止体位变动后使硬脊膜外导管堵塞。在患者的背部伸直后，偶尔硬脊膜外导管可在棘上韧带处发生扭折。

（四）硬脊膜外间隙给药

在建立静脉输液通路后，经硬脊膜外导管回抽无血和脑脊液，注入试验剂量3ml。试验剂量的意义在于进一步证实硬脊膜外导管位置的正确性。另外，亦可根据注射试验剂量后的阻滞范围和血压波动程度来进一步确定局部麻醉药的诱导用量。在注射试验剂最后的5min内，必须密切观察血压，并用针刺法测试阻滞平面。如果无蛛网膜下隙阻滞现象出现，可将拟定的局部麻醉药诱导量分2～3次注入，然后按所用局部麻醉药作用时间长短，每隔一定时间追加首次用量的1/3～2/3。

一般来讲，局部麻醉药的用量取决于穿刺的部位和拟阻滞的范围。在实施颈段或胸段硬脊膜外间隙阻滞时，注入局部麻醉药4～8ml即可产生镇痛或麻醉（所用的药液浓度较高）平面；在实施腰段硬脊膜外间隙阻滞时，则须注入局部麻醉药10～20ml；如果阻滞范围必须涉及胸段，注入的局部麻醉药量会更大。通常老年、肥胖和妊娠患者的局部麻醉药用药量应减少，但上述影响因素在不同个体之间的差别较大。

四、并发症和注意事项

在通常情况下，硬脊膜外间隙阻滞失败均是因穿刺针前端或硬脊膜外导管未进入椎管内所致。在实施腰段硬脊膜外间隙阻滞时，可出现L_5和S_1脊神经根阻滞不全，可能是脊神经根粗大和该部位椎管间隙扩大而使注入的局部麻醉药液不能局限于脊神经根附近所致。

单侧阻滞可能是由硬脊膜外导管的前端偏向一侧而使局部麻醉药液沿该侧间隙扩散所引起。目前尚未证实在硬脊膜外间隙的中线部位存在互不相通的纤维组织隔；单侧分布的原因可能是该侧通道妨碍局部麻醉药扩散的阻力较小。经位于硬脊膜外间隙后腔并距离中线不远的穿刺针注入药液，则较少出现异常分布现象。

与蛛网膜下隙阻滞相比较，硬脊膜外间隙阻滞所需的局部麻醉药用量较大，尤其是腰段硬脊膜外间隙阻滞。如果将如此大剂量的局部麻醉药误注入蛛网膜下隙内，则可导致广泛阻滞，低血压和呼吸抑制。在麻醉过程中，应持续监测血压和心电图，并吸氧。只有在做好气管插管和循环功能支持准备的情况下，方可实施硬脊膜外间隙阻滞。

如果穿刺针刺破硬脊膜但未刺破更为菲薄的蛛网膜，则可将全量或部分局部麻醉药液误注入蛛网膜和硬脊膜之间（硬脊膜下隙），从而继发麻醉意外。如果局部麻醉药液存留于硬脊膜下隙，可出现广泛性单侧阻滞；如果蛛网膜最终破裂而使聚积的局部麻醉药液进入脑脊液，则可突发全脊髓麻醉而导致患者呼吸停止。

局部麻醉药被误注入血管内可引起中枢神经系统毒性症状（意识消失和惊厥）或心血管并发症（低血压、心律失常和心血管功能衰竭）。所以应分次注射局部麻醉药，每次3～5ml，注药间隔应足够长，以便及时发现血压和心率的变化。可在局部麻醉药中加入适量的肾上腺素（5μg/ml），后者可在药液被误注入血管内时引起心动过速，从而有助于早期发现这种意外情况。分次注药亦是防止将大量局部麻醉药误注入蛛网膜下隙内的一项重要安全措施。如果证实出现广泛阻滞，应停止注药，以免出现全脊髓麻醉。

在极少数情况下，硬脊膜外间隙穿刺和置管可引起神经刺激症状或脊髓损伤。穿刺针进入蛛网膜下隙常可引起硬脊膜穿刺后头痛。硬脊膜外间隙血肿并不常见。在硬脊膜外间隙阻滞后，如果患者持续存在背部疼痛或神经功能障碍症状，则必须考虑并发硬脊膜外间隙血肿的可能。

对于正在进行抗凝治疗的患者，能否进行硬脊膜外间隙穿刺目前尚无一致的意见。除了置管时间过长或患者并发有菌血症（需用抗生素治疗）之外，硬脊膜外间隙脓肿十分罕见。如果怀疑有硬脊膜外间隙脓肿形成，应立即进行诊断性影像学检查，必要时需要实施紧急手术减压治疗。

（周利军）

第二节　蛛网膜下隙阻滞技术

一、解剖学基础

脊髓的下端连于延髓。成年人脊髓的全长大约为 45cm，占据了蛛网膜下隙的上 2/3。早期胎儿的脊髓与椎管等长，随着胚胎的发育，神经组织和椎管的生长出现不均衡，至出生时脊髓末端大约是平 L_3 腰椎水平，成年人则大约平 L_1 腰椎下缘水平。因此，为了避免损伤脊髓，在新生儿 L_4 腰椎水平以上和成年人 L_2 腰椎水平以上应常规禁忌实施蛛网膜下隙穿刺操作。但应注意，在 L_2 腰椎水平以下实施蛛网膜下隙穿刺并不能完全避免直接损伤脊髓的危险，因为大约 2% 成年人的脊髓末端是位于 L_2 腰椎水平以下。

脊髓表面连接有 31 对脊神经：8 对颈神经、12 对胸神经、5 对腰神经、5 对骶神经和 1 对尾神经。每条神经均由 1 个后根和 1 个前根汇合而成。后根内含有传入纤维，前根内含有传出纤维。神经根则由自脊髓腹外侧和背外侧发出的多条非节段性神经根丝融合而成。后根和前根在蛛网膜下隙内独立行走，仅在脊神经节的远端被硬脊膜/蛛网膜包绕后，才汇合形成混合神经。由于感觉纤维是走行在蛛网膜下隙的后方，所以患者处于仰卧位时感觉纤维是位于躯体的下垂部位，即高比重药液容易沉积的位置。

颈神经共有 8 对，而颈椎仅有 7 个。上 7 对颈神经自同序椎骨上方的椎间孔走出，而第 8 对颈神经自 C_7 颈椎下方和 T_1 胸椎上方的椎间孔走出。其余的脊神经均自同序椎骨下方的椎间孔走出。因脊髓和脊柱生长速度不同，脊神经自颈段至骶段进行性延长，并逐渐垂直向下行走。脊髓末端下方的脊神经与蛛网膜下隙的纵轴相平行，形如马的尾巴，故称马尾。脊神经在脑脊液内能够相对自由地移动，因此可躲避蛛网膜下隙穿刺针或导管的直接损伤。

脊髓表面覆盖有 3 层结缔组织（脊膜）和脑脊液，对脊髓具有保护作用。最外层的结缔组织为硬脊膜，向上在枕骨大孔处与硬脑膜内层相延续，向下终止于 $S_1 \sim S_4$ 骶椎平面。

硬脊膜为一坚韧的弹性纤维膜，虽然容易被穿刺针所穿破，但却是抵挡硬脊膜外导管进入蛛网膜下隙的坚固屏障。尸体解剖研究证实：在绷紧硬脊膜之后，即使采用最大的力量进行置管，"硬脊膜外导管"亦无法穿透硬脊膜。因此，硬脊膜外导管从硬脊膜外间隙经过结构完整的硬脊膜"移位"至蛛网膜下隙的这种意外情况，实际上应极为罕见。

覆盖脊髓的蛛网膜是衬在硬脊膜的内面，两者之间仅隔有一层薄薄的浆液。脊髓的蛛网膜上并无血管分布。虽然其远比硬脊膜柔软而菲薄，但蛛网膜却是抵挡药物从硬脊膜下隙向蛛网膜下隙内扩散的主要屏障。由于蛛网膜紧贴硬脊膜，所以在蛛网膜下隙穿刺针穿透硬脊膜的同时，一般亦将蛛网膜穿透；如果在穿透硬脊膜时未将蛛网膜穿透，药物则可被误注入（或导管被置入）硬脊膜下隙，由于蛛网膜具有相对的不通透性，所以可导致蛛网膜下隙阻滞完全或部分失败。但应注意，笔尖样蛛网膜下隙穿刺针的侧孔可增加药物被误注入硬脊膜下隙的概率；所以在采用此种穿刺针实施蛛网膜下隙穿刺操作时，观察到脑脊液回流通畅后应再稍微向前推进穿刺针，然后再注射药物，以尽可能地减少甚至避免硬脊膜下隙注射的发生。

脊膜的最内层为软脊膜，与脊髓表面紧密相贴，富含血管。软脊膜自脊神经后根和前根之间的脊髓表面向外侧延伸，形成一致密的锯齿状纵行支架，即齿状韧带，悬于硬脊膜和脊髓之间。脊髓末端逐渐变细，形成脊髓圆锥。紧贴圆锥的软脊膜随之形成一细的非神经根性根丝，即终丝。在硬脊膜囊的末端，该神经根丝被硬脊膜所包绕，向下延伸固定于尾骨表面。

脊髓的血液供应是来自脊髓前动脉和脊髓后动脉。脊髓前动脉为单一的中线血管，在枕骨大孔处由两侧椎动脉的分支汇合而成，为脊髓最大的动脉血管，供应脊髓前部的大部分。脊髓后动脉每侧包括 1 根或 2 根血管，由小脑后下动脉发出。由椎间孔进入椎管的椎动脉脊髓支、上行的颈部动脉、肋间后动脉、腰动脉和骶外动脉的一些分支有时亦加入脊髓后动脉。这些血管大部分并不重要，但对于一些部位（如 T_4 和 T_{11}），这些动脉却是主要的供应血管。

脊髓的动脉血液供应较易受到损伤，创伤、低血压或应用血管收缩药物均可导致这些血管阻塞。虽然脊髓后动脉阻塞几乎无任何损害作用，但脊髓前动脉阻塞则可导致严重后果。

脊髓的静脉血是通过沿脊神经根走行的前、后静脉丛回流入节段静脉内，如颈部的椎静脉、胸部的奇静脉、腹部的腰静脉和骨盆的骶外侧静脉。

从侧面观察，脊柱呈"S"形弯曲，即有颈、胸、腰和骶4个生理弯曲，颈曲和腰曲凸向前方，而胸曲和骶曲凹向后方。患者处于仰卧位时，腰曲的最高点是位于 L_3 腰椎水平，胸曲的最低点是位于 T_5 胸椎水平。胸曲下凹可限制注入蛛网膜下隙的重比重局部麻醉药液向 T_4 胸椎以上水平扩散；腰曲的上凸可促使在 L_3 腰椎水平以下注入蛛网膜下隙的局部麻醉药液向骶部聚积，从而限制其向头侧扩散。在取平卧位的麻醉患者，腰曲的程度明显变小。另外，膀胱截石位通常可使腰椎的凸面弯曲消失，并使脊柱弯曲的最低点移至 T_{10} 胸椎水平附近。这些因素均可进一步影响局部麻醉药液在蛛网膜下隙内的扩散。

二、适应证和禁忌证

（一）适应证

蛛网膜下隙阻滞适用于下腹部、会阴和下肢的多种手术。有人认为亦可将其选择性用于上腹部和胸部的某些手术；而其他人则认为，由于上腹部和胸部手术所要求的阻滞平面较为广泛，采用蛛网膜下隙阻滞可严重影响患者的呼吸和循环功能，所以蛛网膜下隙阻滞不如全身麻醉安全。虽然蛛网膜下隙阻滞已被成功用于头颈部的某些手术，但不普遍推广应用。

蛛网膜下隙阻滞可用于经阴道分娩和剖宫产等产科手术。差异性蛛网膜下隙阻滞亦可用于多种疼痛综合征的诊断。

（二）禁忌证

蛛网膜下隙阻滞有几项绝对禁忌证。对于出血体质、严重凝血功能障碍、颅内压增高、穿刺部位感染或拒绝合作的患者，一般不主张应用蛛网膜下隙阻滞。另外，神经系统疾病、解剖畸形和二尖瓣/主动脉瓣狭窄等并发疾病亦是蛛网膜下隙阻滞的相对禁忌证，需要认真权衡利弊，谨慎应用。在某些病例（例如背部疼痛），因存在引发法律纠纷或严重并发症的顾虑，即使实际上不属于禁忌证，亦应放弃应用蛛网膜下隙阻滞而选用其他麻醉方法。

三、阻滞操作技术

（一）单次蛛网膜下隙阻滞技术

单次蛛网膜下隙阻滞操作简便、迅速，可避免置管对蛛网膜下隙神经组织的损伤。目前蛛网膜下隙阻滞已有多种操作方法，可在患者处于侧卧位、俯卧位或坐位下完成。受过良好训练的麻醉科医师应熟悉各种操作方法，以便选择最适合患者病情和所施手术的体位和方法。

1. 侧卧位正中入路蛛网膜下隙阻滞　在患者处于侧卧位时采用正中入路实施蛛网膜下隙穿刺对麻醉科医师来讲是最为简单的操作技术，对患者来说亦最为舒适，因此该方法目前最为常用，现将其操作技术详细介绍如下：

（1）体位的准备：患者侧卧于紧靠麻醉科医师一侧的手术台边缘。助手站在患者前面帮助摆放和维持穿刺操作所需的体位，并防止患者意外性掉下手术台。嘱患者膝部紧靠腹部，并向胸部低头，以使脊柱腰段尽可能屈曲而增加椎弓板之间的间隙。患者的臀部和肩部应与手术台的边缘相垂直。如果患者的脊柱与手术台边缘相平行，只要穿刺针与手术台面相平行，就能保持在中线上进针。

（2）髂嵴连线：即髂嵴最高点的连线，穿过 L_4 腰椎水平或 $L_3 \sim L_4$ 椎间隙水平。由此处可相当容易地确认其他腰椎椎体。由于脊柱腰段椎间隙的大小各异，所以通常选择最宽的椎间隙实施穿刺操作。只要是在 L_2 腰椎以下进行穿刺操作，具体选用哪一个椎间隙并不重要。

（3）采用适当的消毒液消毒患者的背部，然后铺上无菌洞巾。

（4）操作者采用左手示指和中指触及所选定的椎间隙，并分别放在椎间隙两侧。采用25号或27

号注射针，用 1% 利多卡因或普鲁卡因在选定的穿刺进针点做局部麻醉药皮丘。然后采用同样的局部麻醉药，用长 2cm 或 3cm 的 22 号注射针沿预计的穿刺进针路径对皮下组织、棘上韧带和棘间韧带实施局部浸润阻滞。

（5）麻醉科医师不要移动左手分开的手指，在椎间隙的中点采用开皮针刺穿皮肤，然后平行于手术台面并向头侧倾斜 10° 刺入蛛网膜下隙穿刺针。将穿刺针向头侧倾斜 10° 是因为椎板间隙位于棘突间隙稍头侧的位置。如果采用 Quicke 型蛛网膜下隙穿刺针或具有类似前端的穿刺针，应将其斜面朝向患者身体的一侧，以使斜面是挤开纵行的硬脊膜纤维而不是切断硬脊膜纤维。定位的左手应持续保持在拟穿刺椎间隙的两侧，直到蛛网膜下隙穿刺针或导引器确实已进入棘上韧带或棘间韧带内。

（6）然后缓慢向蛛网膜下隙方向推进穿刺针。当蛛网膜下隙穿刺针穿过黄韧带、硬脊膜 - 蛛网膜时，可感到穿刺阻力的特征性改变。

（7）如果穿刺操作中触及骨质结构，应停止推进穿刺针，不可盲目进针，以防止穿刺针针腔堵塞或穿刺针针尖发生弯曲。如果怀疑穿刺针针腔已被阻塞，应拔出穿刺针，采用生理盐水或局部麻醉药进行冲洗。触及骨质结构通常意味着碰到了椎板，并需轻微调整穿刺进针方向，为了有效解决该问题，可将穿刺针前端完全退回皮下组织内，然后在不同方向重新进行穿刺操作。

（8）拔出穿刺针针芯，观察脑脊液从穿刺针尾部流出的情况。在应用细口径蛛网膜下隙穿刺针时，也许需要采用小容量注射器进行轻微回抽。如果穿刺针尾部无脑脊液流出，应考虑是否为以下原因：①穿刺针前端的斜面被脊神经根或硬脊膜所阻塞。拔出穿刺针针芯后，将穿刺针旋转 90°～180°，观察穿刺针前端的斜面是否已离开阻挡物。②脑脊液压力太低，以至于脑脊液无法从穿刺针尾部自动流出。③穿刺针前端的斜面被组织碎屑所阻塞，可采用小容量注射器抽吸法进行处理。④穿刺针前端的斜面仍位于硬脊膜外间隙内或部分位于硬脊膜外间隙内。此时麻醉科医师应重新插入穿刺针针芯，再稍微向内推进穿刺针，重新检查是否有脑脊液流出。

（9）穿刺进针过程中出现一过性异感通常表明穿刺针不在中线，应相应改变穿刺进针的方向。如果穿刺进针中出现一过性异感而且随之有脑脊液流出，则可注入局部麻醉药液。如果异感是出现在注药过程中，在继续注药前必须重新调整穿刺针的位置。

（10）如果最初流出的脑脊液是血性的，在注射局部麻醉药液时脑脊液必须清澈。如果脑脊液持续保持不清澈，则应考虑近期有蛛网膜下隙出血的可能，需放弃应用蛛网膜下隙阻滞。

（11）当有适量脑脊液流出时，把含有局部麻醉药液的注射器牢固地连接在蛛网膜下隙穿刺针尾部。为了防止蛛网膜下隙穿刺针活动，操作者可用左手拇指和示指牢固固定穿刺针尾部；并且把左手的手背部紧靠在患者的背部上。回抽少量脑脊液，如果仍能自由流出，则缓慢注入局部麻醉药液。有时，最初脑脊液可自由流出，但在连接注射器后回抽时却无脑脊液流出，这可能是由持续快速后退注射器活塞所致，因为其能够使蛛网膜下隙的神经根或软脊膜贴在穿刺针前端而影响脑脊液的抽出。采用旋转并缓慢后退注射器活塞的方法则有助于预防这种情况的发生。在注射局部麻醉药液后应再次进行回抽，以证实穿刺针针尖的位置正确。最后把回抽到的含有高浓度局部麻醉药的脑脊液再注入。

（12）拔出蛛网膜下隙穿刺针，置患者于合适的体位。使患者保持侧卧位 5～10min 可使一侧阻滞的程度更强。阻滞程度较深的一侧取决于局部麻醉药液的比重。

（13）在蛛网膜下隙注射局部麻醉药液后 2min 和 5min，可用针尖或蘸有乙醇的棉签反复轻触患者，以观察阻滞平面的扩散情况。由于蛛网膜下隙阻滞后患者的痛觉和温度觉逐渐同时消失，所以采用蘸有乙醇的棉签来检查阻滞平面的扩散情况，患者更为舒适。而采用针尖反复探试，则有可能无法准确区分痛觉完全消失区或部分消失区。

如果出现的阻滞平面低于或高于所期望的阻滞平面，则应根据局部麻醉药液的比重立即调节手术台的角度。阻滞平面在 20～30min 内可持续升高。

（14）注入局部麻醉药后应经常测量患者的血压，并连续监测心电图和脉搏氧饱和度。给患者吸氧也是有益的辅助措施。

2. 坐位正中入路蛛网膜下隙阻滞　坐位蛛网膜下隙阻滞对于以下情况特别有用：①仅需阻滞骶神

经根。②经阴分娩的产科患者。③股骨转子骨折的患者，在坐位时进行蛛网膜下隙阻滞操作比侧卧位时更加舒适。④触摸棘突困难的患者，例如肥胖患者。当肥胖患者处于侧卧位时，其背部的中央沟通常下垂至中线以下，并与棘突相互重叠，从而可使触摸棘突和确定中线发生困难。而在坐位时，中央沟仍然是保持在中线位置。当采用坐位实施蛛网膜下隙阻滞时，手术前的用药量应小，因为当患者处于直立位时，过量应用麻醉性镇痛药和镇静药物有引起体位性低血压的可能。

在坐位下通过正中入路实施蛛网膜下隙阻滞时，患者采用的正确坐位姿势，其具体操作步骤如下：

（1）患者坐在手术台中央，双腿放在手术台侧缘上，膝部弯曲，双脚放在凳子上。麻醉科医师站在患者的后面。患者的臀部应尽量靠近麻醉科医师一侧的手术台边缘。患者前倾靠在助手身上或其他适宜的支撑物上，背部和颈部弯曲以使椎板间隙尽可能开放。无论在何种情况下，助手均应持续站在患者的前面来帮助摆放体位和支撑患者。

（2）选定正确的椎间隙实施蛛网膜下隙穿刺，操作中需要特别注意穿刺进针方向与脊柱之间的关系，严格保持穿刺针在中线位置，在开始操作时应谨防穿刺针向头侧的角度太大。一旦穿刺针进入蛛网膜下隙并有脑脊液流出，注入局部麻醉药液的操作方法与侧卧位蛛网膜下隙阻滞技术相同。

（3）如果仅需要阻滞骶神经，应采用高比重局部麻醉药液，患者保持坐位直至阻滞效果完善，通常需要5min。如果需要较高的阻滞平面，应在注入局部麻醉药液后协助患者改为仰卧位。

3. 俯卧位蛛网膜下隙阻滞 俯卧位蛛网膜下隙阻滞技术主要适宜于直肠、会阴、骶骨或低位腰椎区域的手术。主要优点是患者在蛛网膜下隙阻滞后不需要重新摆放手术所需的体位。

患者通常是处于俯卧屈曲位，采用低比重局部麻醉药液，具体操作步骤如下：

（1）患者取俯卧位，髋关节位于手术台的折弯点上。手术台折曲可使者头部和下肢的位置降低，从而使脊柱腰段伸展，椎间隙增大。

（2）麻醉科医师站在手术台一侧，按常规方法实施蛛网膜下隙穿刺。由于在此体位下腰段脑脊液的压力通常较低，所以需要采用抽吸法来证实是否有脑脊液流出。由于处于此种体位的患者不能完全屈曲脊柱腰段，所以采用旁正中入路实施蛛网膜下隙穿刺操作也许最为容易。

（3）在缓慢注入低比重局部麻醉药液前，应调整手术台的位置，以确保期望的阻滞平面处于最高点。

4. 侧方入路和旁正中入路（椎弓板下）蛛网膜下隙阻滞 这两种方法均是在棘上韧带和棘间韧带旁进行穿刺操作，不需要患者屈曲脊柱，特别适用于棘上韧带、棘间韧带严重钙化、髋部骨折或伴有屈背疼痛的老年患者。旁正中入路对肥胖患者非常有用。因为其可首先用蛛网膜下隙穿刺针的前端找到椎弓板来确定进针的深度。这两种蛛网膜下隙阻滞技术均可在患者处于侧卧位、坐位或俯卧位时应用。

（1）侧方入路蛛网膜下隙阻滞：①选定恰当的椎间隙，常规消毒、铺巾和皮下浸润局部麻醉药。在选定椎间隙的中点向外侧旁开1.5～2.0cm处进针。如果患者是处于侧卧位，则应选择中线下方的穿刺进针点。②稍向头侧进针，与中线呈20°，在棘间韧带外侧的椎旁肌肉内推进穿刺针，直到有穿破黄韧带和硬脊膜-蛛网膜的特征性感觉。如果遇到骨质，应部分后退穿刺针，把穿刺进针方向稍向头侧调整后再进针。③一旦穿刺针进入蛛网膜下隙，按前述的方法进行蛛网膜下隙阻滞给药、平面测试和平面调节操作。

（2）旁正中入路蛛网膜下隙阻滞：①选定合适的椎间隙，按侧方入路法常规准备。在选定椎间隙下方的一个棘突外侧1.5～2.0cm处进针。②最初的穿刺进针方向应与脊柱相平行，直到穿刺针触及椎弓板。麻醉科医师估计黄韧带的深度，并准确地调整穿刺进针的方向。③部分后退穿刺针，向头侧和内侧并与皮肤呈30°～45°缓慢推进穿刺针。如果再次遇到骨质，应稍向头侧调整穿刺进针方向，以避开椎弓板而在其上方进入黄韧带，继续进针至蛛网膜下隙。④蛛网膜下隙阻滞的随后操作如前所述。

5. Taylor入路和改良Taylor入路蛛网膜下隙阻滞 具体如下：

（1）Taylor入路：该方法主要适用于泌尿外科手术的低位麻醉，但目前也已用于直肠和会阴部手术。此入路与旁正中入路法相似，但选择的是$L_5～S_1$椎间隙，此乃脊柱最大的椎间隙。虽然改良Taylor

入路也选择腰骶间隙进行蛛网膜下隙穿刺操作，但采用的是直接侧方入路。这两种方法均可在患者处于各种常用体位下实施，但通常采用俯卧位或侧卧位。

Taylor 入路的具体操作方法如下：①由于该方法的穿刺进针途径需要在骶骨上跨越相对长的距离，因此建议采用长 10 ~ 15cm 的蛛网膜下隙穿刺针。②在髂后上棘最低点的内下方 1cm 处做局部麻醉药皮丘，然后刺入穿刺针。③以向上呈大约 55°的方向向头侧推进穿刺针，以使穿刺针对向腰骶间隙的中点。如果遇到骨质，应部分后退穿刺针，并向头侧调整穿刺进针方向，然后再推进穿刺针进入蛛网膜下隙。④随后的操作同常规用蛛网膜下隙阻滞。

（2）改良 Taylor 入路：改良 Taylor 入路的具体操作步骤如下：①在腰骶间隙外侧 1.5cm 处做局部麻醉药皮丘，并刺入穿刺针。如果触摸腰骶间隙困难，可在髂后上棘内侧 1.0cm 和头侧 2.5cm 处进针。②与中线大约呈 25°持续推进穿刺针，直至进入蛛网膜下隙。与侧方入路穿刺进针操作一样，在遇到黄韧带前几乎没有阻力。③随后的操作同常规蛛网膜下隙阻滞。

（二）连续蛛网膜下隙阻滞技术

连续蛛网膜下隙阻滞技术的优点有：①可滴注局部麻醉药直至达到满意的阻滞效果。②可用于时间较长的手术，而且手术后恢复迅速。③阻滞平面较易控制，从而可降低低血压的发生率。连续蛛网膜下隙阻滞的具体操作技术如下：

（1）常规蛛网膜下隙穿刺：虽然旁正中入路可提供最好的置管角度，但各种蛛网膜下隙穿刺入路均可应用。通常采用带有 Huber 头的标准 Tuohy 型硬脊膜外间隙穿刺针。如果置入专用的微型导管，则可采用 25 号或 26 号标准蛛网膜下隙穿刺针。

（2）在穿刺操作中，应使穿刺针前端的斜面朝向患者身体的一侧（使穿刺针的斜面与纵行的硬脊膜纤维相平行），直到穿破硬脊膜，然后根据置管方向和预达到的阻滞平面调整穿刺针前端的斜面是朝向头侧或尾侧。

（3）导管置入蛛网膜下隙的深度应超过穿刺针前端 2 ~ 3cm；2 ~ 3cm 的距离不仅足以防止导管意外性从蛛网膜下隙脱出，而且还能有效防止导管打结或进入硬脊膜袖套内。如果导管不能被置入蛛网膜下隙，需一并拔出穿刺针和导管，并重新进行蛛网膜下隙穿刺置管操作。

（4）在置管后，沿导管缓慢退出穿刺针。注意不要同时拔出导管，然后与硬脊膜外间隙阻滞一样，把导管牢固固定在患者背部。

（5）回抽脑脊液证实导管位置正确，但在应用 32 号微型导管时，也许回抽不出脑脊液。

（6）可采用适宜于蛛网膜下隙阻滞的各种局部麻醉药液，但如果需要精确调定给药剂量，则应选择起效迅速的药物如利多卡因。常用硬脊膜外导管的容量是 0.25ml，当应用小容量的药物时，每次注药后应冲洗导管。

（7）经导管追加药物的剂量大约为初始剂量的 1/2，追加给药的时间间隔大约为初始剂量作用时间的 3/4。

（三）蛛网膜下隙阻滞的常用药物

蛛网膜下隙阻滞所用的局部麻醉药液有低比重、高比重和等比重之分。由于低比重液具有阻滞平面变异大、可预知性差、肌肉松弛不良和持续时间短等缺点，所以仅限于一些侧卧位手术。影响等比重药液扩散范围的因素亦较多，故临床应用较少。目前临床上以高比重液最为多用，并且平面易于调节。

1. 等比重药液　1% 丁卡因、2% 利多卡因和 0.5% 布比卡因液。

2. 高比重药液　①1% 丁卡因 1ml + 10% 葡萄糖 1ml + 3% 麻黄碱 1ml（1：1：1 液）。②0.5% 辛可卡因 1 ~ 2ml + 10% 葡萄糖液 1ml + 3% 麻黄碱 0.25 ~ 0.5ml。③2% 利多卡因 3 ~ 5ml + 10% 葡萄糖 0.5ml + 肾上腺素 0.25mg。④0.5% 布比卡因 2ml + 10% 葡萄糖 0.8ml + 肾上腺素 0.2mg。⑤0.75% 布比卡因 2ml + 10% 葡萄糖 1ml + 肾上腺素 0.2mg。

3. 低比重液　辛可卡因 10mg + 0.5% 氯化钠溶液 15ml。单次法用量 8 ~ 12ml，一般不超过 15ml。

低平面或鞍区蛛网膜下隙阻滞、身矮、体弱、腹内压升高、老年人等应酌情减少局部麻醉药的用量。小儿常用溶于5%葡萄糖液的0.5%丁卡因。用量：体重小于4kg婴儿，0.13ml/kg；大于4kg婴儿，0.07ml/kg；年长儿按1mg/岁计算；3岁以内，0.2mg/kg。

在蛛网膜下隙阻滞所用的局部麻醉药液中，肾上腺素的浓度不宜高于1 : 200 000。单次蛛网膜下隙阻滞肾上腺素的极量为0.5mg。肾上腺素浓度过高可减少脊髓供血并出现全身性肾上腺素反应。

（四）不同水平蛛网膜下隙阻滞的实施方法

为了给预计的手术提供满意的阻滞效果和足够的作用时间，且不阻滞上胸段交感神经的传出，需要采取合适水平的蛛网膜下隙阻滞。当采用单次给药方法时，最好是一次性应用足量的局部麻醉药，以获得满意的蛛网膜下隙阻滞效果。

1. 鞍区蛛网膜下隙阻滞　如果所需的最高阻滞平面为S_1水平，可注入较小容量的高比重液（1ml），并让患者保持坐位5min。其缺点包括：①具有导致静脉瘀血、回心血量减少和血压降低的危险。②有不能完全阻滞髋关节部位的可能，因此在截石位下实施手术的患者可能会感觉不适。虽然对平卧位的患者可应用不含葡萄糖的0.5%布比卡因溶液3ml，但其阻滞平面有可能会明显超过会阴部手术的要求。

2. 上腰段蛛网膜下隙阻滞　无论采用何种体位，不含葡萄糖的0.5%布比卡因溶液3ml足以达到L_1水平的阻滞平面。对于疼痛患者，例如股骨颈骨折患者，由于在蛛网膜下隙穿刺时可将患侧置于最高处，所以其具有特殊的优点。正如上述，应用不含葡萄糖的布比卡因可导致一定程度的阻滞平面过高，此时应用等比重的丁卡因可能更为理想。如果手术时间较短，可选用不含葡萄糖的2%利多卡因3~4ml。

3. 中胸段蛛网膜下隙阻滞　对于所有的下腹部手术，包括疝修补术，均需蛛网膜下隙阻滞的范围达到中胸段，一般选用高比重液。在侧卧位注射布比卡因的重比重液2~3ml后，使患者翻身仰卧，可有相当一部分患者发生低血压，需要采取相应的预防和治疗措施。

四、并发症和注意事项

蛛网膜下隙阻滞的即时不良反应主要是由神经阻滞对机体生理功能的直接干扰所引起，通常表现为恶心、呕吐、低血压和心动过缓。最近有人对1 008例蛛网膜下隙阻滞患者进行的前瞻性研究指出：低血压和心动过缓的发生率分别为33%和13%。该研究通过对多种变量进行分析发现了导致不良反应的几个因素。最具临床意义的是，阻滞平面高于T_5水平，上述4个不良反应的发生率均增加。

除了限制阻滞平面的高度之外，该研究还提出调节下列因素可降低不良反应的发生率：①所用的局部麻醉药液应严格消毒灭菌，避免掺入杂质（可降低低血压、恶心、呕吐的发生率）。②在L_3 ~ L_4以下椎间隙进行穿刺（可降低低血压的发生率）。③联合应用蛛网膜下隙阻滞和全身麻醉（可降低低血压的发生率）。④应用普鲁卡因（可降低恶心、呕吐的发生率）。值得注意的是，虽然限制阻滞平面的高度及选用较低的椎间隙穿刺可降低不良反应的发生率，但却容易导致麻醉效果不完善。

虽然即时不良反应通常并不严重而且易于处理，但却可诱发严重心动过缓和心搏停止。1988年的一项内部研究资料证实，在蛛网膜下隙阻滞下实施小手术的健康患者中，有14例发生了心搏停止。分析指出：早期识别这种并发症的严重程度，并立即应用复苏全量的肾上腺素进行处理，是影响患者预后的重要因素。

蛛网膜下隙阻滞的延迟性不良反应和并发症较多，可出现自头痛和背部疼痛等相对轻微的常见并发症到蛛网膜炎和瘫痪等严重而罕见的多种不同并发症。已证实许多因素与硬脊膜穿破后头痛的发生有关，例如年龄、性别、穿刺针粗细、穿刺针前端斜面的方向、过早下床活动、皮肤消毒液和所用局部麻醉药的种类等。

严重神经后遗症可由感染、创伤、缺血和局部麻醉药的神经毒性作用等多种因素引起。随着现代蛛网膜下隙阻滞技术的明显改进，这些并发症已极为罕见。在20世纪80年代曾经出现几例蛛网膜下隙阻滞后发生马尾综合征的病例报道，并引起了人们对蛛网膜下隙阻滞后神经损伤并发症的重视。大量证据表明，神经损伤主要是由于局部麻醉药对神经的直接毒性刺激作用所致。

对 4 例连续蛛网膜下隙阻滞后并发马尾综合征的患者进行分析发现，导致神经损伤有两个常见因素：①局限性阻滞，说明局部麻醉药被局限于蛛网膜下隙的某一部位；继而再追加超出通常单次阻滞剂量的局部麻醉药。②局部麻醉药分布失衡和应用剂量相对过高的联合作用，使局部的局部麻醉药达到中毒浓度，从而对浸泡于其中的神经组织发挥毒性刺激作用。以后报道的病例亦同样揭示了该神经损伤机制。

在蛛网膜下隙模型上进行的研究进一步证实了该神经损伤机制：通过向骶侧置入的导管注入临床剂量的高比重局部麻醉药液时，可在脑脊液中形成局限性分布，而且局部的局部麻醉药浓度可达到神经毒性作用浓度。影响局部麻醉药分布的因素有：导管的粗细、导管前端开口的方向、导管前端的位置、注药频率和注药速率。

虽然微细蛛网膜下隙导管所致的损伤受到了众多人们的关注，但向骶侧置入导管时，其前端可能处于脊柱腰骶曲最高点的尾侧。因此注入的高比重局部麻醉药液将沉积于骶段的硬脊膜囊中，并形成局限性阻滞和局部相当高的局部麻醉药浓度。无论采用何种蛛网膜下隙阻滞技术，每一例蛛网膜下隙阻滞均可发生局部麻醉药分布失衡；这也可能是造成单次蛛网膜下隙阻滞失败的最常见原因。首次注药无效，再次注药可造成局部麻醉药在同一部位沉积，从而使该部位的局部麻醉药达到神经毒性作用浓度。

基于以上原因，目前已制定出连续和单次蛛网膜下隙阻滞的基本指南：①应用最低有效浓度的局部麻醉药。②限制局部麻醉药用量。③给予"试验剂量"的局部麻醉药，以评估阻滞的范围。④如果出现局部麻醉药分布失衡，需采取措施促进局部麻醉药进一步扩散，例如改变腰骶部的屈曲度或局部麻醉药液的比重。⑤当局部麻醉药用量超出其安全范围而仍未获得良好的感觉神经阻滞效果时，应放弃蛛网膜下隙阻滞。

在实施单次蛛网膜下隙阻滞时，注药前、后均应立即进行回抽并观察有无脑脊液回流。如果注药后出现脑脊液回流，可确定局部麻醉药已被注入蛛网膜下隙，注入的局部麻醉药量不应超出单次蛛网膜下隙阻滞的最大用药量。再次注药时应改变方法，以免加重局部麻醉药在同一部位的沉积。如果注药后无脑脊液回流，除非仔细检查未发现有感觉神经阻滞的征象（包括骶神经支配的皮区），否则不应再将全量的局部麻醉药继续注入蛛网膜下隙。如果因需要限制阻滞范围而特意造成局部沉积（例如鞍区蛛网膜下隙阻滞）时，应避免应用相对较高剂量的局部麻醉药。

最近有文献报道，4 例患者在蛛网膜下隙阻滞后出现了一过性脊神经根激惹并发症，从而提示了解剖结构影响局部麻醉药神经毒性作用的另一机制。除了局部麻醉药的下垂性淤滞外，一过性脊神经根激惹并发症部分是由于截石位牵拉骶神经根而使脊神经易受损伤所致。虽然该并发症的远期意义尚有待于进一步的观察和研究，但其足以说明：局部麻醉药的神经毒性作用可导致背部疼痛等相对轻微但却较普遍的蛛网膜下隙阻滞并发症。

（周利军）

第三节　蛛网膜下隙-硬脊膜外间隙联合阻滞技术

1937 年美国的外科医师 Soresi 在采用蛛网膜下隙穿刺针进行硬脊膜外间隙穿刺注入局部麻醉药后，继续向前推送穿刺针刺破硬脊膜，进入蛛网膜下隙再次注入局部麻醉药。这种方法后来被人们称为"复合蛛网膜下隙-硬脊膜外间隙阻滞麻醉"或"蛛网膜下隙-硬脊膜外间隙联合阻滞麻醉（CSEA）"。由于其安全性存在一定的问题，所以当时未能引起人们的兴趣。直到 1981 年 Brownridge 报道成功应用 CSEA 实施剖宫产手术后，才引起了大家的重视，而在 1992 年 Lifschitz 和 Jcdeikin 发明了带有背孔的 Tuohy 型穿刺针之后，才真正使 CSEA 的操作技术走向成熟，在临床上的应用逐渐广泛。近十几年来，CSEA 的方法已经有了许多新的改进。目前用于 CSEA 的 Tuohy 型穿刺针与传统的穿刺针明显不同，为了使蛛网膜下隙穿刺针能够在 Tuohy 型穿刺针的引导下直接刺入蛛网膜下隙（针穿针技术），从而取消了背孔，例如用于 CSEA 的联合配套包。

CSEA 具有蛛网膜下隙阻滞和硬脊膜外间隙阻滞的双重特点，可以发挥蛛网膜下隙阻滞和连续硬脊膜外间隙阻滞两种麻醉方法的优点，所以其主要特点有：①起效快。②阻滞效果完全和肌肉松弛满意。③可任意延长麻醉时间。

一、适应证和禁忌证

CSEA 主要适用于以下手术。①下腹部和盆腔手术，例如阑尾炎切除术、疝修补术、膀胱手术、前列腺手术、子宫及附件手术等。②下肢手术，例如大隐静脉曲张高位结扎术、人工股骨头置换术、全髋关节置换术、全膝关节置换术、膝关节前和后交叉韧带重建术等。③肛门及会阴部手术，例如混合痔切除术、阴道再造术、变性手术、阴道前后壁修补术等。

CSEA 的禁忌证同蛛网膜下隙阻滞和硬脊膜外间隙阻滞，主要包括：①中枢神经系统疾病，特别是脊髓及脊神经根病变，麻醉后可造成长期麻痹甚至引起截瘫。②休克患者，应视为 CSEA 的绝对禁忌证。③急性脊椎外伤及陈旧脊椎外伤造成神经系统损害的患者。④穿刺部位附近有感染病灶应视为应用 CSEA 的绝对禁忌证。

二、局部麻醉操作技术

实施 CSEA 需要应用特殊的穿刺针，可应用 B－D Durafe Tray 硬脊膜外间隙和蛛网膜下隙阻滞联合配套穿刺包，内有 17 号硬脊膜外间隙穿刺针（Tuohy 型穿刺针）和 25 号 Whitacre 型蛛网膜下隙穿刺针，其蛛网膜下隙穿刺针针尖的锥形设计能够降低蛛网膜下隙阻滞后头痛的发生率，针柄的透明窗口可清晰分辨脑脊液的流出。

根据手术部位、范围及时间长短，可选择采用单点穿刺技术或两点穿刺技术。

（一）单点穿刺技术

单点穿刺技术大多是选在 $L_2 \sim L_3$ 或 $L_3 \sim L_4$ 椎间隙进行穿刺，先采用特殊设计的 17 号 Tuohy 型穿刺针进行硬脊膜外间隙穿刺，进入硬脊膜外间隙后，使用 25 号 Whitacre 型蛛网膜下隙穿刺针通过硬脊膜外间隙穿刺针（针通针法），刺破硬脊膜和蛛网膜而进入蛛网膜下隙。此时，应有明显的突破感，同时在穿刺针尾部可见脑脊液缓慢流出。

由于此种专用蛛网膜下隙穿刺针的口径较细，所以脑脊液的流出速度不像采用普通蛛网膜下隙穿刺时快。此时可根据不同的手术部位来选择蛛网膜下隙穿刺针前端开口的朝向（头端或尾端），并注入局部麻醉药液（选择不同的比重），然后退出蛛网膜下隙穿刺针，向头端或尾端置入硬脊膜外导管 3～4cm。平卧后根据蛛网膜下隙所用局部麻醉药液的比重，通过改变患者的体位来调节阻滞平面。

手术中待蛛网膜下隙阻滞作用开始减退时，经硬脊膜外导管注入局部麻醉药维持麻醉。值得注意的是，在开始硬脊膜外间隙给药时一定要先应用试验剂量，以防止意外性全脊髓麻醉的发生。

（二）两点穿刺技术

两点穿刺技术是指根据手术部位不同来选择某一椎间隙实行硬脊膜外间隙穿刺置管，然后再选择 $L_2 \sim L_3$ 或 $L_3 \sim L_4$ 椎间隙实施蛛网膜下隙阻滞。

在实施蛛网膜下隙阻滞时，与单点穿刺技术相同，先将特殊设计的 17 号 Tuohy 型穿刺针刺入硬脊膜外间隙，然后通过硬脊膜外间隙穿刺针引导将 25 号 Whitacre 型蛛网膜下隙穿刺针刺入蛛网膜下隙并注射局部麻醉药，平卧后注意利用患者体位的改变来调节蛛网膜下隙阻滞的平面。手术中根据手术时间，在蛛网膜下隙阻滞作用即将减退时开始通过硬脊膜外导管给药。

三、常用的局部麻醉药

在实施 CSEA 时，蛛网膜下隙阻滞和硬脊膜外间隙阻滞常用的局部麻醉药与单独应用这两种麻醉方法时相同。然而值得注意的是，CSEA 时的硬脊膜外间隙阻滞用药量要适当减少，CSEA 时硬脊膜外间隙注药时扩散较广，可能与蛛网膜下隙注药后硬脊膜外间隙容积变小而使局部麻醉药的扩散范围较广有关。另外，也有可能是局部麻醉药由硬脊膜外间隙直接扩散进入蛛网膜下隙所致。

四、并发症和注意事项

在实施 CSEA 时，其并发症和注意事项与单独应用蛛网膜下隙阻滞和硬脊膜外间隙阻滞时相同。

（周利军）

第六章

复合麻醉技术

第一节　复合麻醉技术的分类

狭义的复合麻醉（combined anesthesia）曾经又被称为平衡麻醉（balanced anesthesia），是指在同一麻醉过程中为了达到理想的麻醉状态而同时或先后使用两种或两种以上的麻醉药物。复合麻醉与联合麻醉（associated anesthesia）不同，后者是指在同一麻醉过程中同时或先后采用两种或两种以上的麻醉技术。广义的复合麻醉包括狭义的复合麻醉和联合麻醉的定义，即在同一麻醉过程中，为了达到满意的麻醉效果而同时或先后使用两种或两种以上的麻醉药物或（和）麻醉技术，最常见的有吸入与静脉复合全身麻醉、局部麻醉复合全身麻醉以及不同局部麻醉的复合。

一、复合局部麻醉技术

利用不同局部麻醉技术的优点，可形成多种不同的复合方式，临床常见的不同局麻技术的复合包括：①蛛网膜下隙联合硬脊膜外腔麻醉（combined spinal and epidural anesthesia，CSEA），主要用于膈肌平面以下部位的手术，其中以下腹部、下肢、盆腔、会阴部手术为主。②硬脊膜外腔复合区域神经阻滞麻醉，多用于手术引起内脏牵拉反射或硬脊膜外腔麻醉效果不佳时的辅助方法。例如硬膜外阻滞下行胆囊切除术，出现严重的胆心反射时，联合胆囊颈部的局部浸润麻醉；硬膜外麻醉下，妇科子宫颈操作时出现迷走反射时，联合阴部神经阻滞等。③硬脊膜外腔复合局部浸润麻醉，多用于硬脊膜外腔阻滞麻醉不够完善或尚未完全显效时，或患者病情危重而又不宜在硬膜外腔内注入足够剂量的局部麻醉药时使用。④神经阻滞麻醉复合表面麻醉，常见于眼科麻醉。⑤神经阻滞复合区域阻滞麻醉，例如上肢手术行臂丛阻滞效果欠佳时，可联合区域阻滞。

二、局部麻醉复合全身麻醉技术

局部麻醉根据局麻药作用的周围神经范围，分为表面麻醉、局部浸润麻醉、区域阻滞、椎管内阻滞，根据需要，静脉或吸入全身麻醉可以单独或联合与这些非全麻方法复合，形成连续硬膜外麻醉与静吸复合麻醉复合、连续硬膜外麻醉与静脉全麻复合、连续硬膜外麻醉与吸入全麻复合、神经阻滞与吸入全麻复合、神经阻滞与静脉全麻复合等多种麻醉方法，临床上最常见的是硬膜外麻醉与全身麻醉复合。

三、静吸复合全身麻醉技术

根据诱导和维持时使用的麻醉方法，可分为静脉麻醉诱导、吸入麻醉维持，吸入麻醉诱导、静脉麻醉维持，静脉麻醉诱导、静吸复合麻醉维持；静吸复合诱导、静吸复合维持等多种方法。临床上常用静脉麻醉诱导、静吸复合麻醉或吸入麻醉维持。随着吸入麻醉药物的进步，吸入麻醉诱导或复合麻醉诱导的使用也在日益增多。

（周利军）

第二节 复合麻醉的特点

一、复合麻醉的优缺点

复合麻醉不仅可避免单一麻醉方法所致的用药量大、麻醉效果不满意、副作用多、肌肉松弛作用难以达到满意暴露术野等问题，使麻醉过程达到镇痛、遗忘、肌肉松弛、自主反射抑制、生理功能稳定的满意水平，还充分利用各种麻醉药物和技术的优点，避免或减轻各自的缺点和不足，从而大大提高围手术期的安全性。

（一）复合麻醉的优点

复合麻醉的主要目的在于充分利用不同麻醉方法和药物的优点，避免各自的缺点，以维持手术过程中患者的生理功能的稳定，因此具体不同麻醉方法或药物的复合又各自具有其优点，但总的说来复合麻醉具有以下优势：

（1）镇痛、镇静、催眠、遗忘等麻醉效果更完善。

（2）更有效地控制疾病、手术、心理等因素造成的应激反应，维持术中稳定的生理功能，以提高患者围手术期的安全性。

（3）麻醉诱导过程更加平稳、安全、可控。

（4）减少各种麻醉药物的用量，从而减少其不良反应。

（5）更好地满足不同手术的要求。

（6）术后苏醒更加平稳、迅速、完全。

（7）其他麻醉与硬膜外麻醉复合，可术后保留硬膜外导管进行术后镇痛。

（8）减少一定的麻醉费用。

（二）复合麻醉的缺点

虽然复合麻醉有以上众多优点，临床应用也十分广泛，但在临床应用中也发现其不少的不足与局限，甚至于使用不当时同样会导致严重后果。

（1）不同麻醉药物复合时，一些无益的药理效应也可能出现协同作用，例如阿片类与苯二氮䓬类、阿片类与丙泊酚复合应用，呼吸和循环抑制更加明显。

（2）不同麻醉方法可能引起的并发症在复合应用时都可能出现，例如所有静脉麻醉和吸入麻醉可能出现的并发症，都可能出现于静吸复合麻醉中。

（3）由于复合用药，复合麻醉的深度判断缺乏肯定性标志，掌握不当可能导致患者术中知晓或延迟苏醒。局部麻醉与全身麻醉复合时，早期局麻药中毒不易被发现。

（4）虽然全身麻醉的复合能使大多数患者的苏醒过程更加平稳和安全，但药物的相互复杂作用可能使苏醒期的临床表现也更趋复杂，比如静脉复合麻醉、静吸复合麻醉时，多种药物阈下剂量的残留作用相互叠加而出现"再抑制"现象。

（5）复合麻醉由于涉及多种麻醉药物、麻醉方法的复合，而不同麻醉药物、麻醉技术和方法对机体内环境有不同的扰乱，因此在选用复合麻醉药物和剂量、麻醉管理等方面对麻醉医师有较高的要求。

（6）基于上述原因，复合麻醉时要求麻醉医师更全面监控患者的生命体征和麻醉深度，因此对麻醉硬件设施要求较一般麻醉方法高。

二、复合麻醉的应用原则

复合麻醉的优点突出，其发展是现代麻醉向理想麻醉迈进的重要方式。但如前所述，各种麻醉药物、麻醉方法的复合也使麻醉本身更趋复杂化，应用不当将会导致严重后果，因此，在实施过程中应遵循一定的原则。

（一）优化复合麻醉方法

不同的麻醉方法具有各自的优缺点，不同麻醉方法复合目的就是使之相互补充，弥补各自的不足，从而使麻醉效果更加完善。手术部位、手术创伤大小、患者全身情况、外科方面的要求、患者的要求等是不同麻醉方法以何种方法为主进行复合的选择依据。

（二）合理选用麻醉药物和剂量

复合麻醉常常涉及多种麻醉药物，而各种药物具有不同的药代动力学和药效动力学，药物之间又存在比较复杂的相互作用关系。在选用复合麻醉药物时，首先要深刻了解每一种药物的药理学特点，并充分考虑到药物间的协同、相加、拮抗作用以及配伍禁忌，根据患者的病理生理情况和手术的要求选择麻醉药物的种类和剂量。

（三）优化复合用药

复合药物的种数越多，药物之间的相互作用越复杂，对机体的影响就越难以预料，不良反应的可能性也越高，并且在这种情况下，临床表现不典型，将增加判断和处理的困难，影响复合麻醉的安全性和可控性，相对增加患者围手术期间的危险性。在满足手术需要的前提下，原则上应尽量减少用药的种类，避免用药杂乱无章。

（四）准确判断麻醉深度

麻醉深度的分期由于复合用药而缺乏肯定的标志，特别是在复合全麻需要肌松药物作用的情况下更难以判断。因此应根据药物的药动学、药物之间的影响规律，以及循环、脑电的变化情况判断麻醉深度，合理使用麻醉药物，尽可能避免麻醉过深或过浅和由此对患者造成的不利影响。有条件的可以进行药物浓度监测。

（五）加强麻醉管理

复合麻醉可充分利用不同麻醉方法和药物的优点，减少药物的用量，减少不良反应和副作用，但复合麻醉时，不同的麻醉方法会引起不同的生理改变，多种麻醉药物的使用更增加了药物代谢的复杂性，药物间的相互作用和影响，可能使药物代谢规律发生改变，甚至出现意外的药物副作用或累加副作用。因此应做好麻醉前准备，注重麻醉期间的监护和管理，及时发现问题并予以适当处理，否则可能导致严重后果。

（六）坚持个体化原则

复合麻醉用药复杂，同时可能使用多种麻醉方法，而每位患者的具体情况又不同，所以在实际应用中必须坚持个体化原则，应根据手术部位、创伤大小、患者精神状况、全身一般情况、外科方面的要求等合理选用复合麻醉方式。

（陈靖宜）

第三节 局部麻醉方法的复合

腰硬联合麻醉（CSEA）具有蛛网膜下隙阻滞和硬膜外间隙阻滞的双重特点，既有蛛网膜下隙阻滞起效快、阻滞效果好的优点，也可通过硬膜外置管提供长时间手术麻醉及术后镇痛。

CSEA适用于下腹部的普外科和泌尿外科手术、髋关节手术、下肢手术、妇产科手术、肛门会阴部手术和术后镇痛。硬膜外间隙穿刺部位感染，或全身严重感染的患者不能应用CSEA。活动性凝血障碍不能使用CSEA。高血压、低血容量和心血管疾病患者应该避免应用CSEA。脊髓损伤、缺血或炎症的患者不宜使用CSEA。

CSEA有单点穿刺法和两点穿刺法。单点穿刺法多选择在$L_{2\sim3}$或$L_{3\sim4}$间隙穿刺，先用硬膜外间隙穿刺针进行硬膜外间隙穿刺，进入硬膜外间隙后，使用专用的蛛网膜下隙穿刺针通过硬膜外间隙穿刺针，刺破硬脊膜进入蛛网膜下隙，并注入局部麻醉药物，退出蛛网膜下隙穿刺针后经硬膜外穿刺针进行硬膜外置管。两点穿刺法则是根据手术部位不同来选择某一间隙实施硬膜外间隙穿刺置管，然后再选择 $L_{2\sim3}$ 或 $L_{3\sim4}$ 间隙穿刺实施 CSEA，方法与单点法相同。

（陈靖宜）

第四节　局部麻醉复合全身麻醉

是近年来开展的一类新的麻醉方法，其充分保留了局部和全身麻醉各自的优点，可以在较浅的全麻状态下保持较好的麻醉效果。

一、硬膜外麻醉复合全身麻醉

1. 优点　①硬膜外阻滞可有效地阻断手术伤害性刺激和减缓应急反应，但又是一种不完善的麻醉，常发生迷走神经反射或手术牵拉反射，平面过高可抑制呼吸，肌松效果不理想。静脉或静吸复合全身麻醉可使患者意识消失、顺行性遗忘，能保证有效通气和肌肉松弛效果，全麻达到一定的深度还能有效阻断伤害性刺激引起的不良躯体反应。两者麻醉方法复合，可减少应激反应，提高麻醉质量。②明显减少硬膜外和全身麻醉用药量，减少不良反应及副作用。③苏醒快、拔管早，术后躁动发生率低。④方便术后镇痛，避免剧痛对康复的不利影响。⑤有利于术后呼吸功能的维护。⑥术中维持心肌氧供需平衡，对冠心病患者有利。

2. 缺点　①操作较复杂费时。②增加创伤和发生硬膜外阻滞并发症的可能。③麻醉深度掌握不好反而易造成生命体征波动，出现低血压等心血管抑制作用，尤其在全麻诱导前硬膜外局麻药用量掌握不好时。④过度追求"浅麻醉"，有可能造成术中知晓。⑤麻醉期间体液用量增加，可能造成水钠潴留。

3. 适应证　凡是在单纯硬膜外麻醉下能够完成的手术，即颈以下部位的手术均为其适应证，尤其是胸腰段的手术，不仅能保证患者的安全、满足手术的需要，而且取得了良好的临床效果。

4. 禁忌证　绝对禁忌证同硬膜外阻滞。相对禁忌证则包括各种短小手术，不必采用复杂的硬膜外麻醉复合全身麻醉。

5. 操作方法　一般根据手术部位选择相应的脊髓节段进行硬膜外间隙穿刺置管，待穿刺成功或硬膜外间隙注药出现阻滞平面后，再进行全身麻醉的诱导。具体操作方法与单纯硬膜外穿刺、全身麻醉诱导过程相同。

6. 药物的使用　具体如下：

1）局部麻醉药的使用：硬膜外局麻药种类和浓度应根据手术的部位、患者情况、手术对麻醉的要求以及硬膜外麻醉在麻醉维持中的作用而进行选择。如胸外科的肺叶切除、纵隔手术和食管手术等，硬膜外麻醉居次要地位，复合麻醉的主要目的是减少全身麻醉药可能给机体带来的不利影响，同时也有利于术后镇痛，因此可选用肌肉松弛作用相对较弱而时间维持相对较长的局部麻醉药，如较低浓度丁哌卡因（0.250%～0.375%）、罗哌卡因单独或与低浓度利多卡因混合使用。而在硬膜外麻醉起主导作用的中上腹手术，如胃、肝、胆、脾、胰等，复合麻醉的主要目的是利用全身麻醉来消除患者心理精神因素对患者和手术的影响，可按单纯硬膜外麻醉来选用局部麻醉药的种类及浓度。而全身麻醉的维持则只需要满足镇静和耐受气管插管的麻醉深度。

2）全身麻醉药的使用

（1）硬膜外麻醉与静吸全身麻醉复合：按照全身麻醉的要求给予足量的术前抗胆碱药及镇静药。诱导一般采用静脉麻醉药、麻醉性镇痛药和肌肉松弛药，其中麻醉性镇痛药可酌情减少。气管插管后，维持阶段可用吸入复合静脉麻醉药，其吸入麻醉药的浓度和静脉麻醉药的用量可根据心率、血压的情况进行调节。可采用间断吸入或连续低流量吸入方式，复合持续输注、靶控输注或间断输注静脉麻醉药。由于硬膜外麻醉已具有较好的镇痛和肌肉松弛作用，在麻醉维持过程中，镇痛药和肌肉松弛药用量要减少一半以上。对创伤不太大的手术，甚至不追加麻醉性镇痛药。在主要手术步骤完成后，就可以考虑停止全麻药，一般手术结束患者可及时苏醒，此时可安全拔管。

（2）硬膜外麻醉与静脉全身麻醉复合：其基本使用范围与上述方法相同。这种复合麻醉方法可分为气管插管和非气管插管两种情况。气管插管的方法是在麻醉诱导和维持阶段全部使用静脉麻醉药，而不使用吸入麻醉药。非气管插管的方法包括硬膜外麻醉复合神经安定镇痛药和基础麻醉复合硬膜外麻醉。前者一般用于中、下腹部手术，如阑尾炎切除术、肠梗阻肠端切除术或下肢手术等。后者适用于不能配合手术和麻醉的小儿患者，一般先行氯胺酮基础麻醉，再进行硬膜外麻醉，主要用于婴幼儿手术，但目前应用此方法有减少趋势，大多在此基础上置入喉罩。

7. 注意事项 具体如下：

（1）避免全身麻醉诱导与硬膜外麻醉峰效应重叠，以减少对循环功能的抑制，但有时也利用这一点来减轻插管时的心血管反应。在时间较充裕的情况下，应先给予硬膜外试验量，确定有麻醉平面后再实施全身麻醉为佳。

（2）应避免同时追加全身和硬膜外麻醉药，从而避免由此引起的生命体征的波动。

（3）手术过程中应根据病情变化、手术需要等相应调节全身和硬膜外麻醉各自在麻醉过程中的地位。

（4）全身和硬膜外麻醉用药量均相应减少，避免麻醉过深引起苏醒延迟，但同时也要避免麻醉过浅、术中知晓的发生。有研究表明，椎管内神经阻滞也显示有直接镇静效应，能够显著降低同等镇静所需的药量，在保证足够的麻醉深度下，利多卡因椎管内麻醉可降低七氟醚用量的34%；行硬膜外阻滞抑制伤害性刺激所引起的运动反应时所用的利多卡因的量可使七氟醚的 MAC 减少50%。有条件的可运用脑电双频指数（BIS）、脑电非线性指数（ENI）等手段进行麻醉深度监测，从而在保证麻醉需要的前提下减少麻醉药用量。

（5）麻醉诱导和维持方法以及用药不应千篇一律，应根据手术的需要、患者的病理生理特点及变化等灵活使用。

二、其他局部麻醉复合全身麻醉

如臂丛和颈丛神经阻滞等与吸入或静脉全身麻醉复合。常用于局部麻醉效果不佳、患者过度紧张、小儿等患者不能配合时。当给予足够量的静脉或吸入麻醉药后，应注意保持呼吸道通畅，必要时仍应进行气管插管或置入喉罩，以策安全。

（陈靖宜）

第五节 吸入与静脉复合全身麻醉

吸入与静脉复合全身麻醉又称为静吸复合麻醉，如前所述，具体方法有多种。由于静脉麻醉起效快、维持时间短、对呼吸道无刺激性、患者舒适易接受，而吸入麻醉的深度易于控制和管理，故临床上常采用静脉麻醉诱导，吸入麻醉或静吸复合麻醉维持，术前准备与一般的全身麻醉相同。随着七氟醚等新型吸入麻醉药的出现，吸入麻醉诱导或静吸复合诱导在临床上的应用也逐渐增多。

一、麻醉诱导

1. 静脉诱导 一般采用静脉全麻药、麻醉性镇痛药和肌肉松弛药复合，静脉全麻药多为丙泊酚 1.5~2.5mg/kg 或咪达唑仑 0.02~0.05mg/kg。麻醉性镇痛药以芬太尼为主，诱导剂量一般为 2~4μg/kg，也可用舒芬太尼、瑞芬太尼、阿芬太尼以及依诺伐等。肌肉松弛药除经典的琥珀胆碱外，维库溴铵、泮库溴铵、罗库溴铵、阿曲库铵等用于静脉麻醉诱导也逐渐增多。这些新型的非去极化肌肉松弛药不仅起效快、效果好、没有去极化肌肉松弛药引起的一系列副作用，还具有中时效的肌肉松弛效果，因此在临床应用逐渐广泛。

2. 吸入、静吸复合诱导 由于经济费用、操作复杂、患者不易接受等原因，这两种方法在临床应用相对有限，前者主要用于小儿麻醉，后者用于气管插管困难的患者。有研究者观测意识消失时间、诱导期间呼吸暂停发生率、诱导并发症、第一次喉罩插入成功率、患者满意度等指标七氟醚和丙泊酚的诱导效果进行比较，经 Meta 分析后表明，七氟醚和丙泊酚具有相似的诱导效应，但由于七氟醚术后恶心呕吐发生较频繁、患者不满意倾向稍多，丙泊酚作为理想的麻醉诱导药仍然更具优势。

二、麻醉维持

1. 吸入麻醉维持　气管插管后，用吸入麻醉药维持麻醉。一般吸入 1～2MAC 的挥发性麻醉药，常用恩氟烷和异氟烷，吸入浓度为 2%～3%，可同时吸入 50%～66% 的氧化亚氮，麻醉效果更好。目前已有麻醉效能更强、不良反应更小的挥发性麻醉药七氟烷和地氟烷用于临床。

2. 静脉麻醉维持　在麻醉诱导成功后主要依靠静脉麻醉药、麻醉性镇痛药、肌肉松弛药维持麻醉。如吗啡或芬太尼复合麻醉、氯胺酮静脉复合麻醉以及神经安定镇痛麻醉等。目前临床上常用的丙泊酚复合瑞芬太尼进行靶控输注是较为理想的静脉麻醉维持方式。

3. 静吸复合麻醉维持　为目前国内常用的方法之一。此法或以吸入麻醉为主，辅以静脉麻醉或静脉复合麻醉；或以静脉麻醉或静脉复合麻醉为主，辅以吸入麻醉。例如，临床上常用的异氟醚丙泊酚（或咪达唑仑）－芬太尼（或瑞芬太尼）－维库溴铵复合模式中，异氟醚 1%～2% 吸入，丙泊酚 2～4mg/kg·h 或咪达唑仑，维库溴铵间断静脉注射以维持麻醉。其中异氟醚和丙泊酚使患者意识消失，芬太尼提供镇痛，咪达唑仑可保证患者术中无记忆，维库溴铵使手术区域及呼吸肌肉松弛，从而便于手术和人工呼吸，同时还可通过调节吸入麻醉药的浓度维持适宜的麻醉深度。

三、注意事项

（1）实施静脉复合麻醉，应充分掌握各种麻醉药的药动学、药效学及毒副作用，同时还应掌握药物之间的相互作用，根据需要有时避免药物的协同效应，有时利用药物间的拮抗作用，或反之。根据患者的病情及手术要求合理选用不同静吸麻醉的复合方式，尽可能以最少的麻醉药用量达到最完善的麻醉效果，并将各种麻醉药的毒副作用控制在最小范围，不能盲目扩大药物的适应证，做到合理、安全用药。

（2）为了确保患者安全，除短小手术、不用肌肉松弛药的手术外，实施静吸复合麻醉时均应进行气管内插管。

（3）静吸复合麻醉时，经典的乙醚麻醉分期已不适用，必须结合多种征象进行综合判断，有条件可应用麻醉深度监测仪，如 BIS、ENI 等。必须确保一定的麻醉深度下使用肌松药，以避免术中知晓的发生。

（4）所有静脉和吸入麻醉可能出现的并发症都可能出现于静吸复合麻醉，因此，应高度警惕各种相关并发症的发生。

（5）静吸复合麻醉时药物的相互作用可能使苏醒期的临床表现更为复杂，应严格把握气管内导管的拔管指征，警惕多种药物残留作用叠加而至"再抑制"现象。

（6）为了使麻醉维持和苏醒衔接紧密，应根据各种药物的药效学特点及时停用长效的药物，而改用七氟烷、地氟烷、氧化亚氮、丙泊酚、瑞芬太尼等苏醒迅速的麻醉药，手术结束时再停用这些短效药物，使患者迅速而平稳地苏醒。

（陈靖宜）

第七章

麻醉并发症防治

第一节　呼吸系统麻醉急危重症

一、呼吸道梗阻

麻醉期间的呼吸道梗阻多为急性梗阻，按发生部位可分为上呼吸道阻塞和下呼吸道阻塞。如未及时处理可造成急性二氧化碳蓄积或（和）低氧血症，严重者可导致心搏骤停。

1. 原因　引起呼吸道梗阻常见的原因有舌后坠、分泌物过多、呕吐和反流、喉痉挛和支气管痉挛、麻醉操作失误或麻醉装置不当、颈部或纵隔肿块、血肿、炎性水肿等均可使气管受压，喉水肿、两侧声带麻痹。

2. 临床征象　①患者呼吸困难，有强烈的呼吸动作，但无通气或低通气量，呼吸"噪声"增加。②吸气困难，辅助呼吸肌肉参与呼吸运动。③胸部和腹部呼吸运动反常，吸气时胸部不扩张，而腹部隆起，严重者出现胸骨上凹和锁骨上凹下陷以及肋间隙内陷的"三凹征"。④进行性的低氧血症，严重者可有心律失常，乃至心搏呼吸骤停。

3. 处理　①停止刺激或手术操作，高浓度或纯氧面罩吸入或辅助通气。②迅速查明原因，对因处理。如舌后坠可采取仰头抬颏法或托颌法解决，长时间者可用口咽或鼻咽通气道。紧急气管内插管，如失败可行喉罩通气、迅速环甲膜切开或粗针头穿刺，纯氧或高频通气。气管导管远端梗阻者，可经气管导管插入导管芯使导管通过远端或将阻物推向一侧支气管；必要时气管切开。

二、喉痉挛

1. 原因　多见于全身麻醉插管及苏醒拔管时，呼吸道被刺激而发生。常见的因素有：①浅麻醉下吸痰、放置口咽通气道、气管插管或拔管。②喉头及呼吸道的分泌物、血液、呕吐物等刺激。③浅麻醉下剥离骨膜，扩肛手术，扩张尿道，牵拉内脏，外周疼痛刺激等。④药物如静脉注射硫喷妥钠、吸入难闻的挥发性麻醉药及搬动患者等。

2. 临床征象　①声带反射性关闭导致声门部分或完全关闭，可出现哮鸣样呼吸困难或"摆动样"阻塞性呼吸，形成吸气时胸壁随膈肌收缩而抬起，但因气体吸入受阻，胸部回缩而不能膨胀，呼气时腹壁因膈肌松弛而下降。②缺氧、高碳酸血症、酸中毒，开始可导致高血压和心动过速，如不及时解除，窒息数分钟后即可出现低血压、心律失常以致心脏停搏。③喉痉挛可分为轻、中、重度。轻度：吸气性喉鸣声调低（鸡啼样喉），无明显通气障碍；中度：吸气性喉鸣声调高、粗糙，呼吸道部分梗阻，呼吸"三凹征"（锁骨上凹，胸骨上凹，肋间凹）；重度：具有强烈的呼吸动作，但呼吸道接近完全梗阻，无气体交换，发绀，意识丧失，瞳孔散大，心搏微弱甚至骤停。

3. 处理　①立即停止一切刺激和手术操作，面罩纯氧加压吸入。②轻提下颌可缓解轻度喉痉挛，加深麻醉可缓解轻、中度喉痉挛。③上述措施不能缓解或重度喉痉挛者可应用咪达唑仑 0.08mg/kg 及琥珀胆碱 1.5mg/kg 静脉注射后快速气管插管控制呼吸，以保安全。

三、支气管痉挛

支气管痉挛是指呼吸道反应性亢进，支气管和小支气管平滑肌痉挛性收缩引起呼吸道阻力增加，表现为气管黏膜水肿、分泌物增多，平滑肌收缩。多见于有哮喘史的患者或近期有呼吸道感染者。

1. 原因　①常发生于对患者气管或支气管的局部刺激（如各种分泌物和支气管插管）。②某些药物或输血的过敏反应时。③释放组胺类药物（如吗啡、右旋筒箭毒碱、阿曲库胺）可加重支气管收缩。④手术操作如浅全麻时剥离骨膜，扩肛手术，肺门、腹腔或盆腔等部位的操作。⑤哮喘、慢性阻塞性肺病史。

2. 临床征象　①特征是哮鸣样呼吸，呼气时呼吸困难更明显。麻醉中则表现为呼吸道阻力增加，挤压呼吸囊困难，甚至不能压入气体。②双肺布满哮鸣音。③严重者可出现静脉回流受阻、导致心排出量减少和严重低血压。

3. 处理

（1）如系全身麻醉插管后发生，应首先检查气管导管位置和深度是否正确，避免插入过深刺激支气管和隆突。

（2）提高吸入氧浓度和加深麻醉：可缓解因麻醉过浅导致的支气管痉挛，因呼吸道阻力大，宜加用静脉全麻药。首选氯胺酮，因该药此时兼有加深麻醉和内源性儿茶酚胺释放作用，可促使支气管扩张。其次可用丙泊酚，该药较巴比妥类药更少引起支气管收缩。

（3）支气管解痉药物治疗：吸入或静脉注射选择性 β_2 受体激动药，如沙丁胺醇、奥西那林、抗胆碱药（如阿托品）、茶碱类药，顽固者可加用皮质类固醇类药。

四、缺氧

1. 原因　①通气不足，呼吸抑制、呼吸道梗阻、肌松药残余作用、限制性通气障碍等。②FiO_2降低，中心供氧中止（或氧气筒用尽）、氧流量不足等。③通气血流比例失调，见于肺不张、肺水肿、气胸、单肺通气、术中填塞物和牵引器对肺的压迫等。④弥散障碍如肺水肿。⑤心脏右向左分流。⑥携氧能力下降，见于贫血、二氧化碳蓄积、正铁血红蛋白血症。⑦氧解离曲线左移，见于碱中毒、低碳酸血症、低温、$2，3-DPG$浓度降低。

2. 临床征象　根据缺氧的原因和血氧变化，一般将缺氧分为低张性缺氧、血液性缺氧、循环性缺氧、组织性缺氧4种类型。麻醉中以低张性缺氧最为常见，PaO_2降低的原因有吸入气氧分压过低、外呼吸（通气或换气）功能障碍、静脉血分流入动脉。

3. 处理　①保持呼吸道通畅，纯氧吸入，加大通气量。但氧疗的效果因缺氧的类型而异，对低张性缺氧效果最好；但由于静脉血分流入动脉引起的，因分流的血液未经过肺泡而直接掺入动脉血，故吸氧对改善缺氧的作用较小。血液性缺氧、循环性缺氧和组织性缺氧者 PaO_2 和 SaO_2 正常，吸氧虽可明显提高 PaO_2，SaO_2 的增加却很有限，但吸氧可增在血浆内溶解的氧，对缺氧也有所改善。②在全身麻醉插管状况下，应首先以纯氧手控通气检查两肺呼吸音，观察胸廓和膈肌运动是否充分，评估肺顺应性、气管导管有无阻塞或脱出错位，并及时纠正。如麻醉机及呼吸环路有漏气，应先用简易呼吸器供氧维持人工呼吸，脱机检查纠正故障后再用。③对其他原因进行针对性治疗，如因弥散障碍则加用PEEP。

五、高碳酸血症

1. 原因

（1）通气不足：①插管全身麻醉时呼吸机设置不当，导致分钟通气量不足或氧流量过低。亦可见于高频通气时间过长。②呼吸道阻力增加：见于上呼吸道阻塞、支气管痉挛、单侧肺通气、慢性阻塞性肺疾病、气胸或血胸等。③延髓呼吸中枢抑制：见于非全身麻醉插管机械通气状况下使用阿片类镇痛药、苯二氮䓬类药的不良反应，延髓区的原发疾病与手术创伤。④呼吸肌运动抑制：见于椎管内麻醉时阻滞平面过高、区域神经阻滞时并发膈神经阻滞、全身麻醉拔管后的神经肌肉阻滞药的残留作用。

（2）呼出气体再吸入：见于全身麻醉控制呼吸时钠石灰失效或呼气瓣失灵。

（3）二氧化碳产生过多：可见于腹腔镜手术时外源性二氧化碳吸收过多、超高代谢状态（如恶性高热）。

2. 临床征象

（1）中枢神经系统：烦躁、定向障碍、焦虑不安或嗜睡、肌肉抽动、极度兴奋、惊厥、甚至意识丧失。

（2）循环系统：皮肤颜面潮红，湿热，血压升高，收缩压较舒张压升高更显著，脉压差增大。心率加快，脉搏洪大。椎管内麻醉或使用神经节阻断药者，血压可显著下降，严重者循环抑制，血压进一步下降，心律失常（阈值 $PaO_2 > 92mmHg$（12.24kPa）），甚至心搏骤停，尿量减少或无尿。

（3）呼吸系统：呼吸急促，加深、加快，通气量可超过正常人 1 倍以上，严重者呼吸抑制，变浅、变慢。

（4）其他：$P_{ET}CO_2$ 和 $Pa（CO_2）$ 均升高。

3. 处理　①对症对因治疗，如全身麻醉插管时可调高分钟通气量、增加氧流量、排除呼吸道阻力、更新钠石灰、胸膜腔闭式引流、拮抗阿片类镇痛药和肌松药、间歇性过度通气；延髓中枢损伤性抑制及椎管内麻醉平面过高时，则须机械辅助呼吸治疗等。②避免出现二氧化碳排出障碍综合征。

六、气胸

1. 原因　常见于肺大疱自发性破裂、过度正压通气肺泡破裂、穿透性胸外伤、手术意外创伤（如上腹膈下、腹膜后、胸壁、颈部手术）、可能损伤胸膜的各种穿刺意外损伤（如锁骨下或颈内静脉穿刺、心包穿刺、胸腔穿刺、肋间神经阻滞等）。

2. 临床征象　取决于容量和膨胀速度，小量气胸可无明显的呼吸循环障碍；大量气胸可导致明显的肺萎陷和低氧血症；当气体单向进入胸膜腔时则出现张力性气胸，使胸膜腔内压进行性升高，导致纵隔移位、大血管受压、心排血量下降。临床检查可见喘息样呼吸困难、患侧呼吸音减弱、肺顺应性降低、吸气峰压升高、低氧血症。

3. 处理　症状明显者应立即面罩吸氧，并以大号套管针（14～16 号）在患侧锁骨中线第 2 肋间穿刺接 20ml 注射器抽吸并确诊，然后于腋后线第 8 肋间置入胸膜腔引流管。

七、肺水肿

1. 原因　肺内之所以积聚液体，出于以下两种情况。一是肺血管内压增高，即心源性肺水肿；二是非心源性肺水肿，即肺泡、毛细血管的膜渗透性增加，使血管内液迅速外渗出血管。形成这两类肺水肿的病因不同。

（1）心源性急性肺水肿：多因心脏过荷等原因致毛细血管压过高所致。如左室功能衰竭，严重二尖瓣狭窄，全肺切除术，大量、快速输血或输液致容量过荷。

（2）非心源性肺水肿：如肺毛细血管壁通透性增加（氧中毒、尿毒症、成人呼吸窘迫综合征、革兰阴性菌败血症、超敏反应）、血浆渗透性减低（低蛋白血症）、肺部淋巴回流堵塞、未明确原因的肺水肿（如神经源性肺水肿、术中复张性肺水肿、高原性肺水肿、急性肺栓塞）。

2. 判断依据　急性肺水肿有以下共同征象。①呼吸困难显得又急又浅；清醒患者神态焦急、多汗、心率快、颈静脉怒张。呼吸困难症状可以越来越重，发绀，并咯出大量粉红色泡沫痰，这是急性肺水肿的特殊症状。②发病之初，两肺听诊可无异常；随着病情加重，两肺可满布湿啰音和哮鸣音。③血气分析，PaO_2 进行性下降。$Pa（CO_2）$ 在呼吸增快期间，可以正常或低下；待至进入呼吸衰竭，$Pa（CO_2）$ 即可上升。动脉血酸碱度先正常，肺水肿严重时则出现代谢性及呼吸性酸中毒，酸碱度下降。④如做肺动脉舒张压及肺动脉楔压测定，都有上升，中心静脉压亦可升高。

一些较为特殊的肺水肿，麻醉时可能遇到，虽不多见，却须想到。

（1）神经源性肺水肿：颅内病变，如肿瘤、癫痫、颅脑外伤、血肿或颅内高压，患者在这些病变出现不久或经若干天后，突然出现呼吸急促、费力，至病情加重，呼吸可出现不规则或突然停止。患者原无心肺疾患。其症状与一般肺水肿无异，即神经源性肺水肿。

（2）复张性肺水肿：萎缩肺经胸膜腔抽吸或胸膜剥脱复张后所引起的肺水肿，即复张性肺水肿。其主要症状除原有的肺萎陷或不张病史及体征之外，尚有胸膜腔吸引或手术操作史如胸膜剥脱术。多数患者具有急性肺水肿症状，少数仅有胸片 X 线显示。

（3）麻醉性肺水肿：一是呼吸道梗阻引起胸膜腔负压增加；二是过于膨肺，均与麻醉有关。前一类因呼吸道梗阻所致的急性肺水肿，其梗阻可能在术前已存在（巨大扁桃体、甲状腺巨大瘤体压迫呼吸道、会厌炎、呼吸道异物等），也可能原无梗阻，麻醉时发生喉痉挛或严重哮喘或拔管过早，致患者大力吸气，胸膜腔负压增加及缺氧，一旦气管插管成功，症状缓解，即可出现急性肺水肿。后一类过于膨肺，是肺原有残气量增大的情况下（如哮喘、肺气肿等），积极压气入肺；或因气管插管误入单侧主支气管，并用大气量压入，导致急性肺水肿的发生。

3. 处理 立即暂停手术及麻醉，同时积极进行下述处理。

（1）测定：对所有急性肺水肿患者，不论病因如何，都须在治疗开始前建立一些测定，如血气分析、电解质等，这些测定的目的一在掌握病情变化，二在了解疗效，以便作进一步处理。

（2）改善通气：早期可用鼻管、鼻塞或面罩吸氧，严重者应立即做气管插管机械通气，必要时考虑用呼气末加压通气，以提高 PaO_2、减少静脉回心血量。

（3）降低肺动脉楔压：减慢呼吸率、减少静脉回心血量，并继发降低肺动脉楔压，可减轻肺水肿，包括静脉注射吗啡、利尿以减轻前负荷、用血管扩张药以降低后负荷。

（4）增强心肌收缩力：心源性急性肺水肿，静脉注射短效强心苷。经上述处理疗效不明显，应考虑正性肌力药的应用，以多巴胺或多巴酚丁胺较为合适。

八、急性呼吸衰竭

围手术期吸入气体与机体组织之间的气体交换障碍即称为呼吸衰竭，其发生原因主要取决于 3 个因素的异常变化：通气、弥散和血流。

1. 原因 主要有中枢性通气障碍、神经肌肉功能障碍、呼吸肌功能障碍（胸或上腹部手术创伤、废用性萎缩、肌营养不良等）、异常通气阻抗（支气管痉挛、支气管内大量分泌物、呼吸道受压或狭窄、气管导管内径过小或扭曲成角、胸膜炎、气胸等）、弥散障碍（石棉肺、结节病、胶原血管疾病、弥漫性肺间质纤维化及广泛性肺细胞癌）、通气 - 血流障碍（ARDS、COPD、肺炎、肺水肿、间质性肺疾病等）。其他原因可见于低血容量、充血性心力衰竭、休克、贫血、高铁血红蛋白症、围手术期高代谢状态如高热、寒战、抽搐、甲状腺功能亢进及脓毒血症等。

2. 诊断

（1）临床表现：自主呼吸可出现呼吸困难，呼吸急促而表浅、频率增快（大于 30 次/min）；辅助呼吸运动不协调并出现发绀。

（2）辅助检查：急性呼吸衰竭时，吸氧状态下 $SpO_2 < 90\%$，动脉血气分析 $PaO_2 < 60mmHg$（7.98kPa）、$Pa(CO_2) > 40mmHg$（5.32kPa）、pH 下降；X 线床边胸片可发现心源性肺水肿、肺炎、肺不张、气胸及胸膜炎等致病因素；多导心电图可发现心脏病变（心肌缺血、心肌梗死、心律失常），后者可能是急性呼吸衰竭的诱因或继发症。

3. 治疗 包括充分供氧，清除呼吸道分泌物，拮抗残余的麻醉性镇痛药及肌松药对呼吸的抑制作用，机械通气治疗，针对诱因及并发症的治疗，如抗休克、纠正贫血、心律失常、必要的抗生素治疗等。

（王 倩）

第二节　循环系统麻醉急危重症

一、高血压及高血压危象

高血压指血压升高超过麻醉前血压的 20% 或血压升高大于 160/95mmHg（21.28/12.64kPa）。高血压能增加心肌做功和心肌氧耗，对缺血性心脏病患者的危害尤为明显。血压急剧升高可导致急性左心衰竭、肺水肿和脑血管意外（脑出血）。舒张压大于 110mmHg（14.63kPa）则为高血压危象，在临床实践中可分为高血压危症（高血压脑病、急性左心衰等）和高血压急症。当患者术前存在高血压、未治疗的临界高血压或不稳定高血压时，术中血流动力学紊乱的可能性较大。

1. 原因

（1）麻醉过浅或镇痛不全：手术刺激强烈时可引起血压升高，心率增快。

（2）麻醉操作：当麻醉诱导后进行气管内插管时，尤其是浅麻醉情况下，喉镜窥视以及气管插管均可发生血压升高（和）或心率增快和心律失常。拔管及气管内吸引操作亦可诱发高血压。局部麻醉的心血管反应，除与局麻药液中加入肾上腺素有关外，在甲状腺手术患者施行颈丛阻滞时，注射不加肾上腺素的利多卡因或丁哌卡因后也可出现血压升高。

（3）二氧化碳蓄积和缺氧：当 $Pa(CO_2)$ 升高时，通过主动脉、颈动脉体的化学感受器可反射性地兴奋延髓心血管中枢，使心率加快、心肌收缩增强，而引起血压升高。轻度缺氧时可兴奋化学感受器而使血压升高，但严重缺氧则抑制循环。

（4）颅内压增高和颅内手术：颅脑外伤或颅内占位性病变患者，当颅内压升高时可出现高血压，经颅骨翻开减压后血压即可下降。颅脑手术时，当牵拉额叶或刺激第 V（三叉神经）、IX（舌咽神经）、X（迷走神经）等脑神经时，可引起血压升高。脑干扭转时也可出现高血压和心率减慢，提示病情危重。

（5）升压药使用不当：升压药单次注入剂量过大或静脉滴注速度过快，均可使血压急剧升高，有的患者即使剂量不大，也会出现血压急剧升高。三环类抗抑郁药或单胺氧化酶抑制药（MAOI）同麻黄碱合用可致严重的高血压反应。

（6）反跳性高血压：见于可乐定、β 受体阻断药或甲基多巴的停药反应。

（7）儿茶酚胺大量分泌：嗜铬细胞瘤患者手术中挤压刺激肿瘤，甚至术前翻动患者，叩击腰部，即可使大量儿茶酚胺进入血循环，从而出现血压剧烈升高。

（8）体外循环中流量过大或周围血管阻力增高：当平均动脉压大于 100mmHg（13.3kPa）时，可能出现脑部并发症。

（9）其他：膀胱膨胀、止血带反应。

2. 处理

（1）核实血压数值：间接测压可能与实际血压不符，应仔细核准，直接测压应重新调零。

（2）纠正潜在的病因：加深麻醉，重新评估麻醉深度。

（3）暂停手术操作。

（4）抗高血压药：常用的有乌拉地尔、拉贝洛尔。高血压急症，可选用硝普钠、硝酸甘油静脉滴注输入，伴有心动过速者可合用艾司洛尔、美托洛尔。

二、低血压

血压下降超过麻醉前血压的 20% 或收缩压小于 80mmHg（10.64kPa）为低血压。

1. 原因　引起低血压的原因很多，除因每搏量（SV）、心排血量减少和心泵功能低下等因素导致低血压外，尚有以下方面。

（1）血容量不足（前负荷降低）：①术前血容量不足，如术前禁食时间较长，术前失液量过多（幽门梗阻，用利尿药或脱水剂），大量出血或血浆丧失（上消化道出血、肠梗阻和大面积灼伤等）。②术中发生血容量不足，见于手术创伤，失血；手术创面大，失液多，但输注量不足；某些手术如心内直视术使用肝素化，或进行人工心肺机后，因血容量估计不足所致；术中使用大量利尿药，如在脑疝、左心房压力过高时。

（2）麻醉及用药：凡药物直接或间接作用于周围血管而引起血管扩张者，均可因有效循环血容量不足而导致低血压。如吸入全麻药氟烷、恩氟烷和异氟烷均可直接作用于周围血管。在1~2 MAC时，异氟烷与恩氟烷的降压作用相似，但比氟烷稍强；椎管内麻醉由于交感神经的节前纤维被阻滞，血管扩张，有效循环血量相对减少，可使血压降低。硬膜外阻滞对循环的干扰虽较腰麻为轻，但若阻滞范围过广，尤其对体弱、老年或心血管疾病等代偿功能差的患者低血压的发生率仍高。

（3）心排血量减少：除麻醉药物、低血容量外，尚有心律失常、心肌缺血等心源性因素。

（4）体位和手术干扰：坐位和头高足低位时，由于重力影响，血液多聚集在下肢和内脏血管，不恰当的俯卧位、仰卧位时妊娠子宫（仰卧位低血压综合征）或腹内肿瘤压迫下腔静脉等，均可阻碍静脉回流而致血压下降；手术刺激干扰循环系统的正常调节功能可发生低血压，诸如颅内手术，特别是后颅窝手术刺激血管运动中枢，颈部手术时触压颈动脉窦，剥离骨膜以及牵拉内脏、腹膜和手术直接刺激迷走神经等，均可致反射性低血压，甚至发生心搏骤停。据统计，胆管和胃手术中低血压发生率可高达65%，腹膜炎和化脓性胆总管炎伴感染性休克时，在低血压的基础上手术刺激易诱发心搏骤停。胸腔或心脏手术中，直接压迫心脏和大血管，常可使血压急剧下降。

（5）输血反应：包括致热原反应、超敏反应、血液污染和溶血反应。前者发生率较高，但一般并不发生低血压；后三者虽较少见，但可并发严重低血压，尤其以输入污染血液最为显著，可发生严重中毒性休克。

（6）其他：如超敏或类超敏反应、肾上腺皮质功能低下等。

2. 处理 ①重新证实血压数值。②减浅麻醉，保持呼吸道通畅。③调整体位（头低位或抬高下肢），排除压迫因素。仰卧位低血压综合征则左侧倾斜30°体位，或垫高产妇右髋部或将子宫推向左侧。④判断原因或容量、阻力、心肌收缩力三者的关系，对因处理。包括扩容、强心、血管收缩药的应用等。

三、心律失常

麻醉中心律失常并非少见，手术前存在疾病或并发症的患者，如各种心血管患者、电解质紊乱、麻醉药、麻醉操作和手术刺激均可导致心律失常的发生，恐惧的患者可发生期前收缩，甚至在麻醉开始前即能发生。麻醉诱导后，最常见的心律失常原因是因呼吸抑制而使血中二氧化碳蓄积，或因外科手术刺激而使交感神经活性增强（特别在敏感部位手术，如眼肌、鼓膜和上腹部）。

心律失常治疗在基本治疗原则指导下应个体化。无器质性心脏病、心功能良好基础上发生的快速心律失常、血流动力学耐受好者，治疗选择余地大，药物耐受好，使用ⅠC类药物有良好的疗效；有器质性心脏病、在心功能不全的基础上发生快速心律失常、血流动力学耐受差，尤其有舒张功能障碍者，心动过速发作使血流动力学迅速恶化，心动过速发作时猝死率高，对治疗选择余地小，药物耐受性差，促心律失常发生率高，ⅠC类药物就不宜选用，胺碘酮为首选防治药物。

心律失常治疗应选最佳治疗方法，各种方法都有自己最佳适应范围，心动过缓有晕厥症状者应起搏治疗。药物治疗最适范围为心房颤动和各种室律不齐。对器质性心脏病伴室性心动过速或室颤者，Ⅰ类药物已不作为长期的防治药物，胺碘酮优于Ⅰ类药物，植入埋藏式心律转复除颤器（ICD）又优于胺碘酮。

心律失常治疗应在搞清楚性质基础上进行，常规心电图是心律失常诊断的必备工具。根据心电图，心动过速基本可分为QRS波正常或QRS波增宽。QRS波正常，R-R均齐者为阵发性室上速；R-R不齐者，多为心房颤动，按各自要求加以治疗。QRS波增宽者基本为室性心动过速（室速），表现单一的QRS波形为单形性室速，表现2种或2种以上的QRS波形为多形性室速。单形性室速心功能良好者可接受普罗帕酮治疗，心功能不全者以胺碘酮为安全；多形性室速治疗较为复杂，病因治疗应放在首位，改善心肌供血、纠正心功能不全、纠正电解质紊乱至关重要；长 Q - T 者不宜选用Ⅲ类药物。可见根据心电图特征，不难确定心动过速性质，做出治疗上的选择。

大多数术中或术后发生室上性心动过速的患者血流动力学稳定而不需电复律。在这些患者中，控制心室率是主要治疗措施。延长舒张期能增加左室充盈，增加每搏量；减慢心室率能降低心肌氧耗和心肌缺血的危险。术中可以使用各种房室结阻滞剂控制心率。在静脉用的 β 受体阻断药中，艾司洛尔有快速消除的特点，以分钟为基础静脉滴注使用，便于在引起术中血流动力学变化（出血、腹部牵引）时进行剂量调整。

尽管艾司洛尔有相对 β_1 受体选择性，呼吸道反应性患者对它耐受良好，但其负性肌力作用对左室功能不全的患者有影响。维拉帕米和地尔硫䓬都是钙拮抗药，它们的可调控性不如艾司洛尔，可在数分钟内减慢心室率。另外，地尔硫䓬的负性肌力作用小于维拉帕米和艾司洛尔，较适用于心力衰竭的患者。

许多麻醉状态下发生的室上速会自行缓解，因此在手术室中需要使室上速转为窦性心律的主要适应症为不能耐受或对心率控制疗法无反应，并且据判断有高度缺血发生的危险或血流动力学不稳定者；相反对于术中较稳定的室上速选择性直流电复律会有危险（室颤、心搏骤停、卒中）。而且，术中或术后短时间内导致室上速的因素可能在心脏复律后持续存在并再次导致室上速。

房室交接区性室上过速由包括旁路的折返环路产生（不经房室结旁路的先天性心房心室电偶联），需特别的治疗措施。窦性节律期间，经旁路的顺行传导冲动提前激动心室（预激综合征），心电图表现为 P - R 间期较短（＜0.12s），QRS 起始部分粗钝（δ 波）和宽大的 QRS 复合波。房室交接区性室上速的发作通常不会显著影响血流动力学。然而，有室上速和预激综合征的患者有时会发生房颤。

在这种情况下，快速心房冲动（＞300 次/min）经旁路传导束快速传到心室，而在正常情况下相当部分被窦房结系统过滤后传到心室。此时发生室颤的危险可能被房室结阻断药恶化（地高辛、钙拮抗药和 β 受体阻断药），因为它们降低了旁路传导束的不应期。因此，预激综合征患者发生室上性心动过速时不能使用这些房室结阻断药。由于腺苷的半衰期短，可用于阻断预激综合征发生的室上速。除颤设备须准备好，以备万一发生房颤或室颤。普鲁卡因胺能减慢旁路传导束的传导，在不太紧急的情况下或房颤时，可用于逆转预激综合征发生的室上速。

加速性交接区自主心律：异位节律点位于房室交接区，频率多为 70 ～ 130 次/min。见于心肌炎、下壁心肌梗死、心脏手术后、洋地黄过量，也可见于正常人。积极治疗基础疾病后心动过速仍反复发作并伴有明显症状者，可选用 β 受体阻断药。如系洋地黄过量所致，应停用洋地黄，并给予钾盐、利多卡因、苯妥英钠或 β 受体阻断药。

宽 QRS 心动过速指发作时 QRS 间期大于等于 0.12s 的心动过速。以室速最为常见，也可见于下列室上性心律失常：伴有室内差异性传导或窦律时存在束或室内传导阻滞的室上性快速心律失常，部分或全部经房室旁路前传（房 - 室传导）的快速型室上性心律失常（如预激综合征伴有房颤/房扑，逆向折返性心动过速）。血流动力学不稳定的宽 QRS 心动过速，即使能立即明确心动过速的类型，也应尽早行电复律；血流动力学稳定者首先应进行鉴别诊断，可根据病史、既往心电图、发作心电图特点和食管心电图区别室上性快速心律失常或是室速。有冠心病或其他器质性心脏病往往提示室速。既往心电图有差异性传导、束支传导阻滞（或频率依赖性束支传导阻滞）、房室旁路，发作时心电图 QRS 图形与以往相符者提示室上性来源。

在能够明确诊断的情况下可按照各自的治疗对策处理。如经过上述方法仍不能明确心动过速的类型，可考虑电转复，或静脉应用普鲁卡因胺或胺碘酮。有器质性心脏病或心功能不全的患者，不宜使用利多卡因，也不应使用索他洛尔、普罗帕酮、维拉帕米或地尔硫䓬。

手术期室性心律失常的处理：室性心律失常可以根据形态再分类，但对药物治疗的反应不如室上速有特点。非持续性室速（NSVT）是指在心率大于 100 次/min 时出现大于等于 3 次的心室异位搏动，持续小于等于 30s 而且没有血流动力学的波动。对心室功能正常的患者，NSVT 并不预示着更严重的室性心动过速。

如果血流动力学稳定，无须抗心律失常药物治疗。同时，应重视术中新出现的室性期前收缩，要迅速判断潜在的病因（如低血压、缺氧、心肌缺血、电解质紊乱、麻醉过浅等），并做出相应处理。对心室功能较差或左室明显增大的患者来说，NSVT 的出现可能预示将有更严重的心律失常。此时，常常预防性地使用利多卡因，尽管没有在高危患者中评价这一做法的临床统计报道。

大多数类型的持续性室速（单一形态或多形态）或室颤的治疗基本相似。伴有 Q-T 间期明显延长的室速（尖端扭转）的处理较为特殊。像所有伴有血流动力学障碍的持续性室性心律失常一样，尖端扭转需非同步直流电抗休克治疗。其他治疗主要是为了防止心律失常复发，包括镁（2~4g）、钾的补充，提高心率（阿托品，异丙肾上腺素或临时心室起搏），很少需用到 I B 类抗心律失常药（利多卡因或苯妥英钠）。如果尚不明确多形性室性心动过速是否与 Q-T 间期延长有关，可经验性地使用镁和钠通道阻滞剂。

伴有器质性心脏病患者的室性期前收缩，特别是复杂（多形、成对、成串）室性期前收缩伴有心功能不全者预后较差，应该根据病史、室性期前收缩的复杂程度、左室射血分数，并参考信号平均心电图和心律变异性分析进行危险分层。越是高危的患者越要加强治疗。首先应治疗原发疾病，控制促发因素。在此基础上用 β 受体阻断药作为起始治疗，一般考虑使用具有心脏选择性但无内源性拟交感作用的品种。

在下列情况下的室性期前收缩应给予急性治疗：急性心肌梗死、急性心肌缺血、再灌注性心律失常、严重心力衰竭、心肺复苏后存在的室性期前收缩、正处于持续室速频繁发作时期的室性期前收缩、各种原因造成的 Q-T 间期延长产生的室性期前收缩、其他急性情况（如严重呼吸衰竭伴低氧血症、严重酸碱平衡紊乱等）。

四、心肌缺血和心肌梗死

围手术期心肌缺血是在手术治疗过程中心脏的严重并发症之一，发生率高达 39%，冠心病患者中更高达 41%。因此围手术期心肌缺血发生的评估、预防和有效的诊疗有助于患者近期的康复和远期的预后。常用于手术中监测心肌缺血的方法有心电图、肺动脉压（PAP）和经食管超声心电图（TEE）。其中 ECG 最常用，但要注意 ECG 监测的效率，首先应将监测仪中 ECG 监测调节为诊断模式，以检测 ST 段变化，其次，ECG 导联的数量与位置可影响心肌缺血的检出结果，多数推荐 II、V_5 导联（检出率 80%），II、V_5、V_4 检出率 96%，也有人认为联合 V_3、V_4、V_5 检出率最高。此外必须知道并不是所有 ST 段变化都是缺血所致。TEE 是监测心肌缺血的高度敏感性指标，PAP 不应作为主要的监测方法。

1. 原因 当冠脉血流减少或（和）心肌机械做功增加而致心肌氧需超过氧供时，就导致心肌缺血。其主要原因有：

（1）原发疾病：冠心病是心肌缺血的最常见原因（90%），当冠脉管腔狭窄大于 50% 时，在 ECG 上即可出现 ST 段改变。此外心肌炎、心包炎、糖尿病、甲状腺功能亢进以及高血压伴左室肥厚者均可发生心肌缺血。

（2）手术应激、神经反射、血流动力学剧烈变化、心动过速或严重的心动过缓、低氧血症、贫血、低温、镇痛不全常可诱发心肌缺血。对高危患者要特别注意避免可控制的临床因素。手术损伤、应激等均可导致心脏的并发症，急诊手术引起的并发症是择期手术的 2~5 倍；紧急手术术前常不能对患者的心脏情况进行评估，不能将其状态调整至最佳水平。择期手术心肌缺血的危险性多取决于手术的类型大小，其中已有冠心病病史，发生心肌缺血的可能也高于其他类型的手术。

麻醉方法及药物的选择直接影响患者术中的病理生理变化情况、术后的恢复和心肌缺血的发生率。阿片类对维持心血管的稳定性有较好的作用，吸入麻醉药都具有相似的降低心肌收缩力及心脏后负荷的作用。

（3）危险因子：可能包括已患冠心病、充血性心力衰竭诚、外周血管疾病、高龄、体力严重受限、慢性肾功能不全、未控制的高血压与左心肥厚以及应用洋地黄者，失代偿心脏病如心律失常或慢性充血性心力衰竭与不良后果尤其相关。Lee 等最近确定与不良后果相关的术前危险因子包括高危手术、缺血性心脏病、充血性心力衰竭病史、脑血管病史、术前接受胰岛素治疗，术前血清 Cr 大于 $110\mu mol/L$。

高龄增加了冠脉疾病的发病率，而且由于心肌老化，心肌细胞的储备减少，急性心肌梗死死亡率随着年龄的增长迅速增加。对糖尿病患者应高度重视冠心病的存在，而且应意识到在这些患者中心肌缺血甚至心肌梗死常无临床症状，糖尿病既增加了患冠心病的机会及其严重程度，其并发症如高血糖及低血糖的发生，又会增加围手术期血流动力学的应激反应。外周血管疾病而致跛行，行动受限常常掩盖了冠心病的症状。

贫血引起的冠脉系统的应激常加剧心肌缺血的病情，此外，红细胞增多症、血小板增多症及其他致血液黏滞度增高的疾病，影响了冠脉血流，增加了血栓形成的危险性。

2. 临床征象

1）心绞痛

（1）特点：胸闷或心前区压迫感，常位于胸骨后，并向颈部、上肢或肩部放射。

（2）伴随症状：气促、出汗、焦虑和疲乏。

（3）发作与缓解：发作后数分钟内疼痛达到高峰，休息后减轻；舌下含硝酸甘油后症状在 3~10min 内缓解。持续时间一般小于 1~10min。

（4）ECG：ST 段下移和 T 波倒置，变异型心绞痛者 ST 段升高。

2）心肌梗死

（1）特点：胸骨后压榨、压迫、挤压或钳夹感，疼痛向颈部、牙齿、上肢、肩部、肘部或上、下颌放射，持续时间为半小时至数小时。

（2）伴随症状：恐惧，气急，出汗，恶心，呕吐或便意等。

（3）ECG：ST 段抬高伴 T 波倒置，异常 Q 波，R 波高度降低。

（4）血清酶：肌酸激酶（CK）活性于梗死后 4~6h 内升高，24h 达高峰，释放 CK 总量与梗死面积明显相关。乳酸脱氢酶（LDH）于梗死后 1~2d 开始升高，3~6d 达高峰。

（5）其他：冠脉造影及 CT 检查。

3. 心肌缺血的预防

（1）加强麻醉管理，尽力维持心肌氧供耗平衡：心动过速是围手术期心肌缺血和心肌梗死的主要因素，应予以避免。

（2）预防性和治疗性应用硝酸盐、β 受体阻断药或钙拮抗药可能减轻围手术期心肌缺血，但预防性应用硝酸盐是有争议的，目前不支持应用硝酸盐来减轻心肌缺血。也没有研究显示钙拮抗药能预防围手术期心肌缺血。β 受体阻断药目前被认为是最有效的预防和治疗围手术期心肌缺血的药物，Parermsack 等的研究表明有预防作用的药物是 β 受体阻断药，内源性儿茶酚胺对心脏 β 受体的刺激使心脏耗氧增加，导致了心肌缺血的发生。而 β 受体阻断药阻断了此效应，降低了心脏的氧耗，因而具有保护作用。应用了药物的患者不但减少心肌缺血的发生次数，而且缩短了心肌缺血的持续时间，有利于心肌缺血的尽快恢复。

（3）术后 48~72h 内心肌缺血的发生率最高，手术的应激、麻醉的影响、血流动力学的改变及疼痛的作用均可导致心肌缺血的发生。因此，术后的处理除了常规的内科药物治疗外，镇痛、镇静日益受到重视。留置硬膜外导管行术后镇痛不仅可以在术后降低交感神经系统的兴奋性，减低疼痛的不良影响，而且可减少术后的高凝状态，降低血液黏滞度，此外对心绞痛、心肌梗死的疼痛亦有作用，胸段硬膜外镇痛（TEA）较腰段置管的硬膜外镇痛（LEA）更有效，现已有研究应用 TEA 治疗恶性、顽固性、内科药物治疗无效的心绞痛并取得较好的效果。

4. 心肌缺血的治疗　一旦发生心肌缺血，首先应排除诱发因素，纠正缺氧、心律失常、电解质失衡以及血流动力学紊乱。需用药物治疗时，可选用：

（1）β 受体阻断药：能抑制围手术期心动过速，在防止围手术期心肌缺血方面似最有效。该类药物用于大多数手术患者，并可能减少远期心脏事件。常用的有美托洛尔、艾司洛尔等。目前已证实，β

受体阻断药可用于治疗高血压、室上速、室性心律失常、心绞痛和心肌梗死。该类药物可降低心肌梗死后的再梗死发生率，因此是心肌梗死后长期治疗用药中的基础药物。在气管插管、气管拔管和开胸等肾上腺素能兴奋时，β受体阻断药可发挥其抗高血压作用，还可减轻心动过速，这是其抗心肌缺血的主要机制。哮喘和COPD患者相对禁忌β受体阻断药，但是通常可以应用选择性短效β受体阻断药，而不会增加呼吸道阻力。

（2）硝酸甘油：此药对全身动、静脉均有扩张作用，可降低左室舒张压和室壁张力，有利于冠脉血流从心外膜流向心内膜，从而改善心肌缺血。

（3）钙拮抗药：常用的有硝苯地平、维拉帕米和尼卡地平等，此类药物有减慢心率、扩张冠脉而防止心肌缺血。但维拉帕米有心肌抑制作用，一旦产生冠脉"窃血"；硝苯地平可致心率增快，且可能增加急性心肌梗死后的死亡率，因此不应作为控制急性高血压的一线药物。

5. 心肌梗死的治疗　术中发生心肌梗死虽然少见，性质却严重，治疗又受限制（如溶栓等关键性治疗，对手术患者则多顾虑或无法施用），这是此类患者处理的困难所在。应尽早请心内科医师会诊。治疗原则包括：充足的灌注（血管成形或CABG，而手术后一般禁忌溶栓），应用阿司匹林和β受体阻断药，避免应用钙拮抗药，左室功能差者选用血管紧张素转化酶抑制药（ACEI）。主动脉内气囊反搏（IABP）在进行性心肌梗死患者可改善冠状血流，但是降低心脏做功，而且用于外周血管疾病患者尤其危险。

五、心搏骤停

1. 病因

（1）患者：原有心脏病，尤其是有室性心律失常的冠心病或心肌病、房室传导阻滞、病态窦房结综合征、Q-T间期延长等，平时就有发生心搏骤停的危险，麻醉手术期间更易发生。有水与电解质紊乱的患者，尤其是潜在血容量不足的患者，低钾血症和高钾血症患者，麻醉手术期间其原有的紊乱进一步发展，可导致心搏骤停。

（2）麻醉处理：有许多心搏骤停与麻醉失误或麻醉管理不当有关。常见的原因有：全麻药绝对或相对过量所致的心血管严重抑制；呼吸道梗阻或通气不足未及时处理而致缺氧和二氧化碳蓄积；硬膜外阻滞时局麻药误入蛛网膜下隙而造成全腰麻；局麻药过量或误入血管而致局麻药中毒。有些麻醉用药在特定条件下可诱发心搏骤停，如琥珀胆碱用于截瘫、严重烧伤等患者可引起一过性高钾血症而致心搏骤停；氟烷麻醉时应用肾上腺素，可诱发室性心律失常，甚至心室颤动。还有些药物由于本身的药理作用，如使用不当可造成心搏骤停，例如用于拮抗非去极化肌松药的新斯的明，用于催醒的毒扁豆碱，用于处理心动过速的普萘洛尔。

（3）手术操作：手术操作可直接引起心功能紊乱或间接通过反射途径而导致心搏骤停。直接在心脏上的操作诸如心外探查、剥离粘连的心包、抬起心尖、分离二尖瓣交界等，可造成室性心律失常或心排血量急剧下降，如不及时处理可迅速发展为心搏骤停；许多部位的手术操作可通过迷走神经反射而致心搏骤停，其中最突出的是眼心反射和胆心反射。眼心反射主要发生于斜视矫正术等眼科手术中牵拉眼肌（尤其是内直肌）时；胆心反射发生于刺激胆囊颈或胆总管时，尤其在硬膜外阻滞不全或全身麻醉过浅时更易发生。另外各种原因所致大失血也可引起心搏骤停。

（4）其他方面：对循环状态不稳定的患者或全肺切除的患者突然变动体位，由于血流动力学急剧改变或纵隔移位，可引起心搏骤停；手术室内一些医用电气设备，如高频电凝刀器、电动手术台、胸腔照明灯、电针麻仪等，由于设备漏电、接地不良等原因，可引起触电而致心搏骤停；大量快速输血时，将刚从血库中取出的冷血大量快速输入，可使心脏温度急剧降至28℃以下而诱发心室颤动；快速加压输血时如不加注意而误将大量空气输入，可引起空气栓塞而致心搏骤停。心源性休克、过敏性休克均可导致心搏骤停。

2. 处理　与心肺脑复苏处理方法相同。

（陈　林）

第三节　体内代谢失常引起的麻醉急危重症

一、腺垂体功能减退危象

1. 原因　①垂体肿瘤、炎症、供血障碍及先天发育不全。②垂体手术切除或放射治疗后。③产后腺垂体坏死或萎缩。④下丘脑及周围病变，发生垂体卒中。⑤在垂体功能不足的基础上出现诱因，如各种感染、手术创伤、精神刺激、麻醉镇静药等。

2. 症状　①有腺垂体激素分泌不足的临床表现。②精神萎靡不振，淡漠、嗜睡，低血压，低体温或高热。③用镇静药、麻醉药后诱发昏迷，或因其他病因发生低血糖性昏迷、感染性昏迷、水中毒性昏迷、低温型昏迷、失钠型昏迷等。④实验室检查，血促肾上腺皮质激素（ACTH）、促黄体素（LH）、促卵泡激素（FSH）明显低于正常，血糖、血钠、血氯等降低，胆固醇增高。

3. 防治　①迅速查明发病原因及诱因进行对症处理。②纠正低血糖，静脉注射50%葡萄糖液40～60ml，然后静脉滴注10%葡萄糖注射液。③纠正水、电解质紊乱。④补充血容量、纠正休克。⑤补充肾上腺皮质激素，静脉注射氢化可的松100～500mg/d。⑥对吗啡类、巴比妥类、吩噻嗪等药慎用或禁用。⑦全身麻醉时控制麻醉药剂量浓度，防止发生缺氧和二氧化碳蓄积。

二、甲状腺危象

1. 原因　①术前甲状腺功能亢进未得到充分控制。②麻醉偏浅。

2. 症状　①轻者仅有不能自制的精神激动、血压升高、心率显著增速、体温上升及手颤。②重者可发生谵妄、昏迷、大小便失禁等。

3. 防治　①严格掌握手术时机，甲状腺功能亢进症状未完全控制或实验室检查未达正常之前，应推迟手术。②对术前准备较好的患者，如在局部麻醉下手术，术中应给予适量的镇静；对较重患者宜在全身麻醉下手术，麻醉应适当加深。③选用相应的药物，如卢戈碘液、β受体阻断药等。④体表降温等对症处理。

三、肾上腺危象

1. 原因　①慢性肾上腺皮质功能不全患者，因感染、创伤、手术、麻醉等应激情况下发生。②长期应用大剂量肾上腺皮质激素中断用药后，发生各种应激情况。③急性肾上腺出血、坏死。④肾上腺手术切除后。⑤先天性肾上腺皮质综合征。

2. 症状　①慢性肾上腺皮质功能减退症状，如面部四肢色素沉着、头晕、视物模糊、衰弱无力、厌食、恶心、呕吐、腹痛、腹泻等。②低血压，心率快，脉压差小，周围循环衰竭，苍白，四肢厥冷。③神志淡漠，精神萎靡，嗜睡，烦躁不安，谵妄，昏迷。④低温或高热、脱水。⑤实验室检查，如血皮质醇降低、低血糖、低血钠、高血钾、白细胞计数增高、尿素氮增高。

3. 防治　①对慢性肾上腺皮质功能减退的患者，慎用镇静镇痛类药物。②麻醉前和麻醉期间，静脉输注氢化可的松100～200mg溶于5%葡萄糖液中。严重低血压经一般抗休克治疗效果不显著者，应加大氢化可的松剂量至300～500mg。③有低血钠时给予盐皮质激素，醋酸去氧皮质酮1～3mg肌内注射，1～2次/d。④纠正脱水和电解质紊乱，一般补液3 000ml/d，常用5%葡萄糖盐水溶液。低血钾时补钾。当尿量大于30ml/h，在1 000ml液体中加入2g氯化钾静脉滴注。⑤防治低血糖，综合抗休克治疗。

四、恶性高热

1. 原因　①家族遗传因素和诱发因素相结合而发病。②患者有先天性骨骼肌异常，如脊柱侧弯、肌肉抽搐、上睑下垂、斜视等肌肉疾病。③麻醉药如氟烷、琥珀胆碱、甲氧氟烷、恩氟烷等。

2. 症状 恶性高热的症状多种多样，主要取决于麻醉用药、年龄、环境等因素。

（1）急性危象的早期表现：①注射琥珀胆碱后肌肉僵硬，呈痉挛强直性状态，肌松药不能使其减轻，如术前使用颠茄类药物更易发生。②心动过速和其他心律失常，未给予琥珀胆碱的易患者最先出现的为心律失常，以心动过速最常见，其次为室性期前收缩。③呼吸增快，为最早出现的征象。④皮肤潮红、发热。⑤体温异常升高，血压波动，最初升高，以后下降。

（2）后期表现：①全身骨骼肌僵硬。②高热，常大于 41℃，与所用麻醉药物有关，如同时应用琥珀胆碱和氟烷，上升速度更快，数分钟即上升 1℃。③皮肤表现，呈大理石样花纹状，发暗，大汗淋漓。④凝血障碍，如弥散性血管内凝血（DIC）。⑤左心室衰竭和肾衰竭。

3. 血液生化和其他检查改变

（1）血气改变和酸碱失衡：pH 下降，Pa（CO$_2$）上升，中心静脉血氧分压下降，代谢性和呼吸性酸中毒，高乳酸血症。P$_{ET}$CO$_2$ 上升，是最早出现的征象之一，常在体温升高之前出现。

（2）血清电解质改变：钾离子升高，钙离子最初上升，以后因转移到细胞内而下降。

（3）血液学改变：溶血，血小板减少，DIC。

（4）酶学改变：C 反应蛋白、乳酸脱氢酶、天冬氨酸氨基转移酶等均上升。

（5）尿液改变：有肌红蛋白尿。

4. 发作后表现

（1）肌痛：持续数天或数周，肌肿胀，以后肌无力。

（2）中枢神经系统损害：昏迷，惊厥。

（3）肾功能损害：少尿，甚至无尿，BUN 和 Cr 上升。

（4）其他：有些患者数小时后又复发。

对于有典型症状的恶性高热，诊断并不困难，关键在于早期诊断，对有下列情况之一者要高度警惕：①注射琥珀胆碱后发生咬肌痉挛。②P$_{ET}$CO$_2$ 急剧上升。③最先出现的体征一般是不明原因的心动过速。④呼吸急促。但确诊却有赖于肌肉活检，进行咖啡因和氟烷激发试验。

5. 防治

1）一般处理

（1）请求帮助，由于需要进行各种系统处理，一个人难以单独完成。

（2）立即停止使用吸入麻醉药物和琥珀胆碱，加快或终止以及推迟手术。采用纯氧进行过度通气。

（3）更换不含吸入麻醉药的麻醉机管道，最好也更换呼吸器和钠石灰罐。用纯氧进行过度通气，以排出二氧化碳，连续监测呼吸末二氧化碳和动脉血气的变化。

（4）纠正代谢性酸中毒，输注碳酸氢钠 1~2mmol/kg，根据血气分析结果进行调整。

（5）利用多种方式积极降温，体表降温，冰盐水洗胃或灌肠，静脉输冷盐水，必要时血流降温。身边放置冰袋，待体温降至 38℃ 左右停止降温。

（6）纠正高钾血症，可在 30% 葡萄糖 50ml 中加胰岛素 10U 静脉注射，禁用钙剂，因可加重恶性高热危险。

（7）纠正室性心律失常，禁用利多卡因，因可加重恶性高热发作，可给予普鲁卡因胺 200mg，在监测心电图的情况下静脉注射，必要时重复注射。

（8）扩充血容量，以补偿转移到受损肌肉中的液体丢失。

（9）监测尿量，必要时给予呋塞米等利尿药，加速排尿，以维持尿量大于 2ml/（kg·h）。

（10）尽可能早期静脉注射特效药丹曲林（2.5mg/kg），应根据动脉血气、心率和体温的情况，反复给药（最大用量为 10mg/kg）。

（11）发病后应加强 DIC 和肾衰竭的治疗。

2）特异性治疗：目前认为治疗恶性高热最有效的药物是丹曲林，此药直接作用于肌肉，使之松弛，其机制是抑制钙从肌质网释出，可破坏依赖于钙的肌肉收缩。丹曲林本身对心肌无影响，但与维拉帕米合用时可产生显著心肌抑制作用，因此对恶性高热时的心律失常禁用维拉帕米治疗。如无丹曲林，可用普鲁卡因胺治疗。

（3）后续治疗：①防止复发，维持丹曲林治疗，每 3h 给予 1~2mg/kg 静脉注射；病情稳定后改为口服丹曲林，可持续数天。②注意液体和电解质平衡，补充大量液体和清蛋白。③置 Swan-Ganz 管，监测肺动脉压和心排血量，必要时应用正性肌力药。④对患者家属作筛选试验，以确定是否有易患者。

（刘彦辉）

第四节　中枢神经系统麻醉急危重症

一、脑血管意外

1. 诊断与病因分析　围手术期脑血管意外指的是在术中或术后一段时间内（通常多发于术后 7d 内，而术后 24h 为高峰期）发生的脑梗死或脑出血。它与一过性短暂脑缺血的区别是后者神经功能障碍持续时间 <24h。围手术期脑血管意外的发生与患者本身情况、手术及麻醉管理有关。

（1）年龄：老年患者，尤其是并发有严重动脉粥样硬化和隐性脑血管疾病，术中发生脑血管意外的危险性明显提高。有资料表明围手术期发生各种类型脑血管意外的概率在 65 岁以下为 0.2%~0.3%；在 65~80 岁为 0.5%；在 80 岁以上则为 3.4%。

（2）伴随的疾病：以往有脑梗死、短暂脑缺血、风湿性心脏病伴心房颤动、主动脉或颈动脉有病变的患者，围手术期脑血管意外的发生率较高。统计资料显示，以往有脑血管病史的患者围手术期脑血管意外的发生率可增加 10 倍，而且这种增加与间隔前次发生脑血管疾病的时间长短无关；经多普勒超声诊断有颈动脉病变的患者，其围手术期脑血管意外的发生率增加 3 倍，且与疾病的严重程度正相关；主动脉弓有活动性粥样硬化斑块的患者，围手术期脑血管意外的发生率为 25%，而斑块固定的，其发生率只有 2%。另外，高血压、血黏滞度高和糖尿病患者也易发生脑血管意外。在血压正常的患者，其脑血管自身调节的低限大约为 50mmHg（6.65kPa）（MAP），高血压时脑血管自身调节的低限上移，此时如果发生低血压，脑血管就不能代偿性地扩张，大脑很容易出现缺血、缺氧的状态。

（3）手术与麻醉管理：心脏大血管的手术、周围血管重建术、头颈部手术、矫形手术、下肢人工关节置换术、长骨干或骨盆等手术围手术期脑血管意外的发生率相对较高。有研究显示，围手术期脑血管意外的发病率在周围血管手术中为 0.8%~3.0%，而在头颈部手术则为 4.8%。Rosendo 等在儿童脊柱弯曲的矫形术中用经颅多普勒超声发现，13 例患者中有 2 例大脑中动脉出现一过性的高密度影。Cheri 等用多普勒超声发现在 15 例行单侧膝关节置换术的患者中，有 9 例发现有高密度影，他认为这可能与术中使用止血带有关。值得庆幸的是这些患者都没有出现明显的神经功能异常；另有报道中心静脉穿刺操作也可导致脑梗死的发生。

高血压动脉硬化、脑血管畸形及脑动脉瘤是围手术期发生脑出血的病理基础，而麻醉或手术中血压异常增高则是其诱因。另外，血小板减少性紫癜、凝血功能障碍的患者，围手术期也易于发生脑出血。

2. 预防及治疗　处理上应把对围手术期意外的预防放在首要位置。

（1）术前准备：术前准确评估患者的情况，纠正围手术期脑血管意外的易发因素。如高血压及心律失常的处理，特别是房颤应尽量能转复为窦性心率；对平时使用抗凝血药的患者，术前应用肝素代替用至术前 6h 方可停药，而且要在术后 24h 恢复使用；以往发生过脑血管意外的患者，择期手术最好推迟 4~6 周进行，因为病变周围的脑组织在发病后的短时间内很容易因血压的轻微降低而出现不可逆的损害。另外，对高度危险的患者，术前应行心脏及周围大血管的多普勒超声检查。

（2）术中麻醉管理：术中维持适当深度的麻醉，保证手术过程中血压平稳，以维持脑血流、脑灌注压和脑氧供需的平衡；避免高碳酸或低碳酸血症，防止脑血管出现"盗血"或"反盗血"现象；高血糖可加重缺血性神经功能的损害，应予以纠正；术中避免头颈部旋转过度，有研究提示当头颈部从 60°转到 80°时可导致对侧椎动脉供血完全停止；条件许可的情况下对高危患者术中可行经颅脑血管的多普勒超声监测。

（3）术后处理：术后24h内为脑血管意外发病的高峰期，所以应给予高度重视。麻醉清醒拔管期间应避免血压过高，防止脑出血的发生；术后的低血压可能是要发生脑梗死的前兆，应及时给予纠正；脱水和术后的血液黏滞度增高也可诱发脑梗死，特别是对房颤的患者，必要时应使用适量的抗凝血药。

围手术期脑血管意外的诊断一旦确立，首要的紧急处理是防止脑损害的进一步加重。具体措施包括纠正缺氧，对昏迷较深的患者，必须保持呼吸道通畅并用麻醉机面罩做辅助或控制呼吸，必要时行气管插管；低血压可引起脑的低灌注，使大脑能量物质的供应及代谢产物的排除发生障碍，对脑极为不利，所以应及时纠正低血压及严重心律失常；若患者同时存在惊厥，在解除缺氧及低血压之后，应先予以制止。解痉药物，一般选用地西泮3～10mg静脉注射。反复发作的惊厥或癫痫，可考虑用苯妥英钠，用量10～15mg，缓慢静脉注射（50mg/min），以免引起心律失常。

二、术中惊厥

1. 诊断与病因分析　所谓惊厥是指患者的神志、精神、运动、感觉及交感－副交感神经等功能上的一种突发改变。惊厥发作，若其运动症状明显，就出现全身抽动，容易引起重视。惊厥病因众多，主要分2类：

（1）癫痫：是大脑皮质突发过度、异常放电的结果。放电仅限于一侧皮质，就是部分癫痫，出现的症状（包括感觉、运动和行为上的异常）只限于身体局部；弥漫性或全身性癫痫，放电在全大脑皮质，故其症状也都是全身性的。癫痫的诊断除依据症状和体征之外，有类似的发作病史极为重要。

（2）非癫痫惊厥：单纯从症状上与癫痫区分较为困难，除非病因明确（如局麻药引发的惊厥），有时需做相应的辅助检查（如脑电图）来加以鉴别。此类惊厥可见于高热、局麻药中毒、各种原因导致的急性脑缺血或脑缺氧、药瘾发作（戒断综合征）以及一些神经系统疾病的并发症等。

2. 紧急处理　惊厥可加重全身代谢紊乱及病情（包括缺氧、心脏及脑等重要内脏器官的损害），故一旦发生惊厥，须立即处理，迅速制止抽动。

（1）立即托起下颌，麻醉机面罩给氧或间断正压控制呼吸。不宜扳嘴或强行置入口咽通气道或气管插管，任何外界刺激，均会加重惊厥。

（2）快速静脉注射地西泮5～10mg（视惊厥轻重而定），或2.5%硫喷妥钠3～5ml。重症惊厥，用上述药物无法控制者，可考虑静脉注射少量琥珀胆碱（15～30mg），但须注意呼吸功能的维持。

（3）暂时制止惊厥后，要迅速查找原因，并做针对性处理。如明确为癫痫，应继续用抗癫痫药，以免再次发作。常用抗癫痫药有苯妥英钠和丙戊酸。对持续严重的癫痫，也可考虑静脉滴注硫喷妥钠或丙泊酚，同时加强生命体征的监控。如果所有药物皆无效，则须应用肌松药、气管插管，并做控制呼吸，这是最后的处理手段。

三、术后精神障碍

有关术后精神障碍的名词很多，主要有术后急性精神混乱状态、术后谵妄、术后认知障碍和术后认知缺陷、术后急性脑衰竭、术后器质性脑综合征以及术后毒性精神病等。归纳起来，术后精神障碍是指在术后数天内发生的一种可逆的和波动性的急性精神紊乱综合征，它包括意识、认知、记忆、定向、精神运动行为以及睡眠等方面的紊乱。

1. 发病因素　近年来国外资料显示，老年患者术后精神障碍发生率在经历主动脉瘤手术患者为46%；心内直视手术为7%～77%；肝、肺移植术为50%；骨科大手术可达13%～41%；上腹部手术为7%～17%。小儿停循环心脏手术后认知功能障碍发生率为25%～45%。Tim Johnson等报道，中年人非心脏手术后认知功能障碍发生率为19.2%。

术后精神障碍常常是多种因素协同作用的结果。易发因素包括：

（1）高龄，尤其在年龄大于70岁的老年人。已有的研究表明，年龄大于等于65岁老年患者术后精神障碍发生率是年轻患者的2～10倍。这可能与老年患者血流动力学调控能力及中枢神经系统功能减退有关。

（2）心脑代谢疾患，研究显示，术前并发糖尿病和（或）高血压的老年患者术后精神障碍的发生率显著增高。

（3）长期服用某些药物、酗酒，尤其是苯二氮䓬类药物和抗胆碱能药物，可增加老年患者术后精神障碍的发生率；另外，长期服用三环类抗抑郁药、抗癫痫药物、组胺 H_2 受体拮抗药、心脏药物，如地高辛、β 受体阻断药、皮质甾体类、非甾体消炎药也使发生术后精神障碍的危险性增加。

（4）感官缺陷、营养不良、心理因素等，研究显示，有精神疾病家族史的患者术后容易出现精神症状。

（5）促发因素包括：应激反应、手术创伤、术中出血和输血、脑血流降低、脑血管微栓子的形成、低血压、术后低氧血症、电解质紊乱以及术后疼痛等。手术对术后精神障碍有显著影响。研究证实，体外循环手术尤其是冠脉旁路移植术，术后精神障碍的发生率比其他手术高许多倍，这与体外转流时间、低温、血流－代谢匹配、复温速率以及脑部气栓有关。有报道常温不停跳心脏手术搏动性体外循环手术以及降低复温速率，术后精神障碍发生率显著降低。骨科大手术术后精神障碍发生率也相当高，可能与脂肪栓塞有关。

2. 发病机制　术后精神障碍发生的机制至今仍不清楚，涉及中枢神经系统、内分泌和免疫系统的紊乱。目前认为，术后精神障碍是在老年患者中枢神经系统退化的基础上，由多种因素造成中枢神经递质系统的进一步紊乱所引起的急性精神紊乱综合征。

3. 临床表现和诊断　术后精神障碍通常发生在术后的前4d，夜间容易发生，具有晨轻夜重的特点，主要表现在意识障碍、认知障碍和精神运动异常等方面。临床表现可轻可重，轻者精神异常轻微，持续时间短且可自愈；较重的则可出现判断能力丧失、记忆力下降、人格改变或发展成为老年痴呆症，临床上要予以足够的重视。许多患者出现错觉和幻觉，常导致躁狂和恐惧行为。根据临床特征，术后精神障碍可分为 2 种类型：躁狂（高警觉－高反应）型和抑郁（低警觉－低反应）型。躁狂型表现为交感神经过度兴奋，对刺激的警觉性增高以及精神运动极度增强；抑郁型表现为对刺激的反应下降和退却行为；而有些患者可表现为混合型，在躁狂和抑郁状态间摆动。

急性躁狂型术后精神障碍很容易被识别，而抑郁型常被误认为痴呆或抑郁，特别是当与痴呆共存时更难以诊断。精神量表测试对精神状态的诊断非常有帮助，脑电图对术后精神障碍的诊断有一定的价值。大多数术后精神障碍时脑电波节律普遍减慢，尤其是 α 节律，而且减慢的程度与认知损害的严重性相关。α 节律减慢也见于高龄和痴呆的患者，因此需要连续动态脑电图来进行动态观察。

对发生术后精神障碍的患者应进行全面仔细的检查，包括血浆尿素氮，葡萄糖和电解质浓度，肝功能，动脉血气分析，血细胞计数，尿、血和痰液细菌培养，心电图和胸片等，以便排除重要脏器功能损害引起的精神异常。

4. 预防　对非心脏手术来说，术后认知功能障碍的研究不多，其防治的重点还是要对术后谵妄的发生早期做出诊断，并及时处理出现的并发症。近来对心脏术后认知功能障碍的预防与治疗研究较多。

（1）低温：低温可降低脑的代谢并可抑制兴奋性神经递质的释放，因而对预防术后认知功能障碍有帮助。研究发现将人体温度降低至30℃以下与降低至 30～35℃ 之间相比，它们对术后认知功能障碍的预防并无显著区别。

（2）血气酸碱的处理：在低温下血气酸碱的处理方法有 α 稳态处理和 pH 稳态处理 2 种。前者适用于变温动物血气分析，后者则适用于恒温动物血气分析。研究发现，按 α 稳态处理的患者，其术后认知功能障碍的发生率较低。在 pH 稳态下，脑血流量、脑代谢及脑的高灌注之间的偶联机制被破坏，这有可能使到达脑部的微小栓子增多。

5. 治疗

（1）积极采取脑保护措施：目前有学者认为钙通道阻滞药、巴比妥类药、前列腺素以及兴奋性神经递质拮抗药可能对减轻各种症状有帮助。

（2）药物治疗：主要针对谵妄、躁狂等兴奋状态患者，常用药物有氟哌啶醇、苯二氮䓬类药物、丙泊酚及氯丙嗪等。

（3）心理治疗：主要针对抑郁型患者，亲人安慰及交流效果较好。

（4）其他：有学者提出使用主动脉滤过装置，这种办法从理论上讲可消除空气、脂肪及其他血管内物质所致的脑部微小栓子，但临床使用经验尚不多另外，有学者指出减少使用体外循环可能有助降低术后认知功能障碍的发病率。

（赵华宇）

第五节　产科麻醉危急重症

一、羊水栓塞

羊水栓塞是由于胎膜早破，子宫收缩时宫内压力增高，羊水受压，通过子宫颈内膜静脉、胎盘边缘血窦或剖宫产子宫切口进入母体循环，引起：①肺动脉栓塞，继发循环衰竭，肺水肿、低氧血症。②弥散性血管内凝血（DIC）。③宫缩无力，产后出血不止。典型表现包括突发胸闷、呼吸窘迫、发绀、虚脱、肺水肿、抽搐、昏迷，继而广泛出血（DIC 所致），重者于数分钟内死亡。临床表现多变，所以往往是先有印象诊断，然后逐一排除其他病症才能确诊。有条件时应做肺动脉导管采肺血标本，查鳞状细胞和羊水残渣等确诊。诱发因素有：多胎、高龄产妇、宫缩混乱、宫缩剂使用不当或加速产程、羊水明显胎粪污染、胎儿过大、宫内死胎、胎盘剥离、阴道操作或剖宫产术等。

凡怀疑产妇可能发生羊水栓塞时，应立即取出胎儿并采取各种急救措施进行对症处理，包括气管插管、吸入高浓度氧及呼吸末正压通气（PEEP），维护血流动力学，纠正凝血异常的同时进行成分输血，必要时行心肺复苏。

二、先兆子痫和子痫

先兆子痫是一种高血压、全身水肿和蛋白尿的综合征，发生率为全部孕妇的 7%。无论何种程度的高血压，如发生抽搐，则称为子痫，发生率为 0.3%。该病多见于年轻初产妇，也见于葡萄胎、多胎妊娠、糖尿病和 Rh 血型不合者。

迅速娩出胎儿是确定性治疗措施，病情通常在产后 48h 内缓解。在此之前，首要是治疗高血压、血管内容量缺失和凝血功能障碍，并预防或终止抽搐发作。

先兆子痫患者用椎管内麻醉可降低血压，但术终麻醉阻滞减弱及麦角新碱静脉注射后的作用可致血压升高，发生惊厥。此类患者应禁用麦角新碱，并施行术后镇痛。地西泮仍然是被广泛用于终止惊厥发作的一线药物，可每次追加 5～10mg；硫酸镁是一种强效血管扩张药，也是有力的儿茶酚胺拮抗剂。首次负荷量 25% 硫酸镁溶液 20ml 加 50% 葡萄糖液 10ml 静脉缓慢推注（5～10min 推完）；然后再以 25% 硫酸镁 60～80ml（15～20g）加入 1 000ml 葡萄糖液中缓慢滴入，滴注速度以 1～2g/h 为宜。输注镁的主要危险是神经肌肉阻滞，其发生率与血浆镁浓度呈线性关系。

三、新生儿窒息与复苏

新生儿窒息是新生儿死亡的主要原因，争分夺秒、及时有效的复苏处理是降低新生儿死亡率的关键，在美国需要生命支持的新生儿仅为 6%，而体重小于 1 500g 的新生儿该百分比迅速升高。

常见病因有：①呼吸道梗阻、吸入综合征、脐带脱垂、绕颈、打结等，产伤致脑水肿、脑出血。②产妇因素，如妊娠中毒、急性失血、严重贫血、心脏病、传染病、应用麻醉、镇痛药物不当、胎盘血供障碍。③感染，败血症、脑膜炎、肺炎等。④先天性疾病，如大血管转位、先天性心脏病、食管闭锁、气管食管瘘、膈疝、鼻后孔闭锁、巨舌等。

Apgar 评分法是判定新生儿窒息严重程度的常用方法。在胎儿出生后 1min 和 5min 进行常规评分。通过观察皮肤颜色、呼吸、心率、肌张力和反射来量化判定窒息程度、复苏效果和预后。5min 评分多与预后（特别是中枢神经系统后遗症）有关。重度窒息常发生中枢神经系统后遗症如脑性瘫痪、智力低下、耳聋、视力减退、癫痫等。出生后5min评分低者后遗症发生率高。

新生儿复苏主要针对呼吸停止和窒息缺氧，所以常以呼吸复苏为重点。当胎儿第一次呼吸之前，应立即吸出口咽部的羊水、胎粪及血液，以防进入气管。如仍无呼吸者，可拍打足底或摩擦背部，以促进呼吸功能的恢复。气管插管的指征有：①Apgar评分0～3分。②娩出后60s还未呼吸。③心率小于100次/min，伴肤色苍白。④常规吸氧和面罩加压呼吸无效者。⑤胎粪和黏稠羊水误吸窒息。患儿心率小于80次/min，经人工通气治疗后，仍无好转者，应行胸外心脏按压。方法为两拇指放在胸骨中部，其余4指放在背后支持。深度1～2cm，按压频率100～120次/min。当复苏效果欠佳时，应加用药物治疗，可经脐动脉或脐静脉插管。心动过缓者用阿托品0.03mg/kg静脉注射，心脏停搏者加用肾上腺素（1：10 000）0.1mg/kg静脉注射或气管内滴注。

必须指出的是新生儿早期的体温平衡状态，对其存活与健康成长极为重要。低体温可引起新生儿一系列代谢紊乱和器官功能损害，加重窒息的病理生理改变，干扰复苏效果，增加婴儿病死率和伤残率。应特别注意保暖，如出生后立即擦干皮肤，并用温暖包布包裹，保持适宜的室内温度，新生儿复苏操作应在保温台上进行，复苏后再转入温箱内。

（凤旭东）

第六节　区域麻醉和椎管内麻醉危急重症

区域麻醉及椎管内麻醉的并发症及危急事件大体可分为4大类型：局麻药及其防腐剂的不良反应、心理反应、意外并发症、技术性损伤。

一、心理反应

恐惧、不适、疼痛所导致的心理反应在任何一种区域麻醉中都普遍存在，这些反应包括忧虑、激动、血管迷走神经性反应以及偶发的严重的心律失常、高血压、神志消失甚至癫痫发作。因此，临床上要合理应用镇静药和镇痛药。

二、局麻药的不良反应

区域麻醉及椎管内麻醉主要是通过局麻药来实现的，由于局麻药的药理特性及人体的个体差异，可引起一系列的局部或全身不良反应。

1. 超敏反应　俗称过敏反应或变态反应。局麻药的超敏反应主要表现为局部和全身超敏反应2种形式。局部超敏反应表现为局部红斑、荨麻疹、水肿或皮炎；全身超敏反应罕见，但一旦发生则情况较为危急。当应用小剂量的局麻药，或其用量低于常用量或极量，患者就发生毒性反应的初期症状，应考虑为超敏反应。

2. 毒性反应

（1）局部毒性反应：组织毒性反应少见。大量高浓度或化学污染的局麻药误入蛛网膜下隙能引起神经毒性反应。据报道，5%利多卡因用于腰麻的神经毒性反应发生率增加。腰麻最好避免用5%利多卡因，建议用含葡萄糖的1.5%利多卡因或不含防腐剂的2%利多卡因。

（2）全身毒性反应：主要是药物注入静脉内或用药过量。通常与下列因素有关：①快速入血。②快速被吸收，如从血液循环丰富的黏膜吸收。③使用过量。

局麻药过量引起的毒性反应一般先表现为中枢神经系统毒性，随后当血药浓度更高时才表现心血管毒性。急性毒性反应与药物在血中浓度增高的速度有关，因此快速注入少量局麻药也可以引起毒性反应。

（3）毒性反应的预防和处理：预防措施主要有根据千克体重计算药物总量；选用低毒性药物；衰弱和高龄患者应减少用药量；注药速度不能过快（小于10ml/min），且注药时应回抽，以防局麻药入血；加用1∶200 000肾上腺素（即200mg局麻药中加1μg肾上腺素）可以减慢药物的吸收速度；麻醉前常规使用地西泮0.2mg/kg口服或肌内注射。

麻醉过程中，患者出现任何毒性反应的征象都应立即停止使用局麻药物并仔细观察患者反应。处理包括保持呼吸道通畅；吸氧或面罩辅助通气；镇静、止痉；必要时可用琥珀胆碱1mg/kg，静脉注射，气管插管、人工呼吸。

三、巧合性并发症

巧合性并发症主要是巧合性损伤。巧合性损伤是指发生于神经阻滞期间的直接性或间接性损伤，直接性损伤通常被认为只由麻醉药引起，然而下腹部手术后大腿感觉异常（侧股神经损伤）或股神经损伤也可以是手术损伤所致（如手术牵拉器对神经的牵拉），而并非都是硬膜外阻滞所致；同样，分娩引起母体损伤如闭孔神经损伤通常也被怪罪于硬膜外阻滞；巧合性损伤的又一个例子是继发于术中止血带使用时间过长或充气压力过高所致的神经或其他组织损伤。对于临床医师来说，重要的是要知道导致巧合性损伤的各种可能性，因为这些可能性很可能在手术麻醉过程中发生。

四、技术性损伤

技术性损伤主要由操作不当或穿刺误伤邻近组织器官所致。常见的有组织损伤、血管损伤和神经损伤。神经阻滞后可发生局部触痛甚至挫伤；潜在的穿刺损伤因神经阻滞部位而异，都影响局部组织的功能；动脉损伤导致血管功能不全、动脉瘘、假性动脉瘤形成；外周神经阻滞导致永久性神经损伤极为罕见。严重慢性隐痛有报道，而持久性感觉迟钝确实罕见。据报道，感觉迟钝大于1周的为1%~5%，最高32%。神经阻滞后神经病变的发病机制可能包括：神经束被穿刺针直接切割；压迫引起缺血性损伤（尤其是神经内注射）；血肿的压迫（神经内或神经外）；注射药物的直接毒性作用；直接损伤导致血管供血障碍；持续性血管收缩；穿刺针刺破神经膜导致神经束疝；穿刺针的结构和形状以及定位也可能是神经损伤的发病机制之一。

研究表明，外周神经刺激器的应用能对穿刺针接近神经起到预警作用，从而降低穿刺针损伤性接触神经的机会，减少神经损伤的发生率。

五、椎管内麻醉的并发症

1. 循环抑制　腰麻或硬膜外阻滞由于广泛的交感神经阻滞而导致血压下降。若平面高于T_4时，由于内脏血管床扩张，肋间肌松弛，血压下降更为显著。运动神经阻滞后，使肌泵作用消失，回心血量可进一步减少，导致低血压。硬膜外阻滞中迷走神经张力过高导致的心动过缓，特别是交感神经心支被阻滞后将出现心率减慢，是触发心搏停止的重要因素。

处理：当收缩压下降30%，或小于70mmHg，或高血压患者降至原舒张压时，或心率小于60次/min并伴有血压下降时，均须进行相应的处理。包括：①麻黄碱15~30mg静脉注射，高血压及老年患者应从小剂量开始。②加快补液速度，晶体与胶体均适宜，但对年老及心、肺、肾功能差者应注意。③给氧。④阿托品0.25~0.50mg静脉注射，治疗心动过缓。⑤如上述措施无效，血压下降严重时，可给予间羟胺，以免导致心肌缺血，心搏骤停。

2. 呼吸抑制　高平面腰麻时，因腹部及胸壁运动的本体感觉传入神经被阻滞可出现呼吸困难；严重低血压导致延髓供血不足或直接阻滞C_3~C_5脊神经（全蛛网膜下隙神经阻滞）抑制膈神经功能可出现呼吸停止。

处理：①立即面罩给氧，或人工辅助呼吸，甚至须气管内插管。②维持循环稳定，改善机体携氧功能。③如系阿片类所致，可静脉注射钠络酮0.2~0.4mg。④肾脏手术调升腰桥要注意适度，以免因侧弯过度压迫下胸部和膈肌，并影响下腔静脉的回流，肺的通气量和回心血量减少都已超过了患者的耐受限度，可致呼吸停止意外发生。⑤俯卧位时，膈肌活动受限，如果麻醉平面达T_4以上，对呼吸功能影响显著，辅用神经安定镇痛药，对呼吸功能抑制更为显著。因此在俯卧位硬膜外阻滞时，应尽量不辅用或慎用此类药；若确需使用，应加强对呼吸功能的监测和维护。

3. 穿破硬脊膜　意外穿破硬脊膜约占硬膜外穿刺的1%。一旦穿破硬脊膜，根据此病例对麻醉的要求，麻醉医师可有多种选择。将适当剂量的局麻药注入脑脊液，则变为腰麻；通过穿刺针置入硬膜外导管，可进行连续腰麻。如仍需采用硬膜外阻滞（如准备手术后镇痛），可上移一个椎间隙重新穿刺置管，使硬膜外导管头端远离已穿破的硬脊膜处。但应考虑经此硬膜外导管注药后有发生腰麻的可能性。

4. 全蛛网膜下隙神经阻滞

（1）原因：①颈丛或臂丛神经阻滞时方向不当，针刺入过深达蛛网膜下隙。②硬膜外导管质地较硬，置管时穿破硬脊膜未发觉，而将大剂量局麻药注入蛛网膜下隙所致。③硬脊膜被硬膜外穿刺针穿通后更换间隙再行阻滞时，用药不当，发生"延迟性"全蛛网膜下隙神经阻滞。④腰麻-硬膜外阻滞联合穿刺法出现高平面阻滞和全腰麻已有报道。尽管腰穿针极细，但当硬膜外腔注药与腰穿在同一节段上，硬膜外腔压力增高，药物是否进入蛛网膜下隙，进入多少，不能为临床所见。

（2）临床表现：注药后数分钟内出现全部脊神经支配的区域均无痛觉，低血压，意识丧失及呼吸停止。若处理不及时可发生心搏骤停。

（3）处理：①立即面罩给氧、人工呼吸或气管插管。②维持循环稳定、快速输液及应用升压药物。③尽早抽出部分脑脊液，能减轻全腰麻的并发症，有利于局麻药作用的消退。④心搏停止者立即心肺复苏。

应注意预防全蛛网膜下隙神经阻滞的发生，当药物误入蛛网膜下隙后，关键在于及时判断与处理，但更重要的是应以预防为主。

5. 神经系统并发症

（1）颅腔积气和空气栓塞：利用硬膜外注气试验来确定硬膜外穿刺成功被临床广泛应用。但可能导致许多潜在的并发症，如颅腔积气致脊髓和神经根受压、静脉空气栓塞等；硬膜外注气试验也有可能导致阻滞不全和感觉异常；医源性的颅腔积气可以表现为伴有颈肩腰背不适的头痛，也可表现为精神错乱、精神状态恶化、意识丧失及惊厥，亦可导致短暂或永久的神经后遗症。

据报道，一患者反复多次的硬膜外类固醇类药物注射导致永久性的脑损伤，在发病过程中出现癫痫发作和意识丧失，必须气管插管人工通气，CT扫描发现心室内和颅内有大量的气体。另有报道一房间隔缺损患者硬膜外注气试验后由于反常的空气栓子导致了循环衰竭及中枢神经系统的损害。

（2）头痛：蛛网膜穿破后，头痛的发生率为1%～5%。可能有2种不同机制：①脑脊液外漏，引起脑压降低有关。②穿刺时用空气作阻力消失试验，把空气注入蛛网膜下隙引起鞘内气泡所致。

治疗：①术后去枕平卧。②静脉输入等渗液体1 500～2 000ml。③咖啡因治疗：0.45%氯化钠溶液500ml加苯甲酸钠咖啡因（安钠加）500mg静脉滴注。亦可单次静脉注射250mg。另外鼓励患者多饮水或含咖啡类成分的饮料（可乐类饮料）。④硬膜外注入生理盐水20ml、林格液30～35ml、右旋糖酐40或自体血10～12ml，静脉抽血须无菌操作，注血应缓慢，有异感立即停止注血。

（3）神经损伤：硬膜外阻滞时脊髓的损伤多由穿刺针或硬膜外导管误入脊髓而引起，当损伤发生时，患者立即感到后背剧痛，偶有一过性的意识障碍，随即出现完全的弛缓性瘫痪。如果脊髓损伤为横贯性的伤害，则患者的血压偏低而不稳定。脊髓损伤时感觉缺失的平面往往比穿刺点位置低1～3个节段。

神经根损伤一般多发生在后根，损伤当时患者有"触电"或痛感。如果是一过性的且症状较轻，则可能是穿刺针或硬膜外导管刺激了神经根，这种情况临床较多见，术后一般无明显的感觉异常；神经根损伤严重者，术后神经检查可发现患者感觉缺失，但仅限于1～2根脊神经支配的区域，且感觉缺失的平面与穿刺点位置一致。神经根损伤后一般以根痛症状为主，在2周内可消失，而一些麻木区域则需数月方可痊愈。

（4）药物所致的神经功能障碍：一些高浓度局麻药，如丁卡因或布比卡因与蛋白的结合率高影响了它们的代谢与消除，因而导致神经阻滞出现异常延长的现象，临床上表现为体表局部的感觉减退或肢体的运动功能障碍，有时这些症状可持续数十个小时。有时长时间的硬膜外阻滞可导致膀胱功能失常和马尾综合征。报道较多的是认为由局麻药的神经毒性所引起，其中以利多卡因的发生率最高。另外，有学者认为术中长时间低血压及硬膜外腔中 pH 或渗透压的改变也可引起神经的损伤，出现术后膀胱功能失常等症状。

（5）硬膜外血肿：发生率为（0.12~0.6）/万，虽然发生率低，但却是硬膜外阻滞后并发截瘫的首位原因。一般情况下硬膜外血肿是麻醉操作引起的，而患者凝血功能差却是促发因素。可见于肝硬化患者有凝血障碍时，血小板严重缺少者、血友病患者或抗凝血药治疗的患者及口服阿司匹林者。典型的临床表现是麻醉平面消失后再次出现，有时伴有腰背痛。如果血肿能在发生后 6h 内用手术或经导管反复冲洗抽吸解除，则神经功能的恢复一般较好。

（6）脊髓前动脉综合征：临床表现以运动功能障碍为主。它并非是硬膜外阻滞所特有的并发症，一些全身麻醉的患者也可发生。其发病的机制是脊髓前动脉的血流障碍引起脊髓前侧角的缺血性坏死。局麻药中肾上腺素浓度过高、长时间低血压及血管本身的病变或血栓形成都可导致脊髓前动脉的血流障碍。处理上应以预防为主。

（7）蛛网膜炎：腰穿针刺破硬膜和蛛网膜后，意味着破坏了中枢神经系统的保护性屏障，存在着感染性物质进入蛛网膜下隙的危险。因此实施腰麻硬膜外联合阻滞，特别是配制术后镇痛药物时，经严格遵循操作规程，并在硬膜外导管的连接处使用 0.2μm 的滤器，以滤过可能引起感染的玻璃碎屑和其他异物。

（8）脑膜炎和硬膜外脓肿：是神经阻滞的特殊并发症，但幸运的是这些并发症非常罕见。据统计，在 65 000 例的腰麻病例中仅有 3 例发生脑膜炎；而在 60 000 例硬膜外阻滞中仅 1 例发生硬膜外脓肿；另有报道，腰麻后脑膜炎的发生率为 1:40 000。脑膜炎和硬膜外脓肿的易感因素包括免疫抑制、类固醇的应用，糖尿病，感染、败血症，导管留置过久和违反无菌操作原则。临床表现主要是局部剧痛和触痛，伴有发热和白细胞增高，如出现进行性神经功能障碍应立即手术减压。

（9）其他区域麻醉可能导致喉返神经阻滞、霍纳综合征、气胸等。

（尚迎春）

参考文献

[1] 郑宏. 整合临床麻醉学 [M]. 北京：人民卫生出版社，2015.

[2] 韩晓玲. 神经外科手术麻醉的研究进展 [M]. 继续医学教育，2016，30（1）：138－139.

[3] 房晓. 浅谈麻醉药物的管理和使用 [M]. 中国现代药物应用，2016，10（8）：289－290.

[4] 邹萍坤. 全身麻醉患者的麻醉复苏期临床观察与特殊护理体会 [M]. 航空航天医学杂志，2015，26（12）：1554－1556.

[5] 艾登斌，帅训军，姜敏. 简明麻醉学 [M]. 第2版. 北京：人民卫生出版社，2016.

[6] 吴新民. 麻醉学高级教程 [M]. 北京：人民军医出版社，2015.

[7] 吴新民. 产科麻醉 [M]. 北京：人民卫生出版社，2012.

[8] 古妙宁. 妇产科手术麻醉 [M]. 北京：人民卫生出版社，2014.

[9] 傅志俭. 疼痛诊疗技术 [M]. 北京：人民卫生出版社，2014.

[10] 高崇荣，樊碧发，卢振和. 神经病理性疼痛学 [M]. 北京：人民卫生出版社，2013.

[11] 张欢. 临床麻醉病例精粹 [M]. 2版. 北京：北京大学医学出版社，2014.

[12] 杭燕南. 当代麻醉学 [M]. 第2版. 上海：上海兴界图书出版社，2011.

[13] 刘进. 麻醉学临床病案分析 [M]. 北京：人民卫生出版社，2014.

[14] 中华医学会麻醉学分会. 2014版中国麻醉学指南与专家共识 [M]. 北京：人民卫生出版社，2014.

[15] 田玉科. 小儿麻醉 [M]. 北京：人民卫生出版社，2013.

[16] 张兴安，秦再生，屠伟峰. 静脉麻醉理论与实践 [M]. 广州：广东科技出版社，2015.

[17] 北京协和医院. 麻醉科诊疗常规 [M]. 北京：人民卫生出版社，2012.

[18] 黄宇光. 北京协和医院麻醉科诊疗常规 [M]. 北京：人民卫生出版社，2012.

[19] 姚尚龙. 临床麻醉基本技术 [M]. 北京：人民卫生出版社，2011.

[20] 孙增勤. 实用麻醉手册 [M]. 6版. 北京：人民军医出版社，2016.

[21] 卿恩明，赵晓琴. 胸心血管手术麻醉分册 [M]. 北京：北京大学医学出版社，2011.

[22] 邓小明，姚尚龙，于布为，等. 现代麻醉学 [M]. 北京：人民卫生出版社，2014.

[23] 韩如泉，李淑琴. 神经外科麻醉分册 [M]. 北京：北京大学医学出版社，2011.